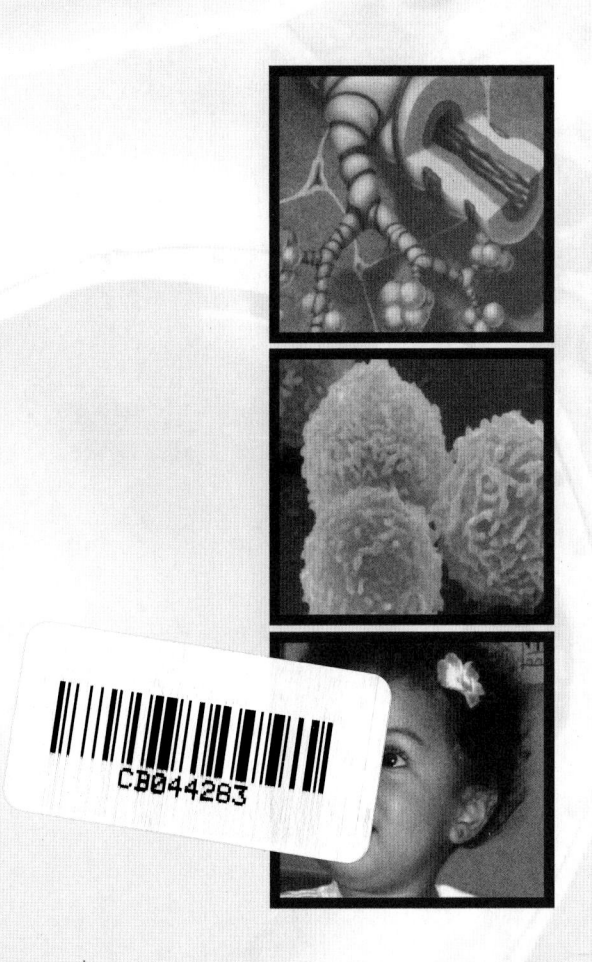

Alergia, Asma e Imunologia em Pediatria

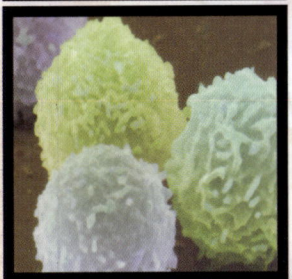

Alergia, Asma e Imunologia em Pediatria

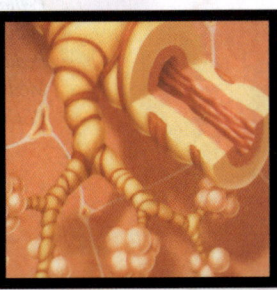

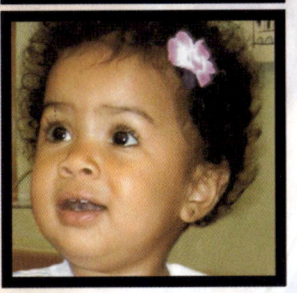

Raoul L. Wolf, MD

Director, Division of Pediatric Allergy, Asthma, and Immunology
University of Chicago Children's Hospital/La Rabida Children's Hospital
Professor of Pediatrics
University of Chicago School of Medicine
Chicago, Illinois

REVINTER

Alergia, Asma e Imunologia em Pediatria
Copyright © 2009 by Livraria e Editora Revinter Ltda.

ISBN 978-85-372-0221-0

Todos os direitos reservados.
É expressamente proibida a reprodução
deste livro, no seu todo ou em parte,
por quaisquer meios, sem o consentimento
por escrito da Editora.

Tradução:
JOSÉ EDUARDO FERREIRA DE FIGUEIREDO
Médico Formado pela Faculdade de Medicina da Universidade Federal do Rio de Janeiro
Pós-Graduação em Pediatria pela Pontifícia Universidade Católica do Rio de Janeiro
Pos-Graduação em Homeopatia pelo Instituto Hahnemanniano do Brasil
Pediatra do Serviço de Emergência do Hospital Estadual Rocha Faria, RJ
Pediatra do Serviço de Emergência do Hospital de Clínicas de Jacarepaguá, RJ
Pediatra da UPA - Campo Grande, RJ
Médico do Programa de Saúde de Família do Município do Rio de Janeiro do
PSF Adão Pereira Nunes – Vilar Carioca, RJ

> Nota: A medicina é uma ciência em constante evolução. À medida que novas pesquisas e experiências ampliam os nossos conhecimentos, são necessárias mudanças no tratamento clínico e medicamentoso. Os autores e o editor fizeram verificações junto a fontes que se acredita sejam confiáveis, em seus esforços para proporcionar informações acuradas e, em geral, de acordo com os padrões aceitos no momento da publicação. No entanto, em vista da possibilidade de erro humano ou mudanças nas ciências médicas, nem os autores e o editor nem qualquer outra parte envolvida na preparação ou publicação deste livro garantem que as instruções aqui contidas são, em todos os aspectos, precisas ou completas, e rejeitam toda a responsabilidade por qualquer erro ou omissão ou pelos resultados obtidos com o uso das prescrições aqui expressas. Incentivamos os leitores a confirmarem as nossas indicações com outras fontes. Por exemplo e em particular, recomendamos que verifiquem as bulas em cada medicamento que planejam administrar para terem a certeza de que as informações contidas nesta obra são precisas e de que não tenham sido feitas mudanças na dose recomendada ou nas contra-indicações à administração. Esta recomendação é de particular importância em conjunto com medicações novas ou usadas com pouca freqüência.

Título original:
Essential Pediatric Allergy, Asthma, & Immunology
Copyright © 2004 by The McGraw-Hill Companies, Inc.

Livraria e Editora REVINTER Ltda.
Rua do Matoso, 170 – Tijuca
20270-135 – Rio de Janeiro – RJ
Tel.: (21) 2563-9700 – Fax: (21) 2563-9701
livraria@revinter.com.br – www.revinter.com.br

A Gill, Saul, Isa-Lee e Knight

AGRADECIMENTO

Agradeço a James Shanahan, meu editor, pelas excelentes sugestões e comentários sobre o *design* deste livro e pelo incentivo durante todo este projeto desafiador.

PREFÁCIO

Qual é a real natureza da alergia? Tendemos a imaginar este conhecimento como um desenvolvimento apenas do século XX. Contudo, os conceitos da alergia, representados por sintomas como distensão abdominal, prurido, tonteira ou cefaléia, foram documentados há mais de 2.000 anos, pelo médico grego Hipócrates.

Da mesma forma, a asma não possui uma chegada tão recente no cenário da pesquisa quanto podemos acreditar. Já no século XII, um sofredor chamado Prince Al-Afdal procurou tratamento com o médico da Corte de Saladin. Mesmo hoje, o regime que este médico prescreveu parece razoável. Ele recomendou o autocontrole com alimento e bebidas, evitar qualquer ambiente poluído na cidade e o uso moderado daquele alimento – canja. Na lista de tratamentos, estavam incluídas inalações feitas de folhas de estrofantina, que atualmente se sabe que contém uma elevada concentração de atropina. Este medicamento e outros anticolinérgicos ainda são úteis para a asma aguda. O médico preocupado era o distinto Moses Maimonides, que morreu em 1204, mas cujo tratado sobre o tema, *On Asthma*, ainda está impresso.

Não obstante o conselho prático de Maimonides, havia pouca compreensão sobre estes problemas imunológicos até que Cooper, Peterson e Good, trabalhando com galinhas, forneceram a primeira descrição clara da origem de duas subcategorias essenciais de linfócitos, as células T e as células B. Desde então, nosso conhecimento de imunologia e alergia expandiu-se de modo exponencial, com a compreensão crescente de detalhes da sua intrincada resposta e dos mecanismos de controle. No entanto, apesar deste conhecimento, imaginamos quão pouco do sistema imune é realmente compreendido.

Hoje em dia, sabemos que a função imune é extremamente complicada e que não é fácil interpretar suas ações. Esta obra é uma tentativa de tornar mais acessível este tópico complexo, sem reduzi-lo a uma estrutura extremamente simplificada. Por este motivo, o livro é dividido em três seções: alergia e imunologia básica, manifestações clínicas, e diagnóstico e tratamento.

O primeiro capítulo descreve a função do sistema imune e conduz o leitor aos seus aspectos mais complexos. Dentro do contexto da função imune, o capítulo de abertura também discute o desenvolvimento dos componentes imunes durante a embriogênese, facilitando a compreensão das infecções recorrentes e dos defeitos imunes, ambos sendo examinados em detalhes nos capítulos posteriores.

O próximo tema, o desenvolvimento da alergia, apresenta os mecanismos próprios envolvidos nas reações alérgicas e discute os quatro tipos básicos de lesão imune. Existem exemplos convincentes de cada um deles. A lesão imune do Tipo I é resultado da ação da IgE sobre os mastócitos; o Tipo II é mediado pela IgG, que provoca a lesão direta dos componentes celulares normais; o Tipo III também é causado pela IgG, que forma imunocomplexos circulantes, produzindo vasculite e lesão celular; e o Tipo IV é o resultado da interação das células T e dos macrófagos, não exigindo imunoglobulina.

É discutida, também, a hipótese da higiene, em cujo âmago reside a afirmação de que a asma e as alergias começam na infância, ou mesmo na fase de lactente, independente de quando elas se apresentam clinicamente. Sua proeminência como um importante desvio no paradigma do desenvolvimento precoce dos distúrbios alérgicos deu a esta hipótese uma posição central na pesquisa favorável e de oposição, merecendo um capítulo exclusivo.

O quarto capítulo e os seguintes lidam com a apresentação clínica que ajuda a determinar e nortear a terapia dos distúrbios alérgicos e imunológicos. Os distúrbios cutâneos alérgicos comuns, a dermatite atópica, a urticária e o angioedema aparecem neste capítulo.

A asma é revista isoladamente, pois envolve muitas questões individuais, como o aumento na freqüência e na morbidade da asma entre crianças e jovens adolescentes. Estudos de casos, discussões de novos conceitos em fisiopatologia e destaques sobre o papel das orientações do *National Heart, Lung and Blood Institutes*, subsidiário do *National Institutes of Health*, visam, sem exceção, dirimir os desafios da avaliação e do tratamento destes pacientes.

O diagnóstico e o tratamento do lactente sibilante é revisto de forma bastante sucinta no capítulo sobre asma, mas, em maior extensão, em um capítulo específico. Isto acontece porque este é um problema difícil e urgente, sendo bastante válido o capítulo destinado apenas à sua discussão. Há um extenso diagnóstico diferencial para esta patologia, que é aí, então, abordado.

Da mesma forma, há um capítulo restrito à rinite alérgica que, inexplicavelmente, é uma das patologias mais mal qualificadas na medicina. Comparados a um grupo-controle, os pacientes com esta patologia estressante possuem uma qualidade de vida nitidamente menor em múltiplos domínios; apesar disto, a afecção é freqüentemente levada de modo menos sério do que merece. Aqui, o leitor encontrará uma revisão aprofundada de suas causas, apresentação, diagnóstico diferencial e tratamento, bem como uma discussão das complicações que estão subjacentes à sua potencial gravidade.

A partir da apresentação clínica, o livro volta-se para investigação e interpretação, com a discussão repousando em um fato importante – que a investigação da alergia é, com freqüência, tão frustrante para o médico quanto para o paciente. O capítulo sobre a investigação das alergias apresenta uma abordagem a fim de solucionar um dilema freqüentemente confrontado: o que está causando a reação alérgica? As chaves para a detecção de uma etiologia residem na obtenção de uma história minuciosa e no uso criterioso das pesquisas alérgicas. As provas de função pulmonar são, provavelmente, subutilizadas em crianças, mas são tão úteis nestes pacientes quanto em adultos. Os métodos e a interpretação destes estudos são apresentados em seu próprio capítulo a partir de um ponto de vista clínico prático, com exemplos fornecidos por cenários clínicos.

A detecção dos defeitos imunes é um processo de duas partes. O capítulo "Tratamento da Imunodeficiência e de Infecções Recorrentes" detalha a pesquisa em dois estágios. O primeiro é uma bateria de testes de triagem que inclui hemograma completo com contagem diferencial, imunoglobulinas quantitativas e exame da produção de anticorpo específico. O segundo estágio, usado quando o primeiro é anormal ou suspeito, é altamente especializado e inclui as avaliações dos marcadores de superfície e funções das células T e B. Alguns centros podem medir receptores celulares e mediadores específicos. As pesquisas em primeiro e segundo estágios são explicadas neste capítulo, com orientações para o uso e interpretação dos testes.

Os capítulos finais focalizam-se no tratamento. Este aspecto essencial do controle aparece no capítulo "Medicamentos e Métodos Terapêuticos", em que as doses de medicamentos e os sistemas de administração são apresentados em detalhes. Este capítulo servirá bem para encontrar exatamente a dose de um medicamento ou para uma consideração detalhada da conduta para tratar uma doença específica. Por fim, os capítulos de encerramento examinam duas condutas significativas, mas freqüentemente desprezadas, para o controle das alergias. Estas são o controle ambiental e a imunoterapia para alergia.

SUMÁRIO

1 Função e Desenvolvimento do Sistema Imune em Seres Humanos 1
   Finalidade do Sistema Imune 1
   Função do Sistema Imune 2
   Revisão da Função Imune 3
   Integração da Função Imune 4
   Principais Componentes 4
   Reconhecimento Imune 7
   Células Polimorfonucleares (PMNs) 10
   Proteínas Séricas 10
   Regulação dos Agentes Infecciosos 12
   Desenvolvimento do Sistema Imune 13
   Conclusão 20
   Leitura Sugerida 20

2 Desenvolvimento da Alergia 21
   Reações Alérgicas 21
   Tipo I 22
   Tipo II 26
   Tipo IIa 26
   Tipo III 27
   Tipo IV 28
   Leitura Sugerida 28

3 Um Novo Paradigma – A Hipótese da Higiene 29
   Fundamentos 29
   Novos Conceitos do Desenvolvimento da Célula T .. 29
   Aplicação da Hipótese da Higiene 30
   Comentários sobre a Controvérsia da Hipótese da Higiene 31
   Conceitos Fundamentais da Hipótese da Higiene ... 31
   Consideração da Predição da Doença Grave 34
   Conclusões 34
   Leitura Sugerida 35

4 Dermatite Atópica 37
   Geral 37
   Patologia Típica da Dermatite Atópica 37
   Fisiopatologia 37
   Etiologia 38
   Manifestações Clínicas 41
   Diagnóstico Diferencial 42
   Diagnóstico 43
   Tratamento 45
   Ácidos Graxos Essenciais 50
   Terapia com Anticitocina ou Anti-Receptor de Citocina 50
   Inibidores da Fosfodiesterase 50
   Leitura Sugerida 50

5 Rinite Alérgica 51
   Manifestações Clínicas Usuais 51
   História Importante 52
   Diagnóstico Diferencial 52
   Explicação do Diagnóstico Diferencial 53
   Avaliação da Rinite 54
   Complicações da Rinite Alérgica 54
   Conjuntivite Alérgica 55
   Terapia da Rinite Alérgica 55
   Estratégias de Tratamento 56
   Uso da Imunoterapia na Rinoconjuntivite Alérgica . 57
   Seleção do Paciente 57
   Método 57
   Leitura Sugerida 57

6 Asma 59
   Definição 59
   Nova Compreensão na Fisiopatologia 59
   Avaliação Clínica 63
   Manifestações Clínicas 65
   Classificação da Asma (Orientações da NHLBI) .. 66
   Diagnóstico da Asma 66
   Diagnóstico Diferencial 70
   Mortalidade na Asma 73
   Tratamento da Asma 74
   Cenários Clínicos 77
   Leitura Sugerida 79

7 Urticária e Angioedema 81
Introdução 81
Fisiopatologia 81
Manifestações Clínicas 82
Elaboração Diagnóstica 86
Terapia 87
Leitura Sugerida 89

8 Alergia Alimentar 91
Introdução 91
Fisiopatologia 91
Manifestações Clínicas 95
Conduta para o Diagnóstico 102
Terapia 104
Resumo 105
Leitura Sugerida 105

9 Uma Conduta para o Lactente Sibilante . 107
O Problema do Sibilo na Fase de Lactente 107
Considerações Diferenciais no Lactente Sibilante . 108
Conduta Diagnóstica 112
Tratamento 113
Conclusão 113
Leitura Sugerida 113

10 Infecções Recorrentes e Defeitos Imunes 115
Infecções Recorrentes 115
Elaboração Diagnóstica de Infecções Recorrentes . 116
Defeitos da Função Imune 117
Defeitos nas Células Polimorfonucleares 125
Defeitos do Complemento 127
Defeitos Imunes Secundários 127
Defeitos Imunes Secundários Mistos 130
Defeitos Genéticos Conhecidos 130
Leitura Sugerida 131

11 Provas Práticas de Função Pulmonar . 133
Funções dos Pulmões 133
Metodologia Básica 133
Provocação Brônquica 136
Estudos da Difusão 136
Significados Clínicos das PFPs 137
PFP no Lactente 139
Medições Dinâmicas 140
Leitura Sugerida 141

12 Elaboração Diagnóstica das Alergias . . 143
Conseqüências Mensuráveis de uma Reação Alérgica 143
Testes de Provocação 148
Significado do Teste Alérgico 148
Leitura Sugerida 148

13 Tratamento da Imunodeficiência e de Infecções Recorrentes 149
Parte I. Investigação
Geral 149
Exames da Função Imune 150

Parte II. Terapia
Terapia Geral 157
Tratamento da Infecção 157
Tratar as Condições Subjacentes 158
Evitar Situações de Alto Risco 158
Terapias de Reposição 159
Transplante 160
Transplante de Células-Tronco 162
Leitura Sugerida 163

14 Medicamentos e Métodos Terapêuticos . 165
Dispositivos para a Asma 165
Medicamentos Específicos 172
Bloqueadores dos Mediadores 182
Leitura Sugerida 185

15 Controle Ambiental 187
Ambiente Domiciliar 187
Medidas em Ambientes Fechados 189
Externos 193
Conclusões 193
Leitura Sugerida 193

16 Imunoterapia para Alergia 195
Fundamentos 195
Respostas Clínicas 195
Mecanismo de Ação 196
Justificativa para sua Instituição 197
Indicações para a Imunoterapia 197
Imunoterapia Não-Documentada 198
Alérgenos para Imunoterapia 199
Seleção do Paciente 200
Métodos 200
Segurança 201
Técnicas Não-Comprovadas 201
Leitura Sugerida 201

Índice Remissivo 203

Alergia, Asma e Imunologia em Pediatria

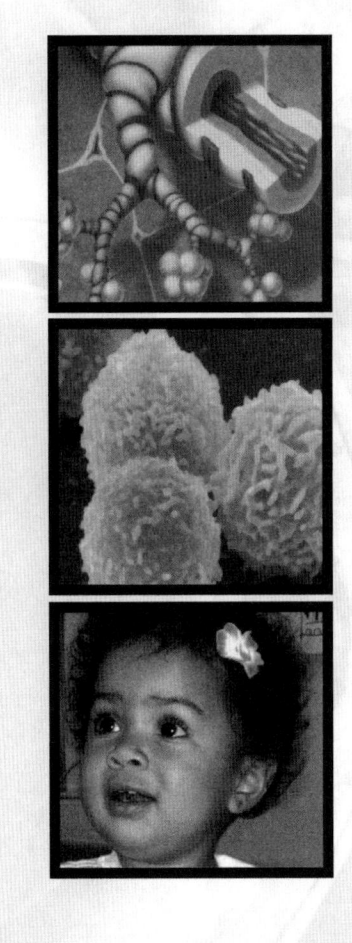

CAPÍTULO

1

FUNÇÃO E DESENVOLVIMENTO DO SISTEMA IMUNE EM SERES HUMANOS

FINALIDADE DO SISTEMA IMUNE

A função imune tem evoluído continuamente desde os primeiros nematódeos. Através deste processo, ela se transformou no mais complexo e essencial sistema no organismo. Neste capítulo revisamos a função deste sistema complexo e esta função no contexto do desenvolvimento embriológico. A chave para compreender as imunodeficiências reside na embriologia do sistema imune. Com o passar do tempo, as etapas de uma reação imune passaram a consistir em uma série de operações altamente integradas, todas com delicados mecanismos de controle por *feedback*. Poucas células no organismo não são afetadas de uma ou outra maneira em uma resposta imunológica, porém, as células que regulam principalmente a resposta imune são da série mononuclear.

Basicamente, a principal função do sistema imune consiste em eliminar proteínas potencialmente perigosas e outras substâncias não-próprias do organismo. Esta substância é descrita como um antígeno, independente de sua origem. Desta maneira, um antígeno é definido como qualquer composto que venha a provocar uma resposta imune.

Dentre os antígenos mais significativos estão os micróbios invasores e outros organismos que causam doenças. Igualmente importantes são as células potencialmente cancerosas, à medida que surgem no organismo. Estes antígenos são removidos por células imunologicamente ativadas e seus produtos, dos quais os mais importantes são os anticorpos. Assim, existe uma resposta dupla de mecanismos celulares e proteínas solúveis. Esta combinação de uma defesa direta e uma indireta propicia a capacidade suficiente para destruir qualquer antígeno ou antígenos com os quais o organismo possa se defrontar.

Além disso, os efeitos da regulação imunológica são espalhados por todo o organismo e podem possuir um impacto significativo sobre muitos outros órgãos. Por exemplo, os pesquisadores encontraram, recentemente, uma complexa interação entre a função dos sistemas imune e nervoso central. Também foi notado que o crescimento de diversas células sanguíneas depende de fatores liberados por células mononucleares. Ademais, há uma íntima inter-relação entre os mecanismos de coagulação sanguínea e as proteínas de complemento do sistema imune. A função de muitos outros órgãos também pode ser afetada pela imensidão de substâncias liberadas pelas células do sistema imune.

O desenvolvimento do sistema imune e de suas complexas interações começa muito cedo na vida fetal, e continua amadurecendo durante a embriogênese. No momento do nascimento e durante vários meses, a resposta imune recebe um reforço quando o lactente é subitamente exposto a um grande número de antígenos. Entretanto, a criança não alcança os níveis adultos da função até depois do primeiro ano de vida.

FUNÇÃO DO SISTEMA IMUNE

Componentes

Células

Existem dois tipos de células envolvidas na resposta imune: as mononucleares e as multinucleares.

Células Mononucleares

Este grupo abrange linfócitos, monócitos e macrófagos. Os linfócitos são mais incomuns pelo fato de possuírem a aparência de uma célula próxima à fase terminal de seu ciclo de vida, mas são capazes de se reverter em uma célula blástica e sofrer rápida divisão celular. É durante esta divisão celular que estas células controlam e estimulam a resposta imune. Existem dois subgrupos adicionais de linfócitos, as células T e as células B. As células T constituem o braço sensitivo (aferente) da resposta imune, detectando e respondendo à presença de um antígeno. As células B formam o ramo efetor (eferente) e produzem anticorpos. Os macrófagos são as células que, a princípio, entram em contato com os antígenos, sendo responsáveis por "alertar" os linfócitos a respeito de um invasor estranho. Eles também podem destruir diretamente muitos antígenos. Os monócitos constituem uma forma circulante de macrófagos. Os plasmócitos são as células em estágio terminal que derivam das células B e são responsáveis pela secreção dos anticorpos no plasma.

Em geral, os mastócitos não fazem parte da resposta aos antígenos. São células grandes que contêm grânulos, nas quais são pré-formadas a histamina e os agentes quimiotáxicos. A função destas é discutida em maiores detalhes no capítulo sobre Base da Alergia.

Multinucleares

As *células polimorfonucleares* são as células limpadoras do sistema imune que digerem e destroem antígenos geralmente depois de se ligarem aos anticorpos. Elas são células sanguíneas bastante móveis, que migram constantemente para dentro e para fora dos tecidos. O papel dos *eosinófilos* na resposta imune usual é bem menos definido, sendo que eles, provavelmente, estão apenas envolvidos no controle dos parasitas.

Humoral

Na realidade, não existem dois componentes separados da resposta imune. Há um *continuum* de reação, desde a reação celular até a produção de anticorpos. As *imunoglobulinas* são proteínas que incluem anticorpos, que são produzidos por células B e plasmócitos. Elas se ligam, especificamente, aos antígenos. As *proteínas do complemento* são, na realidade, uma série de enzimas que se ativam entre si, produzindo uma série de efeitos que incluem revestir os antígenos de modo que eles sejam ingeridos com maior facilidade pelas células polimorfonucleares (PMNs). Também existem muitos subprodutos desta ativação que possuem efeitos potentes, como atrair os PMNs para o local da resposta imune (Tabela 1.1).

TABELA 1.1
COMPONENTES DO SISTEMA IMUNE

Celular
Mononuclear
Linfócitos
Células T
Células B
Monócitos
Macrófagos
Multinucleado
Células polimorfonucleares
Eosinófilos
Humoral
Imunoglobulinas
Complemento

REVISÃO DA FUNÇÃO IMUNE

Um esboço dos mecanismos das interações imunes é apresentado na Figura 1.1. Um antígeno se liga a uma célula apresentadora de antígeno e aos linfócitos T mostrado por meio do principal complexo de histocompatibilidade (MHC). Estas células respondem ao se reverterem em uma forma de célula blástica (nenhuma outra linhagem celular no organismo faz isto) e ao sofrerem divisão celular rápida. Durante este processo, um grande número de mediadores solúveis, denominados citocinas e interleucinas, é liberado dentro do microambiente e do soro. Estes mediadores, na presença do antígeno, estimulam as células B. Estas células também se revertem para uma forma blástica e sofrem divisão celular. Durante esta divisão existe uma retroalimentação constante para as células B, sendo selecionada uma linhagem celular que codifica aquele antígeno. Esta linhagem divide-se em dois tipos de células. A primeira é um plasmócito e a segunda é uma célula B que retém a memória do antígeno na IgD na superfície celular. Na realidade, os plasmócitos secretam anticorpo específico no plasma; as células B retêm 95% da imunoglobulina na superfície celular. O anticorpo liga-se, especificamente, ao antígeno através da porção Fab. Ao fazer isto o sítio de ligação do complemento fica exposto, sendo iniciada a cascata do complemento. Os produtos de clivagem quimioatratores do complemento são o C3a, C4a e C5a. Estas moléculas atraem o PMN e os eosinófilos para o local da inflamação. O PMN ingere e destrói o antígeno através da lisosimas e outras enzimas intracelulares.

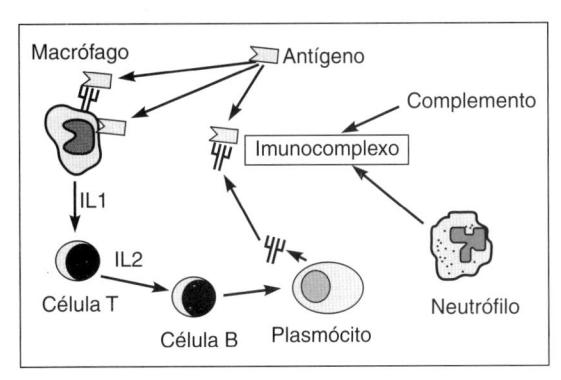

A definição básica de um antígeno é qualquer substância que estimule o sistema imune a produzir um anticorpo. Os antígenos são, em sua maioria, proteínas e, com freqüência, são enzimas. As proteínas são fortemente antigênicas, em parte por causa de sua estrutura quaternária, que produz características tridimensionais que apresentam mais superfícies antigênicas para as células imunes. Estas superfícies antigênicas são conhecidas como epitopos, sendo que elas podem conter tão pouco quanto dois ou três aminoácidos. Os anticorpos são proteínas com uma estrutura comum, consistindo em duas cadeias pesadas e duas leves. Elas se situam na categoria geral das imunoglobulinas, sendo que nem todas podem ter função de anticorpo.

Imunoglobulina

A estrutura geral da imunoglobulina é consistente para todas as classes de anticorpo. Existem duas cadeias pesadas unidas a duas cadeias leves mais curtas através de ligações dissulfeto. Existem dois segmentos-chave da molécula de imunoglobulina: o segmento *Fc* (célula), que se localiza entre as duas cadeias pesadas, e a porção *Fab* (anticorpo), encontrada entre as cadeias pesadas e leves. Desta maneira, existem dois sítios Fab para um segmento Fc. A área em que as cadeias leves se unem às cadeias pesadas é conhecida como a região de dobra. Isto é importante porque é nesta porção da molécula que se encontra o sítio de ligação do complemento.

Os anticorpos são imunoglobulinas com porção Fab especificamente codificada para se ligar de forma seletiva a um antígeno. A região da molécula é produzida em resposta a um antígeno e é denominada de região hipervariável. O antígeno adapta-se entre as cadeias pesadas e leves. Esta região da molécula modela-se à estrutura tridimensional do antígeno; a afinidade do anticorpo para o antígeno depende de quão exata é a adaptação entre estas moléculas. A força da resposta imune reside na capacidade de criar uma coleção de células formadoras de anticorpo que possa

FIGURA 1.1
VIA DA FUNÇÃO PARA UMA RESPOSTA IMUNE.
Um antígeno é reconhecido como não-próprio por macrófagos, que processam o antígeno. A próxima etapa consiste em apresentar o material antigênico para as células T, que, por sua vez, estimulam as células B. As células B transformam-se em plasmócitos, que elaboram um anticorpo específico. O anticorpo liga-se, especificamente, ao antígeno, expondo o sítio de ligação do complemento. O complemento é ativado e alguns dos componentes atraem os neutrófilos. Então, estas células ingerem e destroem o antígeno.

produzir anticorpos específicos para um grande grupo de antígenos.

A porção Fc prende-se aos macrófagos e a outras células apresentadoras de antígeno, células polimorfonucleares e células B.

A genética da produção de imunoglobulinas é ímpar. Em todas as outras circunstâncias, um gene produz uma proteína. No caso das imunoglobulinas, três locos de genes estão envolvidos na produção de uma proteína, isto é, um anticorpo. Dois locos de cadeia leve localizam-se nos cromossomas 2 e 22, sendo que os das cadeias pesadas são encontrados no cromossoma 14.

Existem cinco categorias de imunoglobulinas (Ig). Três destes isótipos estão relacionados com a função de defesa imune. Estes são IgG, IgM e IgA.

Imunoglobulinas de defesa:

- IgG: Principal defesa contra bactérias comuns.

Existem quatro subclasses de IgG.

- IgM: Primeira a aumentar em resposta a uma infecção.
- IgA: Principal anticorpo nas secreções.

Outras funções:

- IgD: Anticorpo de "ligação" apenas na superfície da célula B.
- IgE: Anticorpo que gera alergias como a febre do feno.

Além disso, existem quatro subclasses de IgG.

INTEGRAÇÃO DA FUNÇÃO IMUNE

A Figura 1.1 mostra a resposta geral do sistema imune em uma seqüência de etapas de ativação. Os macrófagos se ligam ao antígeno, processando-o. Esta informação é transmitida diretamente para as células T e por meio de mediadores conhecidos como monocinas. A mais importante das monocinas é a interleucina 1 (IL1). As células T se dividem e ativam as células B, as quais, então, se transformam em plasmócitos e liberam o anticorpo específico direcionado contra o antígeno iniciador. Este anticorpo liga-se, em seguida, ao antígeno, formando imunocomplexos e ativando a cascata do complemento. Com a liberação dos quimioatratores, os PMNs são trazidos para o local, ingerindo e digerindo os complexos. Nem todos os antígenos devem ser processados pelas células T e macrófagos antes que as células B venham a responder a eles. Estes antígenos são conhecidos como *antígenos T independentes*.

Os anticorpos são produzidos em uma seqüência específica. A IgM é produzida em primeiro lugar, estando presente durante um curto intervalo de tempo. A seguir vem a IgG, sendo que os níveis séricos persistem por anos. A IgA é a última a aparecer, sendo que esta persiste por longo prazo em sua forma secretora (Figura 1.1).

PRINCIPAIS COMPONENTES

Principal Complexo de Histocompatibilidade (MHC)

O MHC é a estrutura de superfície mais importante da resposta imune e da função global do sistema imune. Ele está presente em todas as células do organismo e é a estrutura que atua como a identidade molecular de um indivíduo. Existem duas classes principais de MHC: Classe I e Classe II.

A Classe I é a porção de reconhecimento da molécula e existe em todas as células do corpo. É composta por três unidades alfa, A, B e C, e uma unidade beta, β_2-microglobulina. Existe um grande número de variantes em cada uma das três unidades alfa, proporcionando cerca de 2×10^7 combinações únicas. Em outras palavras, existe 1 em 20 milhões de chances de que duas pessoas apresentem um MHC de classe I idêntico através do cruzamento ao acaso. Os antígenos da Classe I são vitais na resposta imune, pois o sistema imune reconhece os antígenos não-próprios pelo fato de eles não se compatibilizarem com a estrutura no molde do MHC. O desenvolvimento deste molde é um aspecto essencial no surgimento da imunidade no feto, sendo que, sem este desenvolvimento, o sistema imune não poderia funcionar. Quando um órgão, como fígado, rim ou pulmão, é transplantado, o receptor e o doador precisam ter a maior compatibilidade possível com relação ao MHC, a fim de evitar a rejeição do órgão transplantado pela resposta imune do receptor. Desconhece-se a função da porção da β_2-microglobulina do MHC de Classe I.

Uma molécula de Classe I que não é reconhecida pelos macrófagos e outras células apresentadoras de antígeno ou células T identificará o MHC como estranho, sendo que as células reagirão com o MHC não-próprio, iniciando uma resposta imune. A molécula de classe I tem uma importante função adicional sobre os macrófagos, células dendríticas e células de Langerhans. Ela apresenta os antígenos processados, principalmente virais, às células T CD8+ e às células citotóxicas.

Em condições experimentais em camundongos, a identidade MHC é necessária para a interação entre as células T e os macrófagos. Esta restrição não é prontamente observada nos seres humanos.

As moléculas de Classe II estão principalmente presentes nas células imunes, sendo expressas em densidade aumentada quando as células estão ativadas. As moléculas de Classe II apresentam uma estrutura que é diferente da Classe I. A Classe II consiste em cadeias α e β, que se assemelham, intimamente, às cadeias pesada e leve das moléculas de imunoglobulinas e pertencem a uma família de moléculas que são similares às imunoglobulinas. Ela é dividida nas regiões HLA-DP, HLA-DQ e HLA-DR. Estas estruturas de superfície são importantes na interação das células imunes ativas entre si. As moléculas de Classe II apresentam os antígenos exógenos, como produtos bacterianos, para as células CD4+, estimulando uma resposta imune.

A interação entre as células apresentadoras de antígeno e as células T é restringida pela compatibilidade do MHC. Pelo menos *in vitro* e em modelos de animais endógenos, as células T somente são ativadas por macrófagos MHC idênticos. Nos estudos *in vitro*, em seres humanos, os macrófagos não estimulam células T HLA idênticas, bem como células T autólogas, sugerindo que haja também pelo menos uma restrição parcial no que tange ao MHC nos seres humanos.

Células

Macrófagos

Estas são células grandes que formam a base na regulação da resposta imune. Elas possuem três funções principais:

Apresentação do antígeno. Muitos antígenos irão ligar-se à superfície de um macrófago. Então, esta célula passará a informação sobre o antígeno ao apresentá-lo às células T, ativando-as. Comumente isto requer o contato próximo entre as células, o que pode incluir a fusão temporária das membranas externas das células T e macrófagos. As moléculas de ponte entre as células T e os macrófagos são as estruturas do MHC (Figura 1.2).

Destruição do antígeno. O macrófago pode ingerir o antígeno aderido à sua superfície através de um processo de fagocitose. Os macrófagos contêm as enzimas

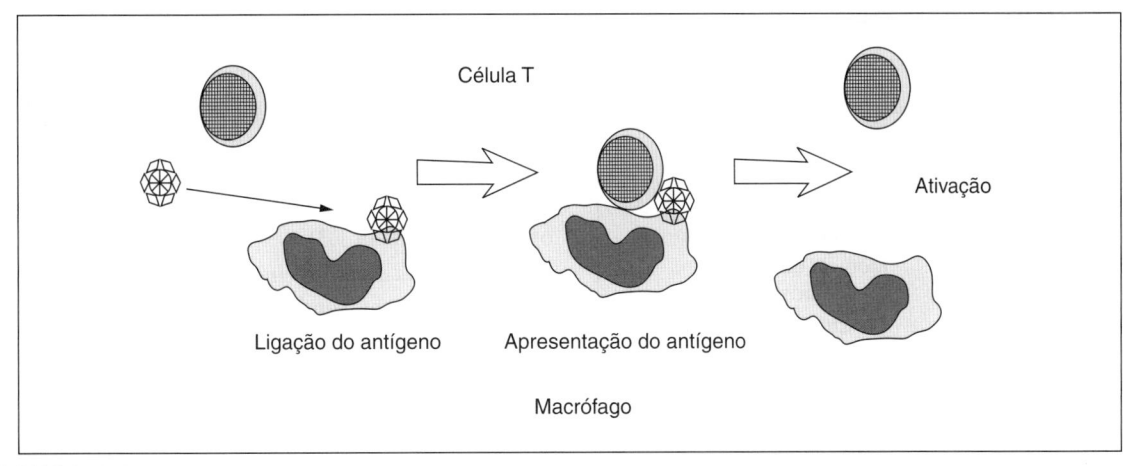

FIGURA 1.2
MECANISMOS DE INTERAÇÕES IMUNES.
Os antígenos ligam-se às superfícies do macrófago e são ingeridos e apresentados às células T por meio do MHC de Classes I ou II, resultando na ativação de ambas as células. Determinados antígenos são destruídos diretamente por macrófagos: micobactérias e *Listeria monocytogenes* são exemplos comuns deste fenômeno.

necessárias para digerir muitas bactérias; estas enzimas são liberadas pelo ato da fagocitose. Elas compreendem as lisozimas, β-glicuronidase e desidrogenase lática. Alguns organismos, como o *Mycobacterium tuberculi* (o agente etiológico da tuberculose), são exclusivamente manuseados por estas células.

Iniciação da resposta imune. Os macrófagos que foram "armados" produzem um grande número de substâncias de baixo peso molecular que têm efeitos potentes sobre iniciação e supressão das respostas de outras células imunes. Estas são amplamente denominadas citocinas. As mais ativas são apresentadas na Tabela 1.2.

Outras Células Apresentadoras de Antígeno

Células distintas dos macrófagos podem apresentar o antígeno para as células T.

Células de Langerhans: Estas são encontradas, predominantemente, na pele. Elas podem transportar as células T até os vasos linfáticos.

Células dendríticas foliculares: Estas são demonstradas no fígado, baço e linfonodos e interagem com as células T e B. Elas foram notadas, principalmente, nos camundongos.

TABELA 1.2
PRODUÇÃO DE CITOCINA PELAS CÉLULAS MONONUCLEARES

Citocina	Ação
Interferon	Antitumor
	Antiviral
Interleucinas	Mediar as interações da célula mononuclear
Prostaglandinas	Modular as funções celulares
Leucotrienos	Constrição do músculo liso
	Permeabilidade vascular
Fator de necrose tumoral	Induzir as células NK
	Antitumor
	Antiviral
Fator de crescimento da célula T	Manter a resposta da célula T

Nota: Embora estas citocinas possuam muitas funções, são listadas apenas as mais comuns.

Linfócitos

Os linfócitos são pequenas células arredondadas que consistem, quase que exclusivamente, em um núcleo. Embora usualmente esta seja a aparência de uma célula próxima ao final de seu ciclo de vida, estas células são ímpares pelo fato de serem capazes de reverter para uma forma primitiva e de sofrerem divisão celular. É durante esta fase que elas exibem suas propriedades imunológicas. Existem três grupos: células T, células B e células nulas.

Existem quatro fases celulares para todas as respostas linfocitárias diagramadas na Figura 1.3. A ligação aos receptores de superfície acontece em segundos, imediatamente seguida pela transdução do sinal para dentro da célula. Este sinal é amplificado e transmitido para as moléculas receptoras durante várias horas. Por fim, estes sinais são traduzidos na transcrição genética durante a divisão celular, originando uma gama de respostas.

Células T. Estas são células muito potentes com uma ampla gama de funções. Comumente, elas são estimuladas pelos macrófagos ou, diretamente, pelo antígeno. Como resposta, estas células dividem-se com rapidez e, ao fazer isto, liberam um grande número de peptídios solúveis denominados linfocinas. Destas, a mais bem descrita é a interleucina 2 (IL2), que mantém a resposta imune das células T. Um grupo de diversas substâncias, coletivamente conhecidas como ativadores da célula B policlonal, propicia um estímulo importante para as células B, iniciando uma resposta ampla.

A superfície das células T contém agrupamentos de proteína-glicídio que constituem marcadores distintos. Estes podem ser rapidamente detectados utilizando-se anticorpos muito específicos e corantes fluorescentes (Tabela 1.3).

As células T são a principal defesa contra vírus e células cancerosas, sendo essenciais para a indução da produção de anticorpo nos seres humanos, a ponto de a resposta imune ser muito deficiente sem células T funcionais.

Células B. Estas células são fábricas para a produção de anticorpos. Dividem-se em resposta aos estímulos oriundos das células T e produzem dois grupos de células-filhas; um que comporta a memória para o antígeno e que responderá rapidamente perante a reexpo-

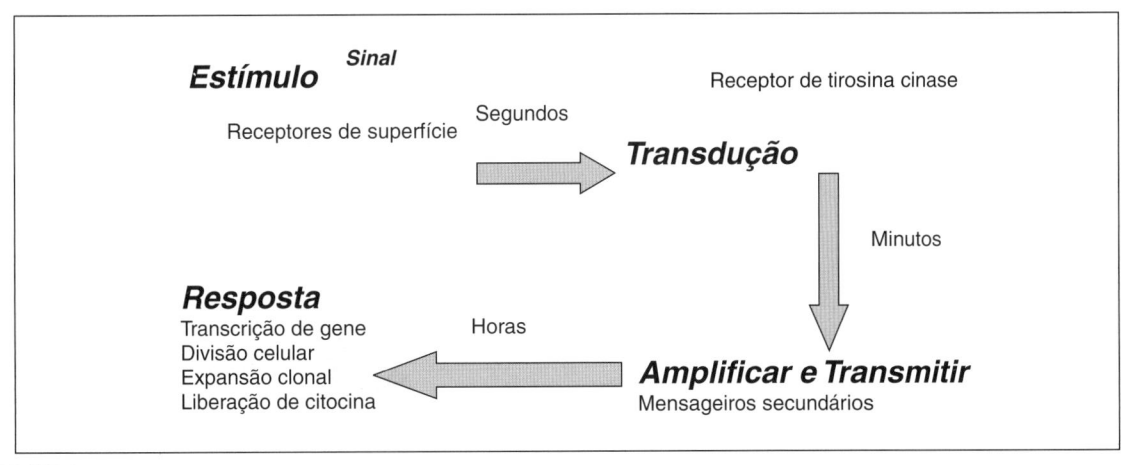

FIGURA 1.3
TRANSDUÇÃO DO SINAL.
Existe um estímulo inicial para um receptor de superfície, que resulta na transdução daquele sinal dentro de segundos. Através da ação de vários receptores, como a tirosina cinase, o sinal é amplificado por meio de mensageiros secundários, que provocam efeitos nucleares que iniciam a divisão celular, a expansão clonal e a liberação de citocinas. Este processo demora várias horas e resulta na transcrição do gene e na formação de anticorpos.

sição; e um segundo grupo, que se transforma em uma célula plasmática produtora de grandes quantidades de anticorpo específico. Normalmente os plasmócitos somente são encontrados na medula óssea, linfonodos e baço (Figura 1.4).

TABELA 1.3
MARCADORES DE SUPERFÍCIE QUE DEFINEM OS SUBGRUPOS DE CÉLULA T

Subgrupo de célula T	Função
CD3	Todas as células T
CD4	Células auxiliadoras
CD8	Células supressoras
CD56	Células *natural killer*
CD11	Adesão
Receptor T	Todas as células T
CD1a	Timócitos

Nota: CD é escasso para o agrupamento de diferenciação. Embora estas estruturas estejam associadas às células T que possuem função específica, é um erro considerar o marcador de superfície como sinônimo com a função da célula. Por exemplo, as células CD4 podem ter funções auxiliadoras, mas podem suprimir a função de linfócito em um *design* de estudo diferente ou na situação *in vivo*. Outros marcadores CD funcionam como receptores para quimiocinas específicas.

Plasmócitos. São células grandes que apresentam um núcleo em forma de roda com raios e um aparelho de Golgi e retículo endoplasmático muito proeminentes. Elas se destinam a produzir proteína em grande volume. Noventa e cinco por cento dos anticorpos que são produzidos pelos plasmócitos são liberados no sangue. Em contrapartida, as células B retêm, na superfície celular, a maior parte da imunoglobulina por elas sintetizadas.

RECONHECIMENTO IMUNE

Existem várias etapas no reconhecimento de um antígeno como não-próprio para o hospedeiro.

Complexo MHC

A chave para a imunoativação se localiza no complexo MHC. Macrófagos e células T varrem as células para os antígenos MHC de Classe I. Quando estes se compatibilizam com o molde do próprio, o antígeno é ignorado. O mais discreto desvio a partir do molde para o MHC armazenado na memória da célula T irá deflagrar, imediatamente, uma resposta imune. Quando o MHC do hospedeiro é alterado, mesmo em um

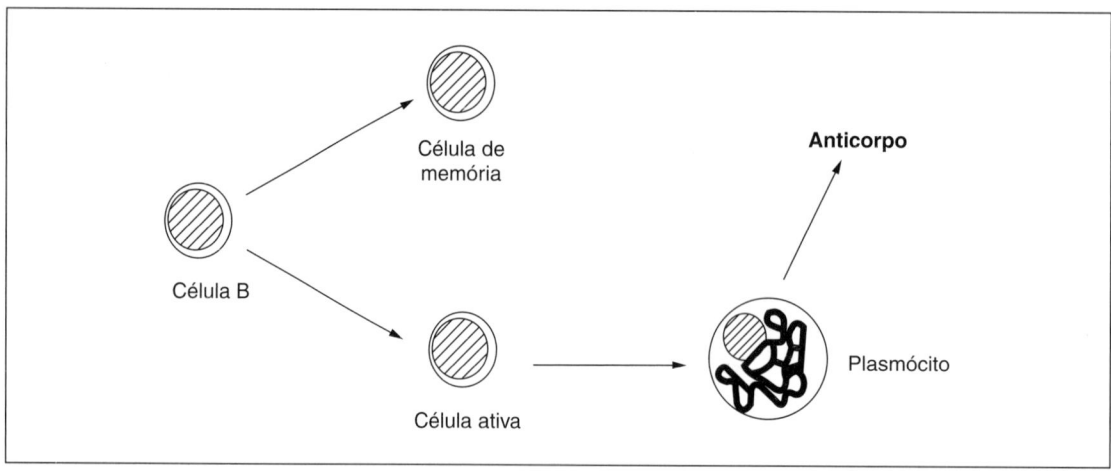

FIGURA 1.4
CÉLULAS B.
O antígeno na presença das células T estimula a divisão das células B. Este estímulo resulta na formação de duas populações de célula B. Uma transforma-se em plasmócitos e produz anticorpo, enquanto que a outra se torna uma célula B de memória.

grau pequeno, a célula transformar-se-á no alvo da ativação imune, pois não será mais reconhecida pelas células T. Com freqüência, os vírus são a causa deste tipo de alteração nas células.

Uma vez ativadas, as células T sofrerão transformação blástica e liberarão uma grande quantidade de mediadores solúveis. Muitos destes mediadores, agrupados como ativadores da célula B policlonal, continuam a resposta imune ao estimular as células B, que formarão anticorpos específicos. O antígeno também pode ser destruído pela ação das células *natural killer* ou de macrófagos. A resposta imune pode ser interrompida neste ponto por meio de mecanismos de tolerância.

Tolerância

A tolerância é um efeito sobre as células imunes ativadas que impede a resposta a um antígeno específico. A resposta a outros antígenos permanece intacta.

Não está claro qual é o papel desempenhado pela tolerância na função imune normal, mas ela pode ser vista como suprimindo a resposta imune para células não-próprias.

Os mecanismos de tolerância são demonstrados em esboço na Figura 1.5. Existem três elementos principais da resposta imune: reconhecimento do antígeno, ativação da resposta imune e iniciação dos mecanismos efetores que destroem o antígeno. A tolerância se mostra, em geral, ativa no que diz respeito ao reconhecimento do antígeno.

Um importante exemplo do papel da tolerância é a gravidez. Um feto expressa uma mistura de MHC derivado do óvulo e do espermatozóide. Ele contém determinantes MHC não-próprios mais que suficientes para deflagrar a rejeição imune e a destruição do feto pelos mecanismos imunes maternos logo depois da concepção. Os motivos para este fenômeno não estão definidos. Uma forma de tolerância é uma explicação para que a imunidade materna ignore um grande enxerto

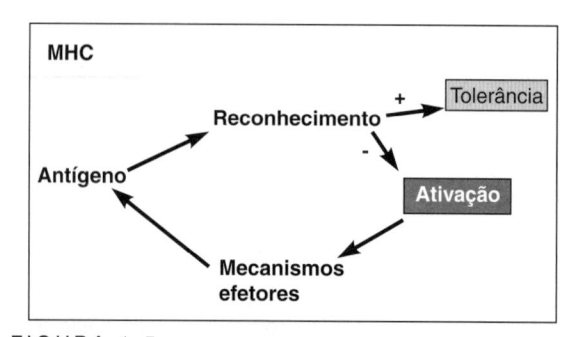

FIGURA 1.5
RESUMO DOS MECANISMOS GLOBAIS PARA DIFERENCIAR OS ANTÍGENOS COMO PRÓPRIOS E NÃO-PRÓPRIOS.

não-próprio durante todo o ciclo da gestação. Um mecanismo reconhecido é que a placenta não expressa antígenos MHC de Classe I na superfície do sinciciotrofoblasto (a mais próxima da circulação materna). Existem alterações na função imune materna, com regulação a menor de algumas respostas imunes. Os hormônios da gravidez, juntamente com os peptídios e glicolipídios da placenta, também modificam a função imune.

Existem curiosos paradoxos em relação à tolerância imune do feto. Mulheres que tiveram gestações múltiplas, principalmente com parceiros diferentes, apresentam níveis muito elevados de anticorpos para vários padrões de MHC. Os ratos que têm MHC idênticos abortarão quando cruzados, sendo que a placenta permanecerá pequena. Quanto maior for a diferença do MHC entre os ratos, maior será a placenta e melhor será a sobrevida dos fetos. Quando as células maternas são colocadas em cultura com células fetais irradiadas, uma técnica conhecida como uma reação leucocitária mista, as células maternas irão responder com vigor. Descobrir as respostas para estes quebra-cabeças pode ajudar a compreender o transplante de órgãos. Também podem haver respostas que ajudarão a compreender a falha final do reconhecimento imune, o câncer.

Reconhecendo a si mesmo

A regulação do MHC do reconhecimento imune. Se os antígenos do MHC de Classe I são compatíveis com o registro do acervo do MHC do macrófago (acima, à esquerda), não acontece nenhuma reação. Quando isto não ocorre (abaixo, à direita), os macrófagos sofrem ativação (Figura 1.2).

Vigilância Imune

Dentre as funções essenciais das células T, dos macrófagos e dos monócitos circulantes está a constante vigilância do organismo para padrões do MHC que são considerados não-próprios. Os mecanismos do reconhecimento imune são sintetizados em um mecanismo unificado que vasculha o organismo para antígenos não-próprios e células que se desviam do MHC que é reconhecido como próprio.

Esta função é diagramada na Figura 1.6. Uma vez ativada por um antígeno não-próprio, é muito difícil interromper a cascata da resposta imune.

Três mecanismos principais são responsáveis por esta varredura: o reconhecimento do MHC, a deleção clonal e a rede antiidiotípica (Figura 1.6).

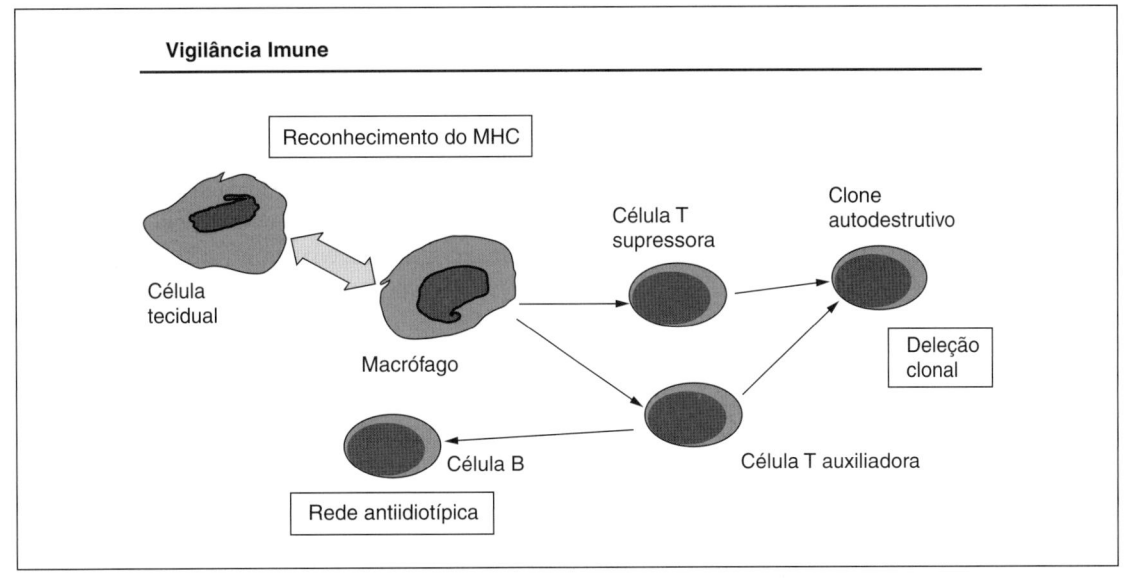

FIGURA 1.6
PRINCIPAIS MECANISMOS NA INDUÇÃO DA TOLERÂNCIA: RECONHECIMENTO ALTERADO, ANTICORPOS ANTIIDIÓTIPO E DELEÇÃO CLONAL.

Reconhecimento do MHC. As moléculas do MHC de Classe I na superfície de todas as células são reconhecidas pelas células T e pelos macrófagos. O receptor da célula T e as estruturas de MHC da Classe II na superfície da célula T interagem com as moléculas da Classe I de uma maneira altamente específica, que é peculiar a cada indivíduo.

Deleção clonal. A remoção de todas as células que demonstram auto-reatividade (autodestruição – apoptose) é a função básica do timo. O timo exerce seu efeito máximo durante a embriogênese, sendo que, durante este período, 95% de todas as células que penetram no timo são destruídas porque demonstram auto-reatividade ou falham em reconhecer os antígenos MHC de classe I. Após o nascimento, a auto-regulação acontece, provavelmente, por meio de uma rede de células T, e não no timo.

Rede antiidiotípica. Este mecanismo de regulação da resposta imune foi descrito por Jerne. A rede antiidiotípica é, essencialmente, um comutador complexo que regula a atividade das células B. Na produção de um anticorpo, o material genético normalmente oculto é incorporado nas cadeias pesada e leve da molécula de imunoglobulina. A presença destes antígenos na circulação resulta na produção de um segundo anticorpo específico para este material genético. Este imunocomplexo forma-se na superfície da célula B e desacelera a atividade da mesma. Um segundo e um terceiro níveis de antianticorpo também serão formados, levando a uma rede de anticorpos que regulam, rigorosamente, a atividade das células B (Figura 1.7).

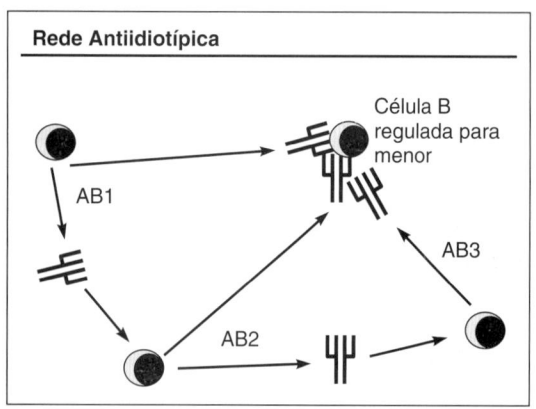

Função de supressão da célula T. As células T podem exercer uma função de redução da velocidade da resposta imune. Esta atividade é importante na regulação da reatividade das células aos auto-antígenos. As células T são capazes de regular para menor a função de todas as células imunes, sendo que, neste caso, bloqueiam a produção de anticorpos pelas células B e plasmócitos.

CÉLULAS POLIMORFONUCLEARES (PMNs)

Estas células derivam do saco vitelino do embrião tão precocemente quanto com 3-4 semanas. Elas atuam, predominantemente, como células de limpeza. São atraídas até o local de uma resposta imune por muitas proteínas denominadas quimioatratores. Elas ingerem antígenos que foram *opsonizados*. Um processo de opsonização envolve revestir o antígeno com uma proteína, o que neutraliza a carga negativa encontrada no antígeno, impedindo que haja repulsão entre o antígeno e o PMN pelo fato de ambos carregarem a mesma carga elétrica. Outro processo fundamenta-se na ligação dos anticorpos a um antígeno de modo que fique exposta a porção do anticorpo que se liga às células (Fc). Assim, o anticorpo forma uma ponte entre as duas.

A inflamação acontece, principalmente, por causa do PMNs. Este grupo inclui neutrófilos e eosinófilos. Quando ativados, produzem um grande número de mediadores inflamatórios, como prostaglandinas, leucotrienos, IL1, lisozimas e peróxido de hidrogênio. Estas substâncias são muito tóxicas para os organismos que são ingeridos, mas também podem lesionar os tecidos do hospedeiro, provocando os sinais característicos da inflamação: calor, rubor e inchação.

PROTEÍNAS SÉRICAS

Complemento

O complemento consiste em uma série de enzimas que derivam umas das outras em uma cascata na qual

FIGURA 1.7
REDE ANTIIDIOTÍPICA.
A rede antiidiotípica forma-se em resposta à presença de antígenos latentes na imunoglobulina. Estes antígenos estimulam a formação de uma imunoglobulina antianticorpo, que, por sua vez, estimula a formação de um terceiro anticorpo. Acredita-se que a rede regule a função da célula B.

cada uma é ativada pelo produto anterior. No processo, são produzidos vários peptídios menores e muito potentes. Estes possuem muitas ações, como a quimioatração (Figura 1.8).

Existem nove componentes da via do complemento, os quais ativam na seqüência: C1, C2, C4, C3, C5, C6, C7, C8, C9. O C3 também pode ser ativado pela properdina, também conhecida como a via alternativa. Uma revisão geral desta cascata é mostrada na Figura 1.8.

O processo é iniciado por complexos imunes, que ativam C1. As linhas em barra na figura indicam os componentes ativados. Os subprodutos C4a, C3a e C5a são potentes moléculas quimioatratoras, podendo estar envolvidas no desenvolvimento do choque grave em um quadro clínico. Existe uma via alternativa, que se desvia da etapa de ativação de C1 e pode ser diretamente ativada por bactérias.

O complemento é uma importante opsonina, mas também pode destruir diretamente as células ao danificar a membrana. O complexo $C_{5b678(9)}$ é o complexo de ataque que está envolvido na lesão da parede celular de muitas bactérias (Figura 1.8).

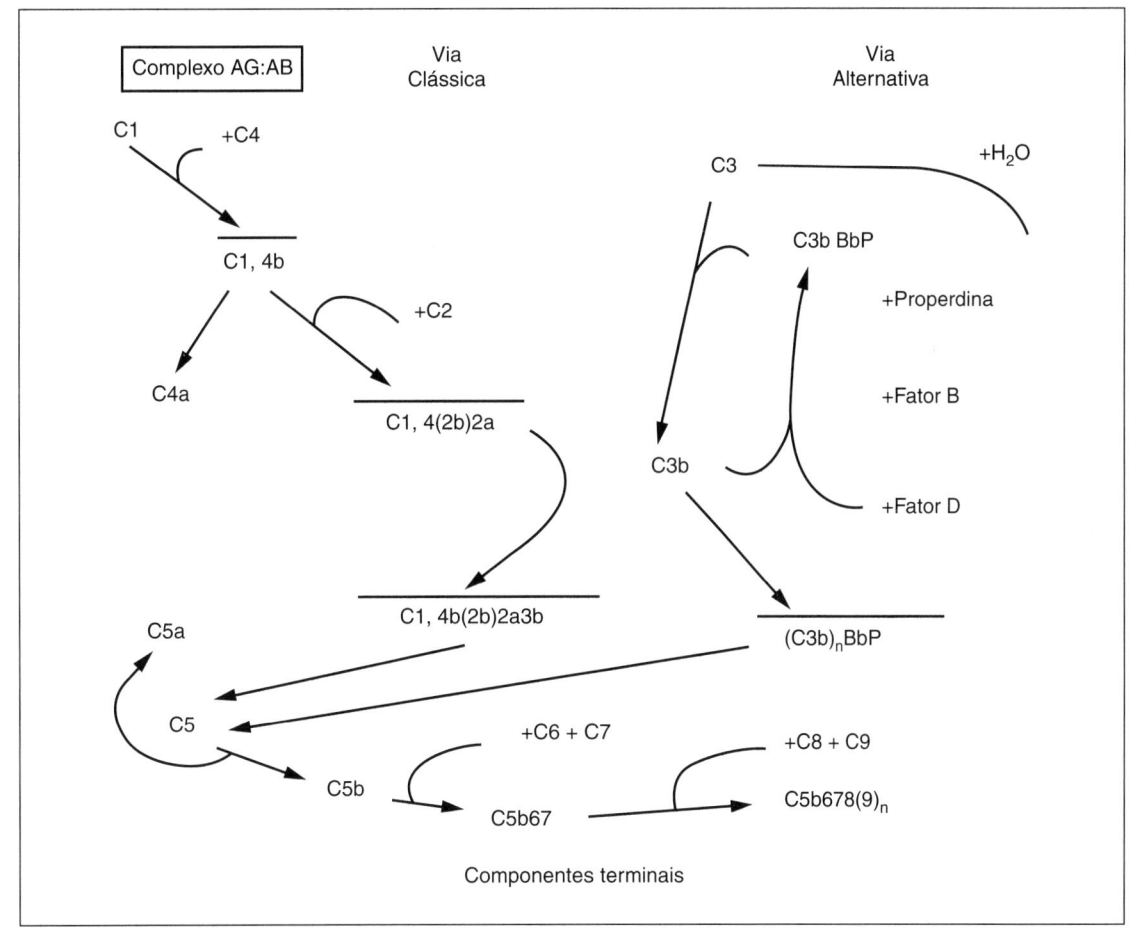

FIGURA 1.8
ATIVAÇÃO DO COMPLEMENTO.
Esta via consiste em uma série de enzimas em que cada componente ativado impulsiona o seguinte. A via clássica é ativada por complexos antígeno-anticorpo. A via alternativa é diretamente ativada por meio de C3.

Órgãos Imunes Secundários

Os órgãos imunes secundários são linfonodos, medula óssea e baço. Eles são chamados de secundários porque são semeados durante a embriogênese, pelas células T e células B recentemente desenvolvidas. O baço e a medula óssea possuem, principalmente, uma estrutura que é importante na função imune madura, enquanto que a medula óssea está relacionada com a produção de células.

Baço

A medula branca esplênica é o local da principal função imune. A estrutura-chave é o centro germinativo. Os centros germinativos consistem em acúmulos quase esféricos de linfócitos. Eles são dispostos com uma medula de células B e um córtex de células T. Esta disposição permite a amplificação máxima de um sinal imune, pois as células T se focalizam sobre um grande número de células B. Em resposta a um estímulo antigênico, os centros germinativos aumentam à medida que os linfócitos proliferam em resposta ao antígeno. Em conseqüência, o baço pode aumentar, produzindo um sinal clinicamente visível da esplenomegalia. A medula branca esplênica possui uma disposição única de células T. Além dos centros germinativos, elas são dispostas ao longo dos sinusóides. O fluxo sanguíneo através da medula branca é muito lento. Desta maneira, um antígeno é forçado a passar lentamente através da polpa esplênica, permitindo uma exposição prolongada do antígeno às células T. Esta exposição é particularmente importante para os antígenos fracos, como os polissacarídios. As paredes celulares do pneumococo e do *haemophilus* são compostas, principalmente, de polissacarídeos, sendo que estes se constituem nos principais patógenos nos pacientes que foram submetidos a uma esplenectomia ou tiveram outra patologia esplênica, como ocorre nas malignidades linfomatosas.

Linfonodos

A disposição dos linfócitos nos linfonodos também se faz em centros germinativos. Da mesma forma que no baço, a estimulação fará com que os linfócitos proliferem, aumentando os centros germinativos. Esta resposta é clinicamente observada como linfadenopatia na via de drenagem do sítio da infecção.

REGULAÇÃO DOS AGENTES INFECCIOSOS

Os componentes do sistema imune integram-se de diferentes maneiras a fim de eliminar vários organismos.

Bactérias

O grupo completo de funções imunes acima delineadas é empregado para regular a maioria das bactérias. A bactéria é apresentada às células T pelos macrófagos. Estas células sofrem divisão e estimulam as células B a se dividirem sob a influência de ativadores da célula B policlonal. Surgem clones de células específicos, que são influenciados pela presença do antígeno para se transformar em plasmócitos, que produzem anticorpos específicos. Estes opsonizam a bactéria, que é ingerida e destruída pelos neutrófilos. Durante este processo o complemento é ativado e, em alguns casos, os componentes do complemento podem destruir o organismo.

Micobactérias

Existem notáveis exceções para o padrão determinado da resposta imune. O *Mycobacterium tuberculosis* é a causa da tuberculose humana que, possivelmente, é a mais importante causa isolada de infecção crônica no mundo. O controle imune do *M. tuberculosis* é, exclusivamente, por macrófagos e células T. Isto possui implicações práticas, pois dificulta o desenvolvimento de uma vacina (Figura 1.9).

Vírus

As infecções virais são predominantemente controladas pelas células T e, de modo mais específico, pelas células *natural killer* (NK). Estas células produzem o interferon, que é um mediador solúvel primordial na destruição dos vírus. O grau de produção de anticorpos depende do intervalo de tempo que o vírus passa na circulação. Este processo é demonstrado na Figura 1.10.

Fungos

As células polimorfonucleares constituem a principal defesa contra fungos, principalmente para impedir que eles penetrem na corrente sanguínea. Alguns fun-

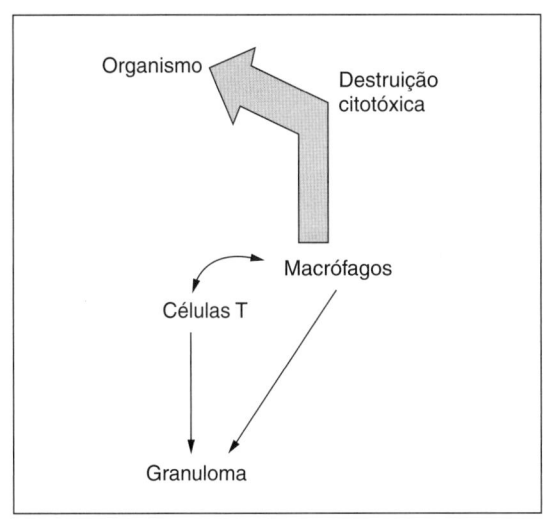

FIGURA 1.9
CONTROLE IMUNE DO *M. TUBERCULOSIS*.
O controle imune do *M. tuberculosis se faz* exclusivamente por meio dos macrófagos e células T. Os macrófagos destroem diretamente o organismo, sendo que as células T influenciam a resposta imune. A imunoglobulina não é envolvida. Desta infecção resulta um granuloma, que consiste em uma célula T central circundada por macrófagos epitelializados.

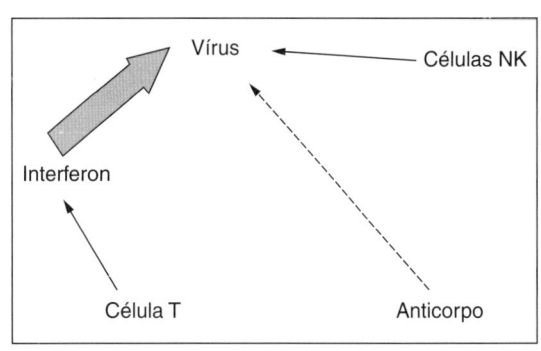

FIGURA 1.10
ELIMINAÇÃO DOS VÍRUS.
A eliminação dos vírus depende da integridade do eixo célula T-macrófago. Os vírus são mortos por interferons produzidos por células T e macrófagos. Um subgrupo muito potente de linfócitos, as células *natural killer* (NK), é importante na destruição de células que estão infectadas pelo vírus. Os anticorpos somente são produzidos quando o vírus passa um tempo em circulação no sangue antes de se estabelecer em células.

gos, como os da espécie *Candida*, são estimuladores muito potentes das respostas da célula T, mas a depuração destes organismos requer anticorpos e células polimorfonucleares. A presença da infecção persistente por *Candida* pode indicar que as células T não estão funcionais.

Protozoários

Estes pequenos organismos unicelulares geralmente não provocam infecções em seres humanos. Quando o fazem, eles são considerados oportunistas e indicam que a célula T não está funcionando normalmente. A regulação destes agentes se faz pelas células T e por macrófagos.

Parasitas

Grandes parasitas como *o Schistosoma haematobium* (uma causa de doença grave e debilitante nos países em desenvolvimento) são regulados pela IgE. Este é o único efeito benéfico conhecido deste anticorpo.

DESENVOLVIMENTO DO SISTEMA IMUNE

Os defeitos na função imune são mais bem compreendidos com uma breve exploração do desenvolvimento normal do sistema imune. O processo de desenvolvimento essencial é aquele dos linfócitos, pois é neste que reside a chave para a resposta imune. As células T, em particular, orquestram a resposta imune e controlam quase todos os aspectos.

Todos os linfócitos originam-se de uma célula-tronco totipotencial que gera, em primeiro lugar, a série de linfoblastos. A partir deste ponto, existe acentuada divergência na diferenciação entre células T e células B, que ocorre por vias bastante distintas.

Desenvolvimento da Célula T

O desenvolvimento da célula T é totalmente dependente da presença de um timo funcional. Os linfoblastos precursores migram para o timo em desenvolvimento, onde são destruídas as células que demonstram auto-reatividade. As células sobreviventes voltam a entrar na circulação e semeiam os órgãos imunes secundários. Ver a Figura 1.11.

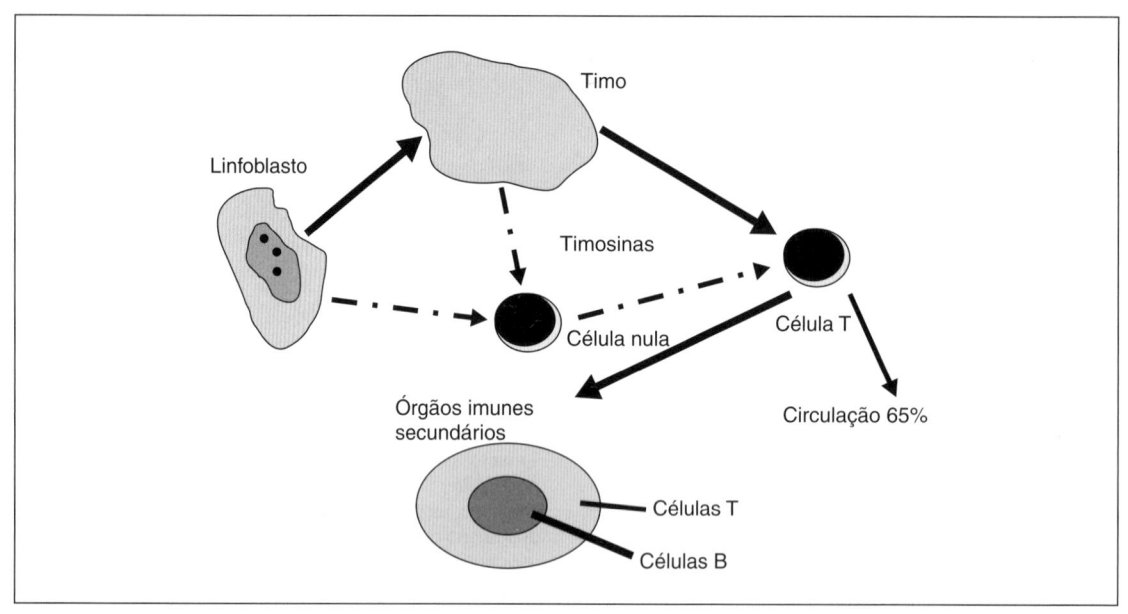

FIGURA 1.11
DESENVOLVIMENTO DA CÉLULA T.
No desenvolvimento de uma célula T, o linfoblasto atravessa o timo em desenvolvimento. O estroma tímico e as células T se desenvolvem em série. A principal função do timo durante a embriogênese consiste em educar as células T a reconhecer os auto-antígenos.

Timo

O timo é encontrado no mediastino anterior e está em íntima proximidade com as paratireóides. O timo ocupa um local interessante e ainda mal compreendido no surgimento da imunidade pela célula T. Ele é essencial para o desenvolvimento imune normal durante a embriogênese mas, depois do nascimento, ele pode ser removido sem afetar a função imune de maneira evidente.

Origem

O timo deriva da terceira e quarta bolsas branquiais do embrião. Ele compartilha esta origem com o arco da aorta e as glândulas paratireóides.

O timo consiste nas porções epitelial e estroma. As áreas do estroma são organizadas em tecidos endócrinos chamados corpúsculos de Hassall, onde são formadas as timosinas. Estas timosinas formam um grupo de substâncias que convertem linfócitos nulos não-comprometidos em células T em um sítio distante do timo. O mais bem descrito é o fator tímico, mas existem várias outras formas.

Depois que os linfócitos penetram no timo em desenvolvimento, eles progridem do córtex para a medula em conjunto com a maturação do timo. Apenas 5% das células que penetram no timo sobrevivem. A principal finalidade da passagem através do timo é garantir que as células T reconheçam o MHC próprio e não sejam ativadas por ele. Qualquer célula que demonstre auto-reatividade sofre apoptose (autodestruição programada) e é removida. Este desenvolvimento é mostrado na Figura 1.12.

O curso desta progressão começa no epitélio subcapsular, onde as células T primitivas interagem com o marcador epitelial tímico CTES II. Os linfócitos expressam os marcadores CD1, CD2 e CD5 primitivos e são CD3, CD4 e CD8-negativos. À medida que as células se movimentam para dentro do córtex em desenvolvimento, elas encontram o epitélio CTES III+, que leva ao desenvolvimento de duas populações: CD3–4–8+/ CD1–2+5+ e CD3–4+8–/CD1–2+5+. Com a progressão para dentro da medula e com o contato com CTES II+IV+, surge então uma população intermediária CD3±4+8–, seguida por CD3+4+8+. Por fim, com a exposição ao CTES

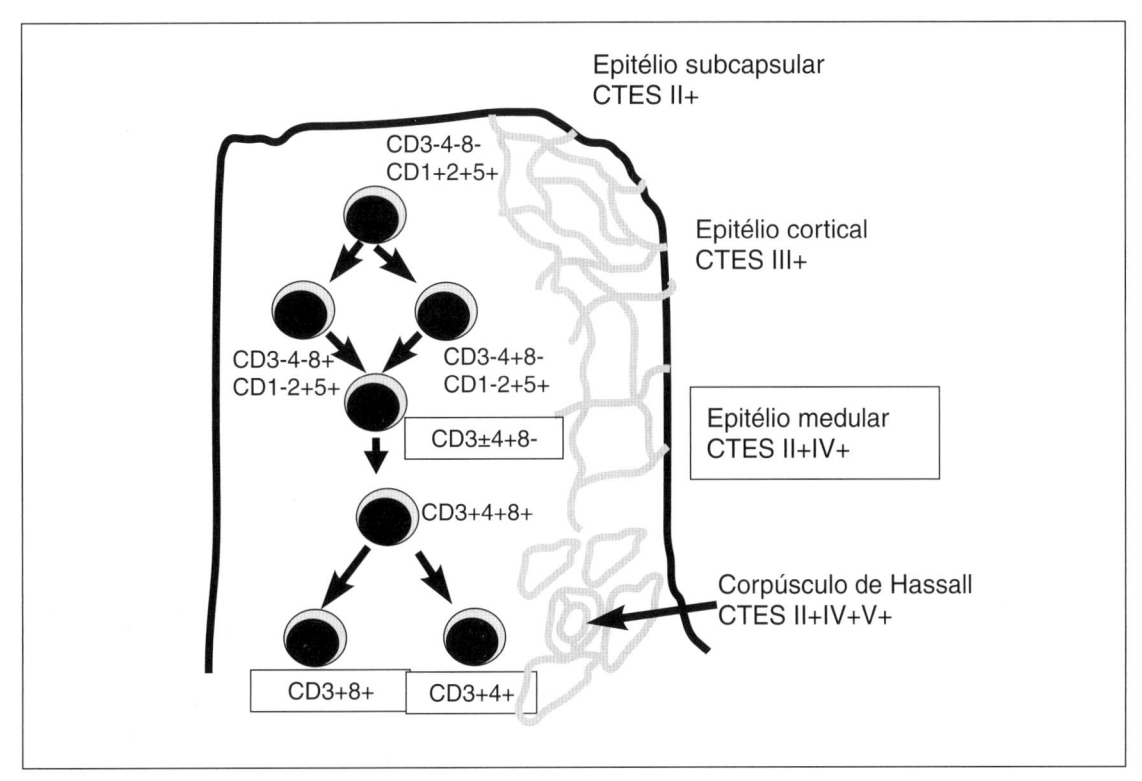

FIGURA 1.12
PASSAGEM DOS LINFOBLASTOS ATRAVÉS DO TIMO.

Estas células amadurecem em contato com o estroma do timo. Aproximadamente 90% das células que penetram no timo são destruídas porque demonstram reatividade para o MHC próprio. A seqüência de marcadores na célula T e no estroma é descrita no texto.

II+IV+V+, são formadas células T maduras, com dois terços sendo CD3+4+8– e um terço CD3+4-8+.

Em seguida, as células T maduras migram para os órgãos imunes secundários e para a circulação, onde constituem 60% dos linfócitos. Nos órgãos imunes secundários elas constituem o córtex dos centros germinativos.

As timosinas originárias dos corpúsculos de Hassall (Figura 1.12) agem sobre as células nulas, fazendo com que elas amadureçam como células T, que provavelmente possuem características diferentes das células que se tornam células T através do timo.

Desenvolvimento da Célula B
Origem

A emergência das células B é muito distinta do desenvolvimento das células T e há muito menos destruição celular. Os linfoblastos emergentes migram através das placas de Peyer no intestino delgado ou da medula óssea. Acredita-se que estes locais sejam análogos à bolsa de Fabrício. Descrita há mais de 400 anos, esta bolsa no embrião de galinha é o sítio do desenvolvimento da célula B (Figura 1.13). Durante o desenvolvimento as células B emergentes expressam uma gama de marcadores de superfície muito semelhantes às células T. Este processo é sumarizado na Figura 1.14. As células B primitivas demonstram CD19, CD9 e CD10. CD9 e CD10 são marcadores iniciais que são perdidos, enquanto que o CD19 persiste e é encontrado em células B maduras. Uma característica nitidamente diferenciadora das células B em desenvolvimento é o aparecimento da imunoglobulina. A primeira a aparecer é a IgG intracitoplasmática, que persiste durante a maturidade da linhagem da célula B.

O foco desloca-se conforme a célula amadurece, sendo que a imunoglobulina é encontrada na superfície

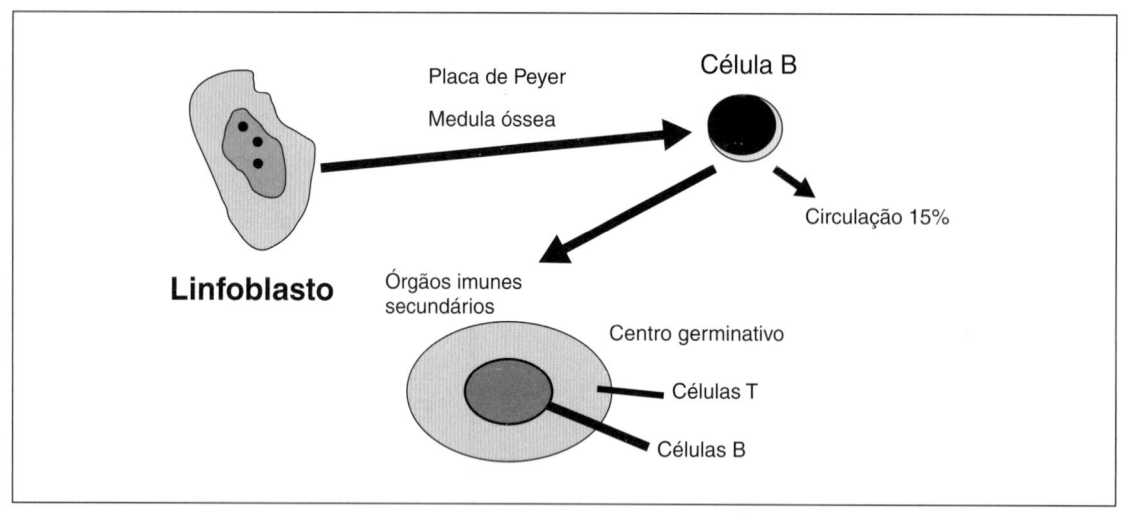

FIGURA 1.13
DESENVOLVIMENTO DAS CÉLULAS B.
O processo pelo qual a passagem através das placas de Peyer e da medula óssea orienta os linfoblastos no sentido de se transformarem em células B ainda não está esclarecido. As células B maduras emergem da medula óssea e semeiam os órgãos imunes secundários.

celular. Em uma célula B intermediária há, predominantemente, IgM, com uma pequena quantidade de IgD na superfície celular. Neste estágio, as células expressam, em primeiro lugar, o CD5, que parece ter uma função na tolerância. À medida que a maturação evolui, o padrão de superfície se modifica predominantemente para a IgD, com uma pequena quantidade de IgM presente. Muitas outras estruturas surgem com funções específicas: receptores para os componentes do complemento, receptores para as porções Fc das imunoglobulinas, moléculas que são inversas para a ligação com moléculas de adesão e MHC de Classe II (Figuras 1.13 e 1.14).

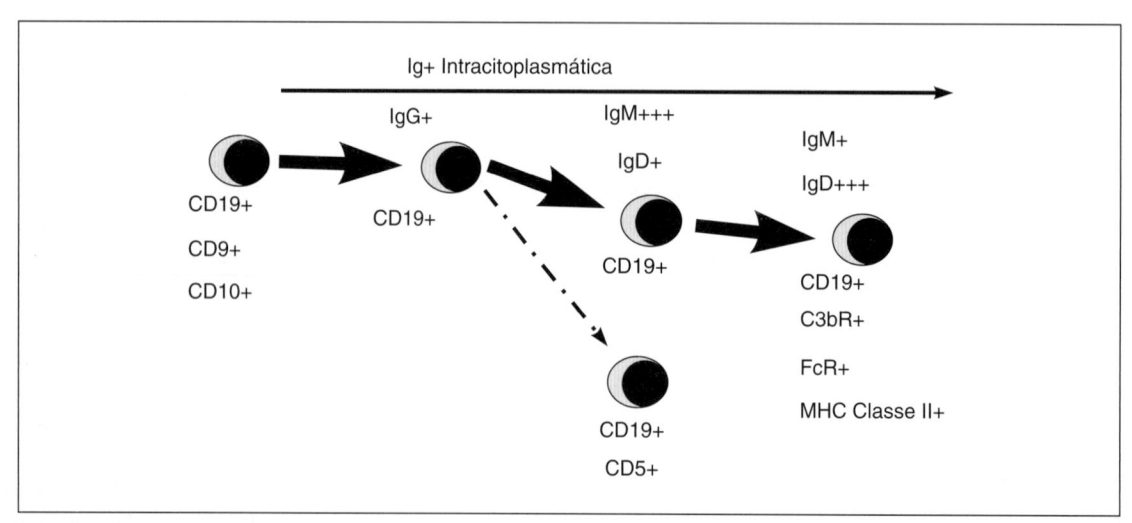

FIGURA 1.14
MARCADORES DA MATURAÇÃO DAS CÉLULAS B.
À medida que as células B amadurecem, elas expressam um padrão emergente de receptores de superfície. A função destes receptores difere das células T pelo fato de que muitos são muito específicos, por exemplo, o receptor C3b, para os componentes do complemento.

A célula B madura distribui-se para a medula dos centros germinativos dos órgãos imunes secundários e constituem 15% dos linfócitos circulantes. Diferente das células T, as células B funcionais são aquelas nos órgãos imunes secundários. As células B circulantes não produzem prontamente a imunoglobulina *in vitro* e não se transformam em plasmócitos.

Formação das Células Produtoras de Anticorpo

As células B são submetidas a um complexo processo de desenvolvimento adicional para produzir as células plasmáticas formadoras de anticorpo e as células de memória que irão reagir com um antígeno específico. Existem duas fases para este processo, *desenvolvimento clonal* e *expansão clonal*.

Desenvolvimento clonal. Nos órgãos imunes secundários, as células B sofrem um desenvolvimento único, transformando-se em clones comprometidos com um único isótipo de anticorpo. Essas células desenvolvem-se, primeiramente, em clones das células que produzem IgM, seguidos por células que são clones de IgG e, por fim, clones que produzem IgA. Durante esta fase existe um rearranjo dos genes nos cromossomas 2, 14 e 22. Regiões das áreas hipervariáveis das cadeias leves e pesadas combinam por rearranjo das regiões V, D e J em um conjunto de especificidades da região hipervariável. As imunoglobulinas aparecem na mesma ordem durante a filogenia (desenvolvimento da espécie ou Evolução). À cada resposta imune as imunoglobulinas aparecem na mesma seqüência, IgM, IgG, então IgA. O desenvolvimento das células B é um exemplo de uma situação em que a ontogenia (desenvolvimento do indivíduo) repete a filogenia. Isto é demonstrado à esquerda da Figura 1.15.

Estes clones de células aparecem em torno de 10 semanas, quando o feto pode produzir a IgM. Os clones que produzem IgG estão presentes na metade do segundo trimestre, mas o feto apresenta a capacidade de produzir IgA apenas a termo (Tabela 1.4).

Expansão clonal. Depois do nascimento, o neonato é exposto a um grande número de antígenos, que iniciam uma resposta imune. Os clones das células B que surgiram durante o desenvolvimento são agora estimulados e se dividem com rapidez. As primeiras a responder para cada antígeno são as células produtoras de IgM, seguida pela IgG e, depois, pela IgA. A resposta de IgM é de curta duração, enquanto que os níveis de anticorpo IgG são sustentados.

Para cada uma das respostas de célula B, existem duas populações de células-filhas produzidas. As primeiras se transformam em plasmócitos que selecionam um arquivo de genes para desenvolver uma adaptação exata com o antígeno para a região hipervariável do anticorpo. O segundo grupo se transforma em células de memória que retêm IgD na superfície. Este anticorpo é a imunoglobulina de deflagração que ativa estas células quando o antígeno é novamente encontrado. Desta maneira, desenvolve-se um enorme repositório de células que pode responder a uma ampla gama de antígenos.

Imunidade Passiva

Transplacentária

A imunoglobulina está presente no neonato ao nascimento. Esta é a imunidade passiva adquirida da mãe. A Figura 1.16 mostra a transferência de imunoglobulina e o aparecimento da imunoglobulina no neonato. Apenas a IgG é transferida através da placenta para o feto por meio de um mecanismo de transporte ativo glicose-dependente, que se inicia com 32 semanas de idade gestacional. A IgM e a IgA não atravessam a placenta. A partir do nascimento, o neonato começa a produzir imunoglobulinas em resposta aos antígenos, com um aumento gradual na IgG, IgM e IgA. Neste meio tempo, a IgG materna diminui, com uma meia-vida de 30 dias, tendo acabado em sua maior parte em torno de 6 meses. Existe um nadir no nível de imunoglobulina com 2-4 meses, quando a imunoglobulina materna está mais baixa e o neonato ainda não produziu níveis adequados de anti-

TABELA 1.4
SEQÜÊNCIA DE APARECIMENTO DE CLONES DE CÉLULAS B NO FETO CONFORME SEMANAS DE GESTAÇÃO

Isótipo (células)	Aparecimento (semanas)
IgM	10
IgG	30
IgA	40

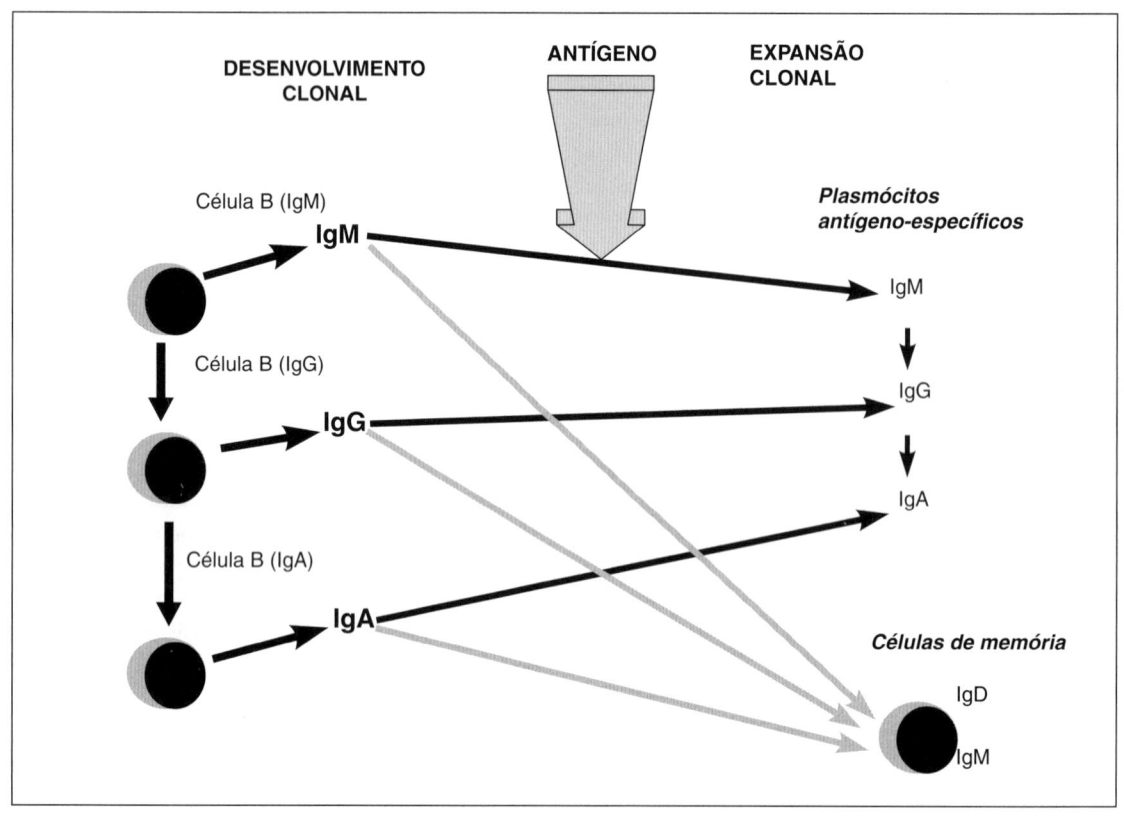

FIGURA 1.15
CONCEITO DE DESENVOLVIMENTO E DE EXPANSÃO CLONAIS.

Clones específicos de células B emergem para cada isótipo. Depois da exposição ao antígeno, os clones se expandem. Este conceito é descrito no texto.

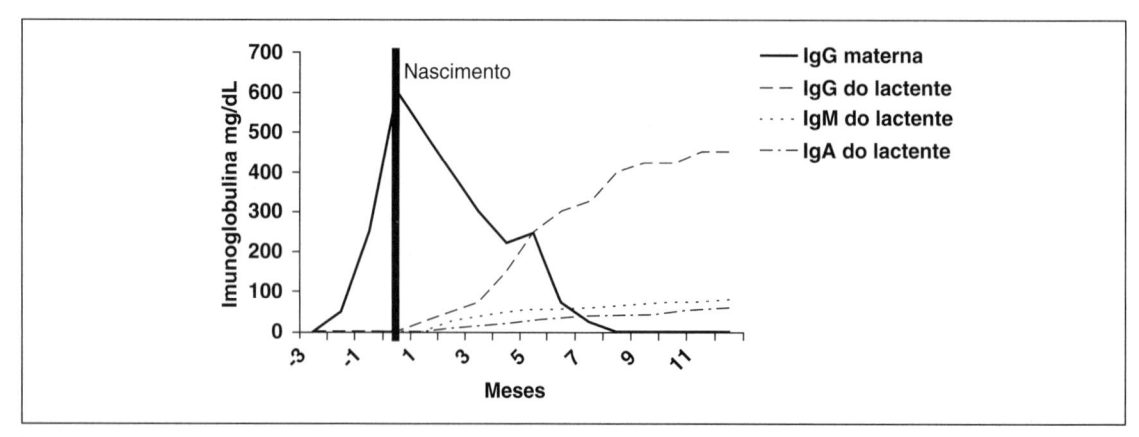

FIGURA 1.16
NÍVEIS DE IMUNOGLOBULINA NO PLASMA FETAL/NEONATAL.

corpo. Em torno de 1 ano de idade, os níveis de imunoglobulina do lactente alcançam 60% dos valores do adulto (Figura 1.16).

Leite Materno

Existem dados sólidos sobre os efeitos protetores do aleitamento materno na prevenção das infecções precoces nos lactentes, em especial a diarréia infantil. As infecções gastrointestinais graves constituem uma importante causa de mortalidade de lactentes nos países em desenvolvimento, e o aleitamento materno elimina quase por completo este problema. Existe transferência de IgA e IgG para o neonato desde a primeira alimentação ao seio. Os níveis mais elevados de IgA são encontrados no colostro, onde ela se encontra em um nível 40 vezes maior que o nível sérico. A concentração de IgA cai rapidamente durante os primeiros dias, até atingir os níveis séricos. As primeiras alimentações com colostro são importantes para fornecer IgA específica e protetora para o lactente.

O colostro e o leite materno inicial também contêm células. Macrófagos e células T estão presentes. Dados a partir de camundongos indicam que estas células podem ser encontradas nas placas de Peyer, onde elas podem fornecer informações antigênicas.

Células Hematopoiéticas

Os neutrófilos, os eosinófilos, os macrófagos e os basófilos derivam de uma célula-tronco hematopoiética totipotencial, a qual, por sua vez, deriva do saco vitelino no início da embriogênese. O desenvolvimento destas células depende de interleucinas e de fatores formadores de colônia. As especificações da interação destas moléculas são mostradas na Figura 1.17.

Os fatores estimuladores de colônia produzem as unidades formadoras de colônias (CFU) que se tornam cada vez mais especializadas, começando com a colônia totipotencial, CFU de granulócito-eosinófilo-monócito-macrófago. Esta evolui em uma CFU de eosinófilos e uma CFU de granulócito-monócito (CFU-GM). A CFU-GM dá origem aos neutrófilos sob a influência da IL3, e G-CSF e GM-CSF. A influência da IL3, GM-CSF e M-CSF produz monócitos, que evoluem na forma séssil, macrófagos sob influência adicional do M-CSF na presença do GM-CSF. A CFU de eosinófilos somente é

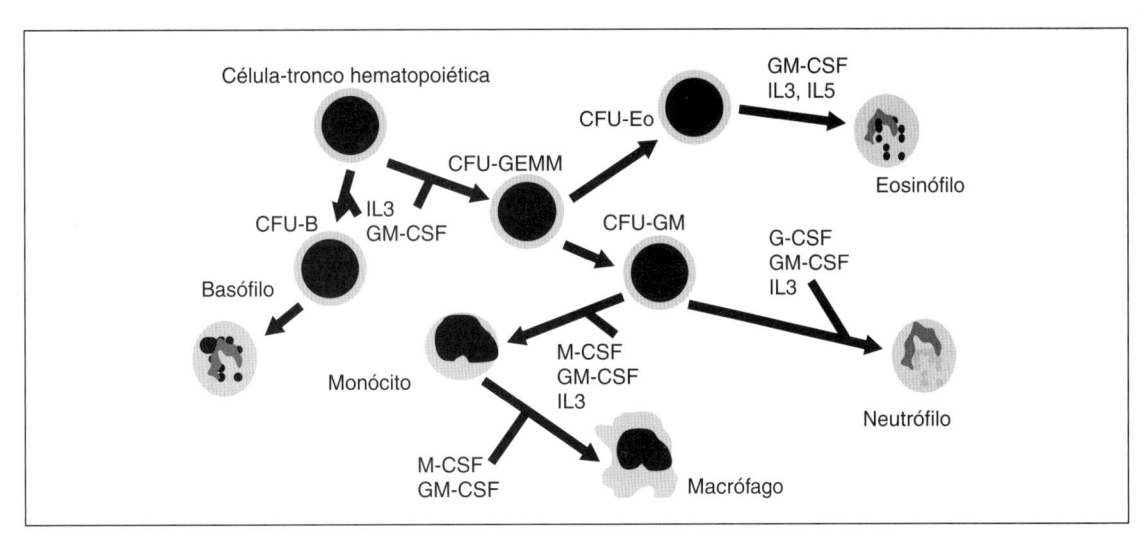

FIGURA 1.17

FORMAÇÃO DA LINHAGEM DE CÉLULAS HEMATOPOIÉTICAS.

As células polimorfonucleares emergem de unidades formadoras de colônias primitivas. A maturação progride ao longo das setas sob a influência dos fatores estimuladores de colônia e das interleucinas. CFU-B: unidade formadora de colônia de basófilo; GM-CSF: fator estimulador de colônia de granulócito-monócito; M-CSF: fator estimulador de colônia de monócito; G-CSF: fator estimulador de colônia de granulócito; CFU-GEMM: unidade formadora de colônia de granulócito-eosinófilo-monócito-macrófago; CFU-GM: unidade formadora de colônia de granulócito-monócito; IL: interleucina.

ativada por IL3, IL5 e GM-CSF para se desenvolver em eosinófilos maduros.

Os basófilos desenvolvem-se diretamente da célula-tronco em resposta à IL3 e GM-CSF, que produz CFU-B (unidade formadora de colônia de basófilos). Estas evoluem diretamente em basófilos, que se transformam na forma séssil da célula, os mastócitos (Figura 1.17).

CONCLUSÃO

A função imune é um processo complexo, com múltiplas células e mediadores solúveis envolvidos em cada etapa. O principal mecanismo de reconhecimento depende do principal complexo de histocompatibilidade, que é a molécula de identificação do indivíduo na região molecular.

O desenvolvimento deste sistema é igualmente complexo, sendo que erros em inúmeras etapas na formação da função imune durante a embriogênese podem levar à doença grave.

Leitura Sugerida

Athanassakis, I. and S. Vassiliadis (2002). T-regulatory cells: are we re-discovering T suppressors? *Immunol Lett* **84**(3): 179-83.

Cooper, M. D. (2002). Exploring lymphocyte differentiation pathways. *Immunol Rev* **185**: 175-85.

Cupedo, T., G. Kraal, *et al.* (2002). The role of CD45+CD4+CD3– cells in lymphoid organ development. *Immunol Rev* **189**: 41-50.

Defrance, T., M. Casamayor-Palleja, *et al.* (2002). The life and death of a B cell. *Adv Cancer Res* **86**: 195-225.

Fabbri, M., C. Smart, *et al.* (2003). T lymphocytes. *Int J Biochem Cell Biol* **35**(7): 1004-8.

Hardy, R. R. (2003). B-cell commitment: deciding on the players. *Curr Opin Immunol* **15**(2): 158-65.

Jones, E., M. Dahm-Vicker, *et al.* (2003). CD25+ regulatory T cells and tumor immunity. *Immunol Lett* **85**(2): 141-3.

Love, P. E. and A. C. Chan (2003). Regulation of thymocyte development: only the meek survive. *Curr Opin Immunol* **15**(2): 199-203.

Moll, H. (2003). Dendritic cells and host resistance to infection. *Cell Microbiol* **5**(8): 493-500.

Rajnavolgyi, E. and A. Lanyi (2003). Role of CD4+ T lymphocytes in antitumor immunity. *Adv Cancer Res* **87**: 195-249.

Szekeres-Bartho, J. (2002). Immunological relationship between the mother and the fetus. *Int Rev Immunol* **21**(6): 471-95.

Umetsu, D. T., O. Akbari, *et al.* (2003). Regulatory T cells control the development of allergic disease and asthma. *J Allergy Clin Immunol* **112**(3): 480-7; quiz 488.

von Boehmer, H., I. Aifantis, *et al.* (2003). Thymic selection revisited: how essential is it? *Immunol Rev* **191**: 62-78.

CAPÍTULO 2

DESENVOLVIMENTO DA ALERGIA

REAÇÕES ALÉRGICAS

A fisiopatologia da lesão alérgica é mais complicada e mais ampla em seu alcance que poderia parecer à primeira vista. Existem quatro mecanismos imunológicos distintos que originam a lesão imune. Eles são discutidos neste capítulo, com exemplos clínicos de cada um deles.

Base da Lesão Alérgica

Um agrupamento das reações alérgicas foi proposto em 1963, por Gell e Coombs. De forma concisa, esta classificação agrupa a lesão alérgica (imune) em quatro tipos, de acordo com sua fisiopatologia. Embora esta seja uma classificação antiga, ela ainda é útil na categorização do mecanismo alérgico/imune por trás de respostas clínicas que parecem muito distintas entre si, mas que, na realidade, compartilham a ativação imune como o mecanismo básico (Tabela 2.1).

As respostas do Tipo I são típicas das reações alérgicas mediadas por IgE. Os Tipos II e III são mediados por IgG direcionada contra um componente celular normal (Tipo II) ou contra um antígeno solúvel como os imunocomplexos (Tipo III). O Tipo IV é totalmente diferente, sendo regulado pela interação entre os macrófagos e as células T.

Genética das Respostas Alérgicas

Há uma forte predisposição genética para as respostas alérgicas.

As comparações de gêmeos monozigóticos e dizigóticos mostram uma concordância muito alta em gêmeos idênticos (82%) para os níveis de IgE, que é menor nos gêmeos dizigóticos (46%). Um motivo para esta discrepância é que parece haver uma intensa influência a partir do ambiente. O risco de os parentes desenvolverem asma tem sido mais difícil de calcular porque existem muitos fatores envolvidos, inclusive as circunstâncias ambientais compartilhadas.

Cromossomas Ligados

Diversos cromossomas mostraram forte ligação com os níveis de IgE ou com a produção de citocina.

- Associações do cromossoma 5q
  - Regulação da IgE
  - Interleucinas 3, 4, 5, 9 e 13
  - Receptor β_2-adrenérgico
  - Asma e hiper-reatividade brônquica
- Associações ao cromossoma 6
  - A região do complexo principal histocompatibilidade humana.
  - Contagem de eosinófilos
- Associações ao cromossoma 11q
  - Receptor Fc da IgE de alta afinidade (FcεRIbeta)

TABELA 2.1
CLASSIFICAÇÃO DOS MECANISMOS DA LESÃO ALÉRGICA E EXEMPLOS DE CADA UM DELES SÃO APRESENTADOS NESTA TABELA

Tipo	Mecanismo	Exemplos
Tipo I	Alergia mediada por IgE	Rinite alérgica
	Dentro de 30 minutos	Urticária
Tipo II	IgG direcionada contra os componentes da célula formada	Transfusão de sangue incompatível
Tipo III	Imunocomplexo de IgG	Doença do soro
		Vasculite
Tipo IV	Mediado por célula	Granuloma da TB
	Célula T-macrófago	Sarcoidose

- Associações ao cromossoma 12q
  - População afro-caribenha
  - Asma
  - Níveis totais de IgE
  - População Amish
  - Níveis totais de IgE
- Associações do cromossoma 13
  - Níveis séricos totais de IgE
- Associações do cromossoma 14q
  - Receptor de antígeno da célula T

TIPO I

Produção de IgE

A IgE é produzida pelas células B que se transformam em plasmócitos secretores de IgE específica. O mecanismo básico é similar à produção de anticorpo em resposta a um estímulo antigênico (Capítulo 1, Função imune). Os mecanismos que produzem uma mudança de classe para IgE, em lugar de IgG, IgM ou IgA, são compreendidos apenas parcialmente. Uma explicação é a interação do ambiente e genética conforme descrito na Hipótese da Higiene (discutida no Capítulo 3).

Diversas interleucinas (IL) influenciam a resposta da célula B. A mais importante destas parece ser a IL4, principalmente na presença de células auxiliadoras do tipo Th2. Sob a influência combinada da genética e fatores de citocinas, as células B produzem IgE que é altamente específica para o antígeno. Diferente de outras imunoglobulinas séricas, a IgE funciona apenas quando ligada a mastócitos ou basófilos. Ela se liga através da porção Fc da molécula ao receptor Fc da IgE de alta afinidade (FcεRI). Existe uma alta densidade destes receptores nos basófilos e mastócitos. Esta forma de ligação leva à porção Fab livre no sangue ou líquido extracelular, onde ela se liga fortemente ao antígeno, quando o corpo o encontra na próxima vez. A reação é bastante diferente de uma reação IgG-antígeno, que forma um imunocomplexo no soro.

Com o próximo encontro, o antígeno liga-se à IgE nos mastócitos, levando à ligação cruzada de duas ou mais IgE. Esta ação provoca a perturbação da membrana, ativando as enzimas de membrana, incluindo a fosforilcolina e a fosfolipase. Isto resulta na abertura dos canais de cálcio com um influxo de cálcio.

Mecanismo do Tipo I

Mastócitos

Os mastócitos são diferenciados pela presença de grânulos no citoplasma. Estes grânulos consistem de uma matriz estrutural que contém a histamina pré-formada, eosinófilo e fatores quimiotáxicos do neutrófilo (NCF). O *NCF* é um componente destes grânulos e é liberado simultaneamente ao *fator quimiotáxico do eosinófilo da anafilaxia (ECF-A)* e à histamina. A desintegração dos grânulos é controlada pela velocidade de influxo de cálcio. Um pequeno vacúolo pinocítico é formado na membrana, que retém um pequeno volume de líquido extracelular. O vacúolo migra até os grânulos e dissolve a histamina e o NCF. Em seguida, ele migra até a membrana e libera o conteúdo. A intensidade da reação alérgica ocorre em proporção com a rapidez da liberação da histamina e de outros mediadores (Figura 2.1).

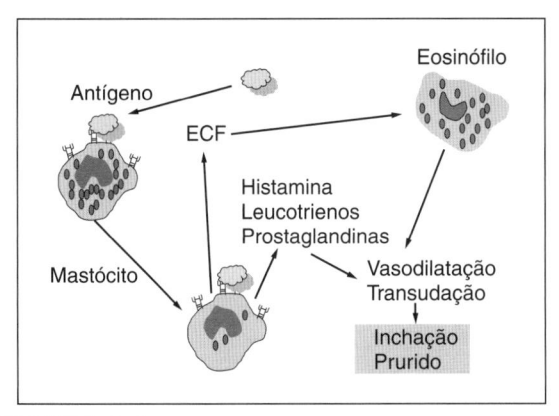

FIGURA 2.1
MECANISMO NORMAL DA RESPOSTA ALÉRGICA.
Um antígeno liga-se à IgE específica, que se liga aos mastócitos. Isto deflagra a liberação de mediadores que provocam vasodilatação e transudação de líquido com prurido. Detalhes adicionais são explicados no texto. ECF: fator quimiotáxico do eosinófilo.

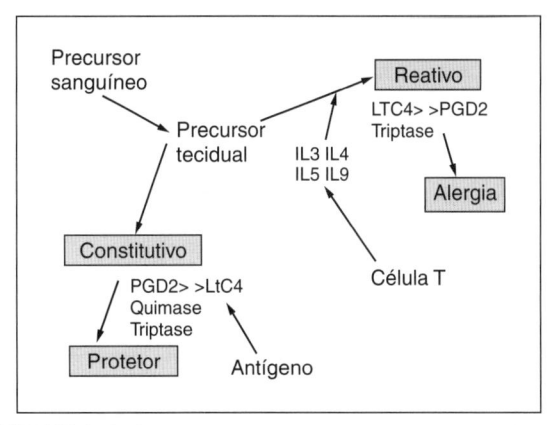

FIGURA 2.2
EMERGÊNCIA DE DUAS POPULAÇÕES DE MASTÓCITOS A PARTIR DE PRECURSORES SANGUÍNEOS E TECIDUAIS.
Os mastócitos superficiais são reativos e tomam parte nas reações mediadas por IgE. Os mastócitos profundos, constitutivos, fazem parte da resposta de IgG normal.

Recentemente notou-se que existem dois tipos de mastócitos: reativos e constitutivos. A função geral destes mastócitos é demonstrada na Figura 2.2.

Mastócitos reativos. Estas células são encontradas superficialmente nos tecidos. Elas seguem a via clássica de reação aos antígenos acima descrita. Elas estão sob a influência das células T e, principalmente, das interleucinas 3, 4, 5 e 9, todas interleucinas do tipo TH2. Em resposta à ligação do antígeno à IgE, elas liberam histamina e leucotrienos em concentrações mais elevadas que as prostaglandinas.

Mastócitos constitutivos. Este tipo de mastócito é encontrado profundamente nos tecidos e apresenta uma gama diferente de reações em relação ao tipo superficial. Em resposta a um antígeno, a célula aumenta a resposta imune e libera prostaglandinas em lugar de leucotrienos. Elas não tomam parte na reação alérgica (Figura 2.2).

Outros mediadores que são liberados incluem leucotrienos e prostaglandinas, fator ativador das plaquetas (PAF), bradicinina e TNF-α. Em conjunto, as prostaglandinas e os leucotrienos eram anteriormente conhecidos como a substância de reação lenta da anafilaxia. Ambas são derivadas do ácido araquidônico que é catabolizado pela ação da ciclooxigenase sobre as prostaglandinas ou da lipoxigenase sobre os leucotrienos. Um esboço da via é mostrado na Figura 2.3. Os leucotrienos (LT) fazem cascata em LTC4, LTD4 e LTE4. Eles possuem efeitos importantes, principalmente ao gerar aumento de secreção, produção aumentada de muco, aumento do líquido intersticial, além de serem quimioatratores para os eosinófilos. As prostaglandinas possuem efeitos similares. A PGF2α é um broncodilatador, diferente da PGE. O tromboxano é um produto inicial da atividade da ciclooxigenase. É quimiotáxico para as células polimorfonucleares e eosinófilos (Figura 2.3).

O PAF possui um efeito direto sobre plaquetas, estimulando a liberação de serotonina, que tem ação vasoativa muito potente.

Eosinófilos
Estas são células potentes que liberam inúmeros mediadores. Elas podem ser muito destrutivas para os tecidos. Em termos de função imunológica, os eosinófilos constituem uma defesa fundamental contra os parasitas, como ascáris e esquistossoma.

Os eosinófilos contêm dois tipos principais de grânulos secretores: os grânulos específicos e os pequenos grânulos. Os grânulos específicos contêm a proteína básica principal (MPB) (55% do grânulo), a proteína catiônica do eosinófilo (ECP), a neurotoxina

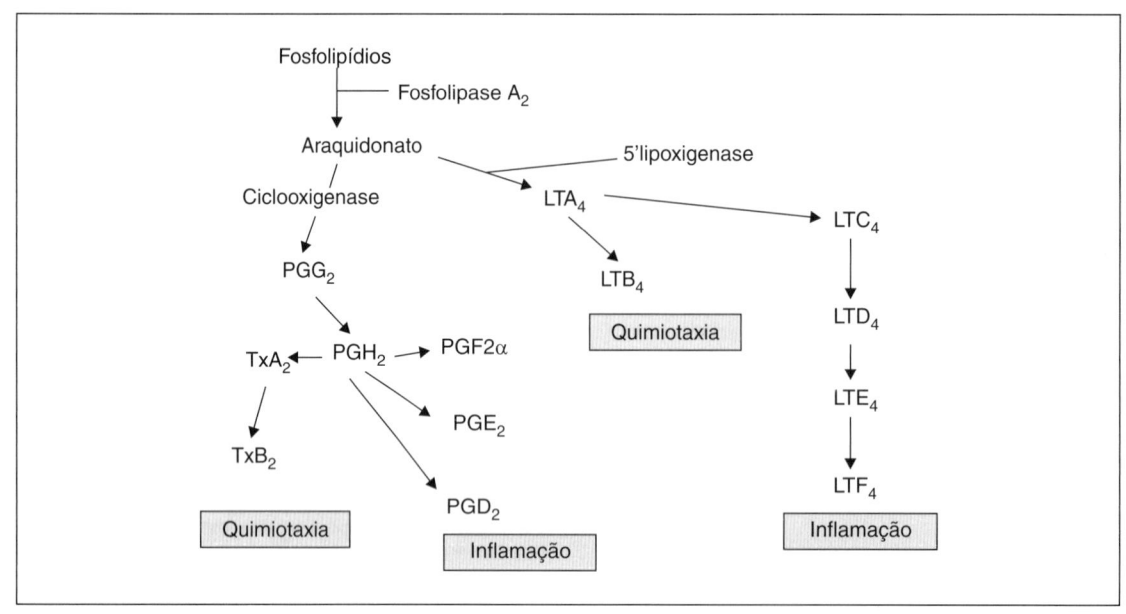

FIGURA 2.3
ESQUEMA DE PRODUÇÃO DE LEUCOTRIENOS E PROSTAGLANDINAS.

PG: prostaglandina; Tx: tromboxano; LT: leucotrieno. Em geral, os produtos iniciais do catabolismo do ácido araquidônico são quimiotáxicos (TxB2 e LTB4), enquanto que os componentes tardios produzem inflamação.

derivada do eosinófilo (EDN) e a β-glicuronidase. Os pequenos grânulos contêm enzimas, inclusive fosfatase ácida e arilsulfatase B.

Quimiotaxia do eosinófilo. Os eosinófilos acumulam-se rapidamente no sítio de uma resposta alérgica. Isto se deve a inúmeros mediadores, incluindo ECF-A, NCF e histamina.

Efeitos dos Mediadores

Histamina. A histamina é um vasodilatador e provoca transudação de líquido para dentro do espaço extracelular. Quando ela é liberada com rapidez suficiente, como ocorreria em uma reação anafilática, há vasodilatação acentuada e rápida, levando ao choque hipovolêmico. Isto pode acontecer nos pacientes alérgicos a amendoins, por exemplo. A histamina também causará constrição da musculatura lisa das vias aéreas, levando ao broncoespasmo potencialmente grave. A transudação de líquido para dentro do espaço extracelular conduzirá ao *edema* e, na pele, à urticária e ao angioedema. Como o líquido se acumula nas camadas superficiais da pele ou mucosa, existe estimulação das delicadas terminações nervosas, levando ao *prurido*. No nariz, a liberação de histamina também provocará rinorréia, espirros e, em menor extensão, congestão nasal.

Betaquimiocinas

Fatores liberadores de histamina. Os fatores de liberação de histamina (HRF) também podem ser responsáveis pela liberação de histamina não dependente de IgE protraída observada nas reações de fase tardia. Eles são produtos dos neutrófilos, plaquetas, macrófagos alveolares e células T e B. As diversas formas de HRF atualmente identificadas correspondem aos membros do grupo de citocinas betaquimiocinas. O HRF ativa as células-alvo.

Outras quimiocinas

- Fator quimiotáxico e ativador de monócito (MCAF)/ peptídio-1 quimiotáxico do monócito regulado na ativação, secretado e expresso na célula T normal (RANTES)
- Peptídios inflamatórios macrofágicos
- Eotaxina

Reação Bifásica

Inicial

A reação alérgica imediata ocorre dentro de 30 minutos da exposição, mas, com freqüência, acontece em poucos minutos. Usualmente, quanto mais rápido for o estabelecimento, mais grave será a reação clínica. Esta reação é mediada por:

- Histamina
- Quininas
- Leucotrienos
- Radicais superóxidos livres
- Prostaglandinas

Estes mediadores têm em comum o fato de que apresentam efeitos sobre a vasculatura, causando vasodilatação e edema, broncoespasmo e secreção de muco aumentada.

Tardia

A reação tardia envolve células, principalmente eosinófilos e neutrófilos. Esta reação é mediada por:

- Eosinófilos
- Neutrófilos
- Basófilos
- Monócitos
- Linfócitos T

Os mediadores que estão envolvidos são semelhantes à fase aguda e incluem:

- Histamina
- Quininas
- Leucotrienos
- Radicais superóxidos livres

Na fase tardia, os leucotrienos são muito mais ativos que a histamina. As prostaglandinas parecem não desempenhar um papel na reação de fase tardia.

As reações inicial e tardia são apresentadas esquematicamente na Figura 2.4.

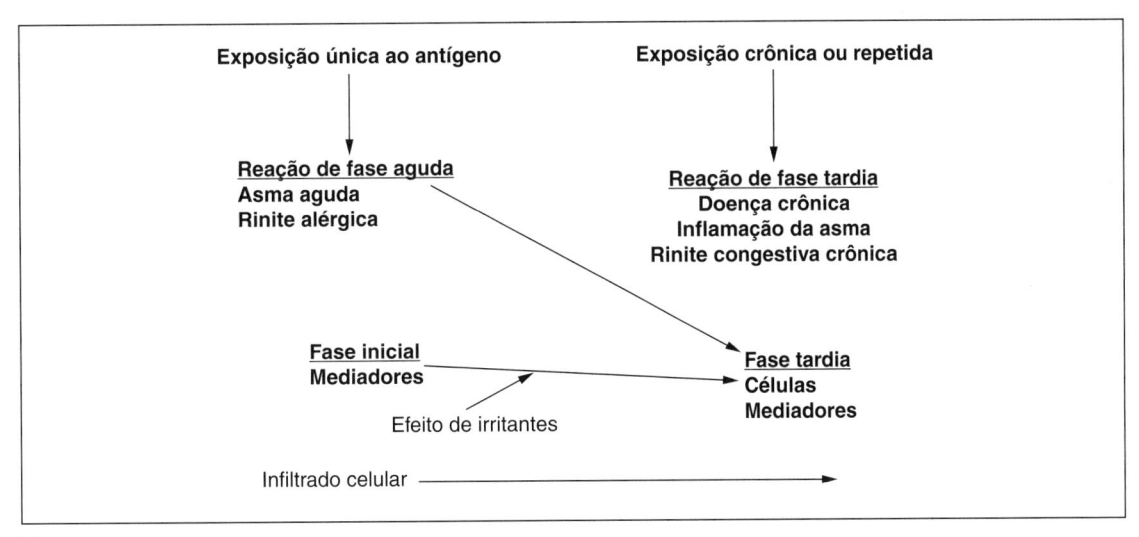

FIGURA 2.4
ESQUEMA DAS REAÇÕES ALÉRGICAS INICIAL E TARDIA.
Esta resposta está em um *continuum*. Uma única exposição do antígeno leva a uma resposta imediata que é mediada por histamina e outras substâncias vasoativas. A exposição repetida a um antígeno resulta em um infiltrado eosinofílico. A resposta tardia também pode ser causada pelas propriedades inatas do antígeno.

TIPO II

Esta é uma forma comum de lesão alérgica com diversas apresentações.

Mecanismo

Esta é uma reação mediada por IgG. Em comparação com a reação do Tipo I, ela é direta. Há uma reação imune contra o componente de uma célula normal.

Exemplos

- Incompatibilidade de grupo sanguíneo
  - A IgG é direcionada contra o grupo ABO. Isto resulta na destruição dos eritrócitos incompatíveis
- Síndrome de Goodpasture
  - A IgG direcionada contra a membrana basal origina doença renal e pulmonar
- Pênfigo
  - A IgG é direcionada contra vários componentes cutâneos, originando as lesões bolhosas
- Penfigóide bolhoso
- Doença de Graves
  - O anticorpo funciona de uma maneira similar ao TSH
- Púrpura trombocitopênica imune
  - Os anticorpos estão presentes contra as plaquetas
- Miastenia grave
  - Os anticorpos IgG estão presentes contra o receptor da acetilcolina

TIPO IIA

Apresentação Clínica

Um menino de 8 anos de idade se apresenta com uma erupção facial macular eritematosa.

Ele fez uma caminhada com sua família e usou filtro solar. A erupção distribuía-se em sua face e pescoço, formando o V de sua camisa. Ele apresentava lesões similares nas pernas, que paravam na linha de sua bermuda. Sua reação é uma dermatite fotossensível na qual existe uma reação de IgG contra o colágeno que foi alterado pela ação combinada da luz solar e a presença do ácido paraminobenzóico.

Mecanismo

Esta reação é uma modificação do Tipo II em que há uma resposta imune contra uma superfície celular alterada.

Esta reação baseia-se na formação de imunocomplexos com a vasculite resultante. Um antígeno estimula a produção de IgE com liberação de histamina; este mediador abre as junções endoteliais. O antígeno permanece em excesso e produz complexos solúveis com IgG, os quais se depositam no espaço subendotelial. O complemento é ativado, estabelecendo-se a lesão vascular (Figura 2.5).

Exemplos

- Hepatite
  - Alvo: MHC no hepatócito

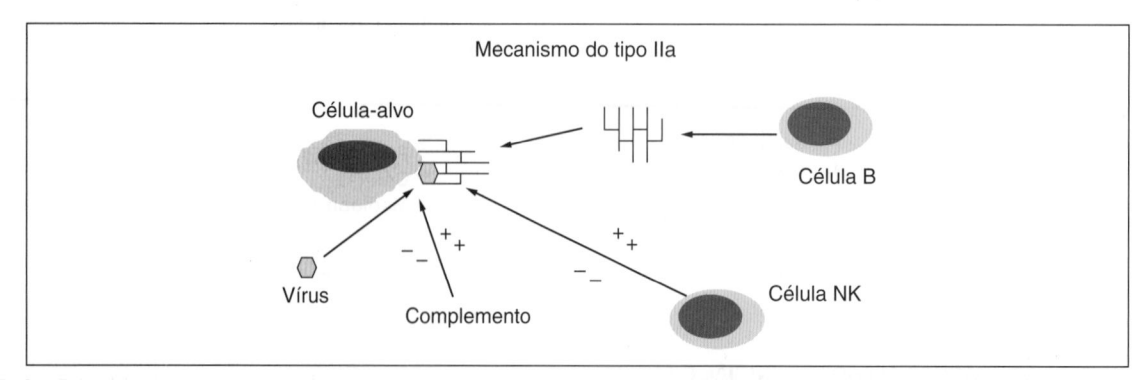

FIGURA 2.5
REAÇÃO DO TIPO IIA.
O MHC na superfície celular é alterado por um vírus. Os macrófagos são ativados e iniciam uma resposta imunológica destrutiva.

- Dermatite fotossensível
  - Alvo: colágeno cutâneo

TIPO III

Esta é uma reação de imunocomplexo mediada por IgG. Os imunocomplexos se formam na presença de excesso de antígeno, permanecendo solúveis em lugar de formar uma rede insolúvel. Estes complexos solúveis são grandes e não provocam dano neste estágio. Na próxima fase existe produção de IgE e liberação de histamina. A histamina aumenta o intervalo entre as células endoteliais, permitindo que grandes complexos se depositem no espaço subendotelial. O complemento é ativado, liberando C3a e C5a. Estes componentes do complemento atraem as células polimorfonucleares para o espaço subendotelial nos vasos sanguíneos. Este influxo resulta em vasculite (Figura 2.6).

Exemplos

Pneumonite por Hipersensibilidade

Nesta condição existe uma reação pulmonar para um agente inalatório. A resposta é mediada por IgG e resulta em uma resposta de imunocomplexo no espaço vascular e perivascular dos pulmões. Os antígenos que originam esta resposta incluem os seguintes:

- Esporos de mofo, por exemplo, actinomicetos termofílicos
- Insetos, como a broca dos grãos
- Compostos industriais que incluem cátions bivalentes
- Serragem, principalmente de cedro e sequóia
- Dejetos de pombo

Apresentação Clínica

O início dos sintomas comumente ocorre dentro de 4-6 horas da exposição.

Aguda

- Doença semelhante à gripe
- Febre (pode chegar a 40ºC)
- Tosse
- A dispnéia é, com freqüência, uma característica presente
- Doença semelhante à gripe
- Lesões pulmonares infiltrativas

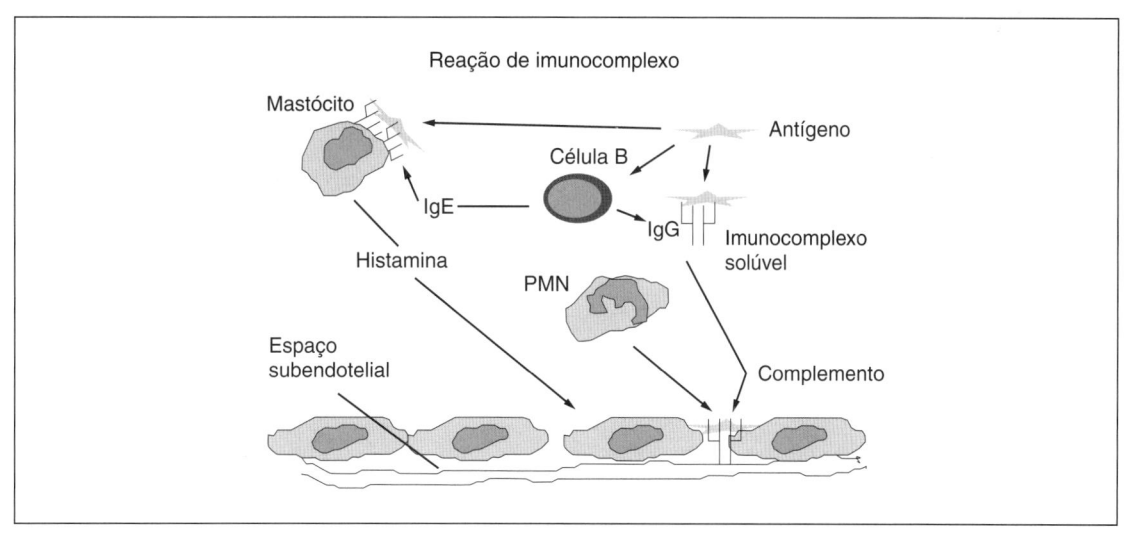

FIGURA 2.6
MECANISMO DE REAÇÃO DO TIPO III.
Esta reação baseia-se na formação do imunocomlplexo com a resultante vasculite. Um antígeno estimula a produção de IgE com liberação de histamina; este mediador abre as junções endoteliais. O antígeno permanece em excesso e produz complexos solúveis com a IgG, que se depositam no espaço subendotelial. O complemento é ativado e se estabelece a lesão vascular.

Crônica

- Esta forma apresenta um início muito mais insidioso
- Os pacientes podem se apresentar com dispnéia progressiva
- Com freqüência, a febre baixa é um aspecto marcante
- A doença crônica pode levar à fibrose
- Na forma mais crônica, os pacientes não são reconhecidos até que a doença tenha progredido para uma doença pulmonar em estágio terminal

Diagnóstico

Anticorpos IgG específicos circulantes

- Actinomicetos termofílicos
- Poeira de grãos
- Dejetos de pombo
- Doença do soro

Outras causas

- Doença auto-imune
- Doença celíaca

TIPO IV

Esta reação é a conseqüência da interação entre células T e macrófagos. Não são envolvidos os anticorpos. Pode haver morte direta do organismo pelos macrófagos ou células T NK. Estas são reações crônicas que, com freqüência, resultam em formação de granuloma, como é notado na tuberculose ou na sarcoidose. O granuloma da sarcoidose é, na realidade, formado a partir de uma célula T central circundada por macrófagos epilelializados.

Exemplos

- Dermatite de contato
- Hera venenosa
- Infecções
  - Tuberculose
  - *Listeria monocytogenes*
- Sarcoidose

Leitura Sugerida

Blumenthal MN (2004). New thoughts regarding the genetics of atopy. *Am J Respir Crit Care Med* **169**(5): 555-6.

Bochner, B. S. and R. P. Schleimer (2001). Mast cells, basophils, and eosinophils: distinct but overlap-ping pathways for recruitment. *Immunol Rev* **179**: 5-15.

Kassel, O. and A. C. Cato (2002). Mast cells as targets for glucocorticoids in the treatment of allergic disorders. *Ernst Schering Res Found Workshop* (40): 153-76.

Pawankar, R. (2001). Mast cells as orchestrators of the allergic reaction: the IgE-IgE receptor mast cell net-work. *Curr Opin Allergy Clin Immunol* **1**(1): 3-6.

Piliponsky, A. M., G. J. Gleich, *et al.* (2002). Effects of eosinophils on mast cells: a new pathway for the perpetuation of allergic inflammation. *Mol Immunol* **38**(16-18): 1369.

Robbie-Ryan, M. and M. Brown (2002). The role of mast cells in allergy and autoimmunity. *Curr Opin Immunol* **14**(6): 728-33.

Taylor, M. L. and D. D. Metcalfe (2001). Mast cells in allergy and host defense. *Allergy Asthma Proc* **22**(3): 115-9.

Tokura, Y., M. Rocken, *et al.* (2001). What are the most promising strategies for the therapeutic immunomodulation of allergic diseases? *Exp Dermatol* **10**(2): 128-37; discussion 138–40.

Venarske D. deShazo RD (2003). Molecular mechanisms of allergic disease. *South Med J* **96**(11): 1049-54.

Yi, E. S. (2002). Hypersensitivity pneumonitis. *Crit Rev Clin Lab Sci* **39**(6): 581-629.

CAPÍTULO 3

UM NOVO PARADIGMA – A HIPÓTESE DA HIGIENE

FUNDAMENTOS

Foi notado um aumento na asma e nas alergias nos Estados Unidos e existem diversas teorias para explicar este fenômeno. O atual paradigma sobre o desenvolvimento da asma como um fenômeno linear não parece explicar dados mais recentes sobre o surgimento da asma e alergias. Estes dados sugeriram um novo conceito, baseado na maturação imune, que foi denominado de "a hipótese da higiene". Este repensamento da fisiopatologia da asma levou a um conceito de que a asma começa na infância, independente de quando os sintomas possam ter se manifestado.

NOVOS CONCEITOS DO DESENVOLVIMENTO DA CÉLULA T

Este conceito é mostrado na Figura 3.1. Uma célula T auxiliadora não-comprometida ou uma célula Th0 amadurece sob a influência de fatores genéticos, muitos dos quais não foram determinados. Os agentes ambientais modulam ainda mais esta maturação. A exposição a antígenos bacterianos, virais e a outros antígenos direciona esta célula para amadurecer em uma célula Th1. Estas células Th1 são definidas pela produção de citocinas, que estimulam as células B a produzir as imunoglobulinas de defesa: IgG, IgM e IgA. Estas citocinas-chave são a interleucina 2 (IL2), o fator de necrose tumoral e o interferon gama.

Sob outras condições, que não foram completamente definidas, o estímulo é para que a célula Th0 amadureça em uma célula Th2. A presença do antígeno e da IL4 é um mecanismo descrito que estimulará o desenvolvimento nesta direção. As características desta população de células são a produção de um conjunto de citocinas (IL4, IL5 e IL13) que direcionam as células B para a produção de IgE. Atualmente existe um número limitado de marcadores de superfície que diferenciam uma célula Th1 de uma Th2. Um aspecto essencial da hipótese da higiene é o conceito de que os neonatos apresentam uma preponderância de células Th2. De acordo com esta teoria, é a exposição aos antígenos depois do parto que direciona o desenvolvimento no sentido de Th1. Existe um papel para o estímulo genético, mas o mecanismo é desconhecido. Vários locos de genes possuem uma forte ligação com a produção de IgE, contudo, o mecanismo pelo qual eles influenciam a mudança clonal não está totalmente delineado (Figura 3.1).

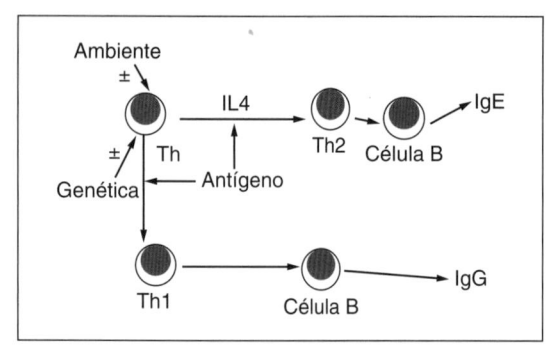

FIGURA 3.1
VIA PROPOSTA DE DESENVOLVIMENTO DAS CÉLULAS T AUXILIADORAS (Th) EM CÉLULAS Th1 OU Th2.
O desenvolvimento é influenciado pela genética e pelo ambiente, conforme discutido no texto.

APLICAÇÃO DA HIPÓTESE DA HIGIENE

Desenvolvimento de Asma e Alergia

A Figura 3.2 compara o atual conceito da gênese da asma (ramo esquerdo) com a construção da hipótese da higiene mais moderna (ramo da direita). Um conceito central para o novo paradigma é um ideal teórico do desenvolvimento imune no neonato. Este se baseia em populações de células T teóricas que foram identificadas em camundongos e deduzidas a partir de seu perfil de citocinas (Figura 3.2).

A via básica do desenvolvimento da asma é idêntica para ambas as hipóteses e é mostrada no centro da Figura 3.2. Isto depende de uma predisposição genética para a doença, que é, por fim, o motivo para o desenvolvimento da asma e das alergias. A fisiopatologia-padrão está à esquerda. Esta via pressupõe que há uma predisposição genética que é ativada pela exposição precoce aos alérgenos e pelas infecções virais.

Via Tradicional

Adaptar este conceito na hipótese de Th1-Th2 sugere que a exposição precoce aos antígenos, como a baratas e aos ácaros da poeira domiciliar, bloqueia a transição das células Th2 para Th1, permitindo o desenvolvimento da IgE e aumentando o risco de alergias e asma. Existem riscos bem documentados da exposição precoce a baratas e aos ácaros domiciliares, sendo que alguns estudos mostraram riscos tão elevados quanto 6 vezes para a exposição ao ácaro da poeira. Existem dados para indicar que a exposição precoce a esporos de mofo e a baratas também constituem fatores de risco significativo para o desenvolvimento da asma.

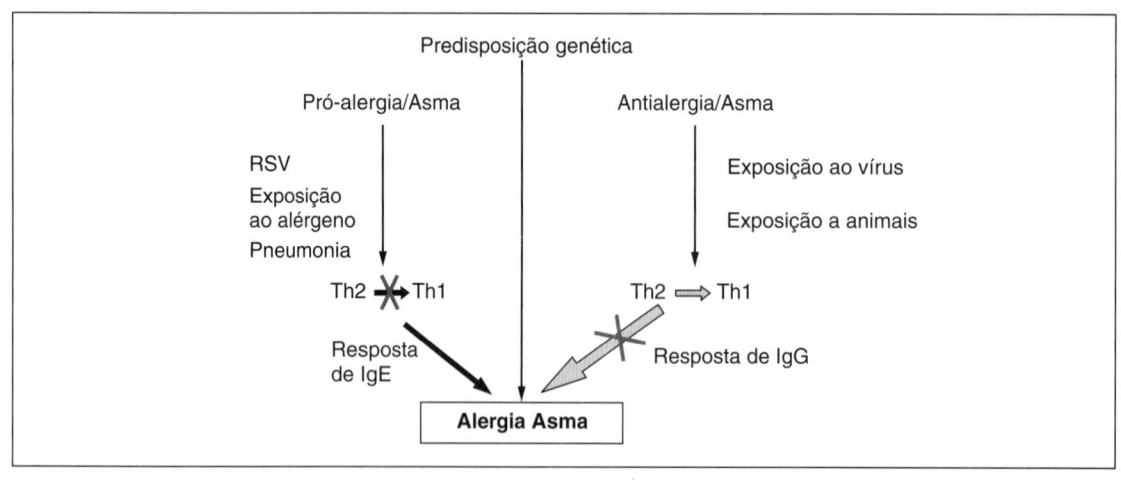

FIGURA 3.2
TEORIAS TRADICIONAL (RAMO ESQUERDO) E DA HIGIENE (RAMO DIREITO) DO DESENVOLVIMENTO DE ALERGIAS E ASMA.
O conceito central desta hipótese é a transição das células T Th2 para Th1. A predisposição genética fundamenta o desenvolvimento da atopia. A via à esquerda mostra os efeitos pró-atópicos das infecções e alérgenos. Este conceito tradicional promove o desenvolvimento da alergia, possivelmente por inibir o desenvolvimento de Th2 para Th1. O lado direito da figura mostra os aspectos antialergia da infecção e exposição a animais, que promovem a transição das células Th2 para Th1.

Outro fator de risco precoce é a pneumonia. Crianças que tiveram pneumonia com menos de 3 anos de idade apresentam um risco de 3,3 vezes maior de desenvolver asma em torno de 6 anos, bem como um risco 2,8 vezes maior em torno dos 11 anos. Mesmo no caso da infecção do trato respiratório inferior sem pneumonia no mesmo grupo de crianças, houve um risco 2,4 vezes maior de asma aos 6 anos de idade, e 1,6 vez maior com 11 anos. Presumivelmente, esta infecção deveu-se ao vírus sincicial respiratório (RSV). Existe uma grande massa de literatura que demonstra a associação do RSV na fase de lactente com o surgimento de asma em uma fase mais avançada na vida. Outros vírus inflamatórios pulmonares podem causar efeitos similares, como o adenovírus ou o parainfluenza.

Provavelmente existe um risco aumentado de apresentar asma entre pacientes portadores de alergias. Os alelos genéticos que têm uma ligação muito forte com a asma também apresentam uma associação com o desenvolvimento de alergias. Estudos mostraram que a presença da rinite alérgica está associada a um risco aumentado de desenvolver asma, que se correlaciona com a gravidade da rinite. Também há um risco aumentado para as crianças com dermatite atópica.

Desenvolvimento Simultâneo à Hipótese da Higiene

O ramo do desenvolvimento que é mostrado à direita, na Figura 3.2, leva a uma visão oposta àquela representada na hipótese da higiene. A base desta teoria é que a exposição precoce aos antígenos, como pêlos de gato e cão e aos antígenos de insetos, aumenta a transição dos linfócitos do tipo Th2 para o tipo Th1, reduzindo a emergência das alergias. A exposição viral e bacteriana precoce também aumenta a população de célula Th1, diminuindo o risco de desenvolvimento das diáteses alérgicas. Desta maneira, há um desvio no sentido da produção de IgG em lugar de IgE.

COMENTÁRIOS SOBRE A CONTROVÉRSIA DA HIPÓTESE DA HIGIENE

Causas de Aumento da Alergia

Atualmente consideram-se vários novos fatores de risco desde o início da infância para o desenvolvimento de asma e alergia.

- Estilo de vida
- SES
- Exposição ao alérgeno
- Estatura dos parentes
- Infecções na primeira infância
- Dieta
- Ambiente de fazenda

CONCEITOS FUNDAMENTAIS DA HIPÓTESE DA HIGIENE

Esta hipótese apontou a necessidade para o novo pensamento sobre o surgimento de alergias e asma. A raiz desta teoria é o equilíbrio das células Th1 e Th2, porém, estas células são definidas por meio de critérios secundários, isto é, as citocinas que são encontradas no plasma. Isto dificulta a obtenção de evidência direta, sendo que a maioria dos estudos que sustentam este conceito fundamenta-se em estatísticas populacionais em lugar de fazê-lo na imunologia. Um problema em muitos dos estudos é que eles se fundamentam na recuperação de dados obtidos por questionário. As condições que foram ligadas a uma redução no desenvolvimento de alergias e asma são:

- Exposição precoce a alérgenos, principalmente de animais
- Infecções virais precoces
- Vida em fazenda com exposição ao feno

Exposição a Animais

Existe uma grande massa de literatura voltada para a exposição precoce a animais. Por exemplo, um estudo da Suécia examinou um grande número ($n = 2.841$) de crianças e utilizou um questionário para determinar rinite alérgica, asma e teste alérgico positivo. Houve uma freqüência menor de rinite alérgica aos 7 anos de idade e de asma aos 12 anos. Houve uma incidência menor de teste alérgico positivo no grupo exposto a animais. Com a metodologia destes estudo, não se sabe se esta diferença está relacionada com a exposição relatada a animais no primeiro ano de vida ou a outros fatores. Em muitos dos estudos que exploram este tema, não há confirmação independente do diagnóstico de rinite alérgica ou asma. Os dados são coletados por questionários de lembrança, preenchidos, com freqüência, sem auxílio. Os estudos advêm, com freqüência, de países escandinavos e da Alemanha, com uma população mais homogênea, o que pode implicar em um mecanismo diferente. Da mesma forma, os fatores genéticos provavelmente desempenham um importante papel nas diferentes apresentações e são de difícil abordagem.

Os dados a partir deste grupo de estudos indicam uma necessidade de cautela na interpretação. Existem alguns estudos recentes que pesquisam as citocinas séricas e mostram um pequeno aumento nas células do tipo Th1, conforme deduzido pelas citocinas plasmáticas.

Há necessidade de mais dados para se avaliar a causalidade ou mostrar uma relação entre a exposição precoce a animais e a prevenção da atopia. No momento, não parece haver evidência suficientemente forte para aconselhar os pais a exporem crianças jovens a animais na expectativa de que isto venha a proteger contra o desenvolvimento de alergias ou asma.

Animais de Fazenda e Endotoxina

Existe uma massa de dados que indica que crianças expostas precocemente a animais de celeiro apresentam uma incidência menor de alergias ou asma. Estes também são, em sua maioria, estudos por questionário de lembranças, mas existem nítidas associações em alguns destes estudos que indicam que filhos de fazendeiros expostos precocemente à endotoxina e a animais de fazenda mostraram freqüências reduzidas de alergias e asma. A endotoxina é um lipopolissacarídio que deriva de bactérias, em sua maioria gram-positivas, e constitui uma causa potente de choque nas infecções por estes organismos. Mais uma vez, estes dados se baseiam na população e mostram uma relação temporal. Eles não demonstram, necessariamente, a causalidade.

Dados oriundos da Suécia, entre uma comunidade de fazendeiros, onde foram usados poucos antibióticos – as crianças não eram vacinadas rotineiramente e apresentavam uma dieta rica em conteúdo de lactobacilos – sugerem que há menor incidência de rinite alérgica, asma e consultas hospitalares agudas. Devemos ser cautelosos ao tirar conclusões dedutivas a partir destes estudos. Os dados nestes estudos são auto-relatados, sendo que a metodologia do estudo não indica, de forma clara, que a prevenção de antibióticos seja a causa. Evitar a vacinação é potencialmente perigoso, sendo que haveria a necessidade de dados mais vigorosos para empreender esta etapa. As doenças que são rotineiramente vacinadas – sarampo, caxumba, coqueluche, difteria e tétano – comportam elevadas morbidade e mortalidade que superam os problemas da alergia.

Infecção Precoce

Inúmeros pesquisadores abordaram a questão das infecções precoces e proteção contra o desenvolvimento de alergias. Muitos se fundamentam em informações de questionários. Uma pesquisa escolar sugeriu que houve um aumento significativo no risco de desenvolver asma quando os antibióticos foram empregados no primeiro ano, sendo que o risco aumentou com as múltiplas séries. Quando os antibióticos foram administrados mais tarde, não houve aumento no risco de asma. Estes dados mostram uma associação entre o uso de antibiótico e a asma; eles não demonstram uma relação causal. A associação entre infecções e alergias e asma foi fortalecida por dados de Martinez *et al.* que mostraram que um número mais elevado de irmãos mais velhos conferia um efeito protetor contra o desenvolvimento de alergias e asma. O mesmo fenômeno foi percebido em crianças que entravam para a creche. Aqueles que tinham menos de 6 meses de idade exibiam sibilância precoce que melhorou depois de 5 anos de idade, enquanto que aqueles que entraram na creche mais tardiamente desenvolveram sibilos persistentes. Estes dados suportam a complexa natureza do desenvolvimento das alergias e asma.

Endotoxina

A endotoxina é um produto da parede celular de bactérias. O principal componente é o lipopolissacarídio, que demonstrou propriedades para estimular as células T e induzir a proliferação celular. Este também é o componente bacteriano que é responsável pelo desenvolvimento do choque na sepse gram-negativa. Dados de comunidades rurais indicam que existe um aumento no interferon gama entre crianças expostas precocemente a altos níveis de endotoxina na poeira. Existem outros grupos de dados que indicam que há um aumento na asma com a exposição à poeira carregada de endotoxina. A implicação é que a resposta de um lactente aos alérgenos e a imunoestimulantes depende de inúmeros fatores, inclusive a genética e o momento da exposição.

Proteção pelo Leite Materno

Existem estudos que sugerem um efeito protetor do leite materno na redução da freqüência de alergias e asma.

Os lactentes com propensão genética para a alergia mostraram expressão reduzida de alergias quando aleitados ao seio por mais de 3 meses, tendo sido os alimentos sólidos introduzidos mais adiante. Existem outros estudos similares, com proporções de disparidade modestas, sugerindo um efeito protetor.

Uma dificuldade com a realização dos estudos sobre o aleitamento materno e alergias é que é muito difícil, quando não impossível, fazer o aleitamento ao seio exclusivo. O motivo é que pequenas quantidades de alimentos na dieta da mãe atravessam para o leite materno, expondo o neonato a doses de antígenos potencialmente sensibilizadoras. Teoricamente, é possível que o lactente venha a ficar sensibilizado, em lugar de ser protegido pelo leite materno.

Em uma tentativa de abordar estes problemas, foi estudado o efeito da alimentação com fórmula hidrolisada. O leite de vaca e os ovos não foram fornecidos durante o primeiro ano. Pareceu existir um efeito duradouro na redução das alergias que se correlacionou com o grau em que a fórmula foi hidrolisada, com o efeito máximo observado com a hidrólise completa da fórmula.

Estação do Nascimento

A estação do ano em que uma criança nasce afeta o risco de desenvolver alergias? Um grupo de pesquisadores suecos examinou esta questão. Seus dados oriundos de 200 crianças sugeriram que nascer na primavera na Suécia reduziu o risco de rinoconjuntivite alérgica e uma triagem específica para a IgE específica. Por outro lado, nascer no inverno aumentou o risco de ter alergias e asma. Embora existam muitos fatores que possam contribuir para este padrão, é possível que as crianças nascidas no inverno tenham maior exposição ao antígeno por ficarem em ambientes fechados.

Achados no Sangue de Cordão

O sangue de cordão de mães atópicas foi estudado *in vitro*. Quando cultivadas sob as condições apropriadas, as células T se desenvolveram em clones de células T semelhantes a Th2 que produziam IL4 e IL5. Não houve correlação preditiva percebida para o desenvolvimento destes clones. Outro grupo de estudos também demonstrou que não houve correlação entre a produção de IL12 pelas células mononucleares do sangue de cordão e a subseqüente atopia. Ocorreu produção aumentada de IL12 para proteínas específicas, como o antígeno de gato, nestes estudos, contudo, este achado não teve um valor preditivo.

Pesquisadores mostraram que existem níveis de células CD4+ mais elevados no sangue de cordão em crianças nascidas de mães atópicas. Estudos funcionais sugerem que pode haver maturação tardia da célula T.

A partir destes estudos, parece que existem alguns padrões preditivos no sangue de cordão. Há necessidade de mais pesquisas para delinear as alterações iniciais na resposta imune do neonato, alterações estas que podem predizer o subseqüente desenvolvimento de alergias. Como nem a IgE, nem a IgA cruzam a placenta, os níveis de IgA no sangue de cordão têm sido utilizados como um marcador para excluir a contaminação do sangue fetal pelo materno no momento da separação placentária. Há algum debate em relação ao nível de IgA aceitável. Os níveis de IgE no sangue de cordão predizem urticária perante o alimento.

Resultado da Sibilância

A partir de um grande grupo de dados, Martinez *et al.* determinaram que existem dois grupos de crianças com menos de 6 anos de idade que se apresentam com sibilância. Quase metade não mais exibirão problemas depois daquela idade, enquanto que a outra metade continuará com os sintomas e episódios agudos de asma. O grupo que prossegue com os problemas exibe uma história familiar de asma e alergias, bem como demonstra evidência de atopia através da história. Estas características também são encontradas nas crianças que somente começam a apresentar os sintomas de sibilância depois de 6 anos de idade, mas, em seguida, continuam com episódios freqüentes de asma na vida adulta.

Um estudo que durou bastante tempo, na Austrália, companhou asmáticos durante 30 anos. Surgiram dois grupos de pacientes. Acreditava-se que aqueles cujos sintomas se resolveram tinham tido uma resposta inflamatória pulmonar prolongada às infecções virais e que eram semelhantes às crianças descritas por Martinez, que melhoraram em torno de 6 anos de idade. Aqueles com asma pareceram permanecer idênticos desde sua apresentação inicial. Aqueles com uma apresentação inicial grave continuaram a ter asma grave durante todo o curso do estudo. Por outro lado, os asmáticos brandos permaneceram brandos durante todo o curso do estudo. Estes dados pesam a favor de uma forte influência genética sobre os fatores ambientais.

CONSIDERAÇÃO DA PREDIÇÃO DA DOENÇA GRAVE

Outra consideração prática é o risco de um resultado grave para a asma. Ocorreram diversas tentativas de categorizar os pacientes em risco para um resultado ruim. Sob o ponto de vista clínico, ter critérios confiáveis para antecipar o paciente que exibe a probabilidade de ter um episódio de asma grave pode melhorar o controle destes pacientes. Existem alguns preditores que são úteis para um médico.

Examinar minuciosamente os vários perfis dos fatores de risco para um resultado ruim para a asma revela situações comuns que colocam o paciente em risco.

Quantidade de Medicamentos

Quanto mais medicamentos são necessários para o controle, maior será o risco de um episódio grave.

Demonstrou-se que um paciente que está recebendo mais de 3 grupos de medicamentos para asma tem um aumento nos episódios graves de asma.

Complacência

Foram consideradas duas formas de complacência. O paciente que não toma a medicação conforme a prescrição está em risco. O outro exemplo de má complacência é a falha em manter as consultas agendadas. O médico deve considerar estes como sinais de advertência de um paciente que se encontra em grave risco de morbidade e mortalidade. O conhecimento da medicação e as opções de autotratamento do paciente devem ser avaliados à cada consulta. Os pacientes nesta categoria devem ser lembrados das consultas através de vários meios e pelos serviços sociais envolvidos, quando possível.

Autotratamento

Nas doenças crônicas como a asma, que podem ter freqüentes episódios com risco de vida, quanto mais o paciente compreende os conceitos do autotratamento da doença, melhor é o resultado. Na asma, o resultado melhorado para um episódio agudo correlaciona-se com a velocidade com que um paciente recebe um broncodilatador. Demonstrou-se que ensinar o autotratamento da asma para o paciente é um procedimento simples que produz redução significativa nos episódios graves e hospitalizações.

Fatores de Alto Risco

Uso do Fumo

Algumas estimativas colocam o uso do tabaco como responsável por um terço de todas as doenças passíveis de prevenção. O fumo ativo e passivo de cigarros aumenta a gravidade da doença pulmonar e agrava as patologias das vias aéreas superiores, como a sinusite. Muitos estudos mostraram que o fumo é um fator de risco importante na asma. Fumar maconha pode, na realidade, causar efeitos mais graves, pois a fumaça não é filtrada e, com freqüência, fica retida nos pulmões por mais tempo.

Exposição Crônica aos Antígenos

Grandes estudos populacionais, como o *National Cooperative Inner-City Asthma Study*, mostraram o nítido aumento na gravidade da asma entre pacientes cronicamente expostos aos antígenos, inclusive mofo e baratas. Ter animais peludos também aparece como um fator de risco.

CONCLUSÕES

O atual estado da hipótese da higiene é um indicador da complexidade do desenvolvimento das alergias e asma. É improvável que a fisiopatologia destas afecções se restrinja a um único conceito. Atualmente, existem dados diametralmente opostos que indicam que a exposição precoce ao pêlo de animais pode reduzir ou aumentar a incidência de asma e alergias. É provável que ambos estejam corretos e dependam das circunstâncias que ainda precisam ser definidas. Os conceitos atuais podem ser considerados como carga de antígeno alta ou baixa.

Teoria do Antígeno Alto

Esta pressupõe que a exposição precoce a antígenos potentes, como os pêlos de gato, aumenta o risco para desenvolver alergias e asma. Perante esta teoria, aconselharíamos um paciente a

Evitar os animais
Remover os antígenos
Minimizar as infecções virais precoces
Usar precocemente os medicamentos

Teoria do Antígeno Baixo

Esta teoria sustenta o conceito de que a exposição precoce a alérgenos move a resposta imune para longe de uma resposta alérgica do tipo Th2 no sentido da Th1, com base na mudança de classe de IgG. Por esta teoria, é melhor:

Ter mais animais de estimação quando a criança é jovem
Crianças devem ter a oportunidade de ser expostas a animais de fazenda e à endotoxina no início de sua vida
Não dar antibióticos
Não administrar vacinações
As grandes famílias são preferíveis porque, talvez, a presença de muitas crianças aumente o risco de infecção
As infecções precoces das vias aéreas são protetoras

Leitura Sugerida

Chan-Yeung, M., L. X. Zhan, et al. (2002). The prevalence of asthma and asthma-like symptoms among adults in rural Beijing, China. *Eur Respir J* **19**(5): 853-8.

Chu, H. W., J. M. Honour, et al. (2003). Effects of respiratory Mycoplasma pneumoniae infection on allergen-induced bronchial hyperresponsiveness and lung inflammation in mice. *Infect Immun* **71**(3): 1520-6.

Flohr, C. (2003). Dirt, worms and atopic dermatitis. *Br J Dermatol* **148**(5): 871-7.

Holla, A. D., S. R. Roy, et al. (2002). Endotoxin, atopy and asthma. *Curr Opin Allergy Clin Immunol* **2**(2): 141-5.

Kemp, A. and B. Bjorksten (2003). Immune deviation and the hygiene hypothesis: a review of the epidemiological evidence. *Pediatr Allergy Immunol* **14**(2): 74-80.

Liu, A. H. and J. R. Murphy (2003). Hygiene hypothesis: fact or fiction? *J Allergy Clin Immunol* **111**(3): 471-8.

Offit, P. A. and C. J. Hackett (2003). Addressing parents' concerns: do vaccines cause allergic or autoimmune diseases? *Pediatrics* **111**(3): 653-9.

Sheikh, A., L. Smeeth, et al. (2003). There is no evidence of an inverse relationship between Th2-mediated atopy and Th1-mediated autoimmune disorders: lack of support for the hygiene hypothesis [comment]. *J Allergy Clin Immunol* **111**(1): 131-5.

von Mutius, E. (2001). Infection: friend or foe in the development of atopy and asthma? The epidemiological evidence [comment]. Eur Respir J **18**(5): 872-81.

CAPÍTULO 4

DERMATITE ATÓPICA

GERAL

Existe uma sobreposição no uso do termo dermatite atópica (AD) e eczema, sendo que nenhuma condição é definida com clareza. Provavelmente é mais útil considerar o eczema como uma forma de dermatite atópica. Ambas as patologias constituem uma resposta da pele a estímulos irritativos de diversos tipos. O resultado desta estimulação é uma resposta cutânea inflamatória, que resulta em ressecamento da pele e hiperceratose. Os outros aspectos englobam o eritema e a vesiculação, que acontecem de forma aguda. A AD é definida como uma forma de eczema herdada, crônica, recorrente e pruriginosa. Com freqüência, existe uma associação a outras doenças alérgicas, como a rinite alérgica e a asma. A patologia é incomum pelo fato de que o prurido é a etiologia das lesões, e não seu resultado. Muitas das lesões cutâneas acontecem a partir do trauma repetido na forma de arranhadura.

PATOLOGIA TÍPICA DA DERMATITE ATÓPICA

Aguda

Nas lesões agudas observam-se alterações mínimas, em sua maioria formadas por edema intercelular da epiderme e edema intracelular. Um infiltrado linfocítico escasso pode ser notado na epiderme. As alterações mais acentuadas são percebidas na derme, com um infiltrado perivenular, consistindo em linfócitos e monócitos. Eosinófilos, basófilos e neutrófilos são escassos.

Crônica

Na AD crônica existe um infiltrado linfocitário mais proeminente na derme.

De modo predominante, estas células são as células T CD3, CD4 e CD45RO (de memória). Elas são ativadas conforme medidas pela expressão dos antígenos de superfície CD25 e HLA-DR. As células T que se infiltram nas lesões cutâneas atópicas expressam altos níveis de antígeno linfocítico cutâneo (CLA) na pele, um ligante para a molécula de adesão vascular, a selectina E. A pele com AD crônica demonstra lesões liquenificadas com hiperceratose proeminente. Além disso, existem quantidades aumentadas de células de Langerhans epidérmicas e infiltração por monócitos e macrófagos. Os mastócitos são encontrados em vários estágios de desintegração. As células endoteliais vasculares dentro das lesões expressam altos níveis de molécula de adesão, selectina E, bem como a molécula 1 de adesão de célula vascular (VCAM-1). A migração destas células inflamatórias é, provavelmente, mediada pelos altos níveis dos mediadores citocinas, IL 1 e TNF-α.

FISIOPATOLOGIA

Um estímulo irritativo é o evento deflagrador na dermatite atópica. Ele pode ser a exposição a um alérgeno, uma substância química ou metal pesado, mas quase todos os estímulos podem disparar uma resposta em um indivíduo sensível. Mais de 80% dos pacientes com dermatite atópica apresentam IgE elevada no soro ou testes de alergia *in vivo* positivos, havendo evidência que sugira uma relação etiológica entre a IgE sérica ou testes alérgicos cutâneos positivos e a dermatite atópica.

Alterações Imunes

A IgE se mostra aumentada no soro e há um aumento nas citocinas pró-alérgicas (IL4, IL5, IL10). Existe um aumento na expressão do RNAm para IL4 e IL5, indicando que os genes para estes mediadores estão ativados. Há uma redução nas citocinas que diminuem a produção de IgE (IL2, IFN-γ). A resposta cutânea de hipersensibilidade retardada mostra-se reduzida. Existe uma resposta que é mediada por células T. O pico da reação é notado 48-72 horas depois da aplicação do antígeno na pele. Os eosinófilos parecem desempenhar um papel maior nas lesões crônicas que nas agudas e são mais proeminentes nas lesões crônicas. Um produto citotóxico importante dos eosinófilos para a proteína básica maior é depositado, principalmente, nas áreas afetadas em comparação com a pele sadia. Um segundo produto, a proteína catiônica do eosinófilo, mostra-se elevada no soro de pacientes com AD, sendo que os níveis se correlacionam com a gravidade da doença. Há um desequilíbrio dos subtipos de linfócitos, com um infiltrado que é predominantemente de células T CD3+4+ (tipo auxiliadora) com poucas células CD3+8+ (tipo supressora).

A situação não é claramente um reflexo de excesso de citocinas Th2 (pró-alérgicas), já que pacientes com lesões crônicas apresentaram quantidades aumentadas de células positivas para o RNAm da IL12 em comparação com a pele aguda e sadia. A IL12 é um potente indutor da síntese de IFN-γ, que é uma citocina primordial na supressão da produção de IgE.

Foram notadas semelhanças na inflamação alérgica da asma e da AD. Há infiltração local de células semelhantes às Th2 em resposta aos alérgenos, desenvolvimento de IgE específica para os alérgenos, um processo inflamatório crônico e a hiper-reatividade órgão-específica. O recrutamento de eosinófilo é central em ambos os processos. Ademais, as células de Langerhans epidérmicas na pele com AD expressam IgE em sua superfície. Estas células são muito mais eficientes que as células de Langerhans IgE negativas na apresentação do alérgeno para as células T. As células de Langerhans de indivíduos atópicos possuem uma expressão muito maior de receptor de IgE.

A função efetora da célula T na AD está intimamente ligada à capacidade de expressar o CLA. Onde os pacientes exibem AD induzida por leite, existem níveis muito mais elevados de CLA para caseína que para outros antígenos, demonstrando o papel destas células. Outros estudos indicam que as reações cutâneas aos antígenos, como os ácaros da poeira, são mediadas pela fração de expressão do CLA das células T. Além disso, estas células isoladas a partir de pacientes com AD, mas não de controles normais, mostraram evidência de ativação (expressão HLA-DR) e também produziram, espontaneamente, IL4, mas não IFN-γ.

Toxinas, como a toxina estafilocócica, podem induzir a expressão do CLA ao estimular a produção de IL2. Ademais, outras proteínas estafilocócicas, como a proteína A e a toxina α, podem participar na indução da inflamação local na AD ao liberar IFN-α a partir de ceratinócitos epidérmicos. As toxinas também estimulam um alto número de células T por meio da cadeia β do receptor da célula T, provocando a amplificação da resposta da célula T. A inflamação cutânea persistente poderia ser uma conseqüência da amplificação das vias da célula T.

Um fator importante no surgimento do eczema é o ciclo prurido-arranhadura. O trauma repetido dos ceratinócitos resulta na liberação das citocinas. As citocinas importantes que são liberadas incluem IL1 e TNF-α. Estas e citocinas similares são necessárias à indução das moléculas de adesão que atraem os eosinófilos e outras células inflamatórias para os sítios cutâneos. As células residentes e as células infiltrativas agravariam, então, o processo inflamatório.

ETIOLOGIA

Alimentos

Os pacientes com AD freqüentemente apresentam testes de provocação oral negativos com alimentos para um alérgeno suspeito, apesar dos testes positivos para alérgeno alimentar. O teste alérgico cutâneo para alimentos é um melhor preditor para reações negativas que positivas, de modo que a interpretação deve depender da história. Os alimentos deflagradores para a doença atópica cutânea clínica não podem ser previstos apenas ao se realizar os testes para alergia. Certas reações positivas devem ser correlacionadas com a história. Em um nível muito mais complexo, testes de provocações com alimentos controlados por placebo e duplo-cegos detectarão as reações clinicamente significativas ao alimento na AD. Usando estes testes, alguns estudos demonstraram que os alérgenos alimentares podem provocar exacerbações nos pacientes com AD. As lesões induzidas por uma provocação única usualmente são transitórias. Por outro lado, as provocações repetidas que são mais típicas da exposição da vida real podem resultar em lesões eczematosas. Na sustentação do papel do alimento na geração da AD, a eliminação dos alérgenos alimentares resulta em melhoria da doença cutânea.

Aeroalérgenos

Os alérgenos comuns transmitidos pelo ar, como os ácaros da poeira domiciliar, pêlos de animais e pólens, também podem iniciar e sustentar a AD. Anticorpos IgE alérgeno-específicos e células T alérgeno-específicas são encontrados nos pacientes com AD. A introdução intranasal e endobrônquica do ácaro da poeira domiciliar iniciará o eczema. Nestes pacientes, existe uma história de asma e rinite alérgica. Ademais, o contato cutâneo direto com os alérgenos inalatórios também pode resultar em erupções cutâneas eczematosas. A inalação ou contato com aeroalérgenos podem estar envolvidos como agentes deflagradores e promotores na patogenia da AD.

Agentes Microbianos

A infecção cutânea é muito comum na AD; em certo estudo, mais de 50% dos pacientes com AD exibiram cultura positiva para *Staphylococcus aureus* a partir de sua pele. Os organismos eram produtores de endotoxina, principalmente das enterotoxinas A e B e da toxina 1 da síndrome do choque tóxico. Os anticorpos IgE específicos estavam presentes e direcionados contra as toxinas estafilocócicas encontradas na pele. Leung *et al.* mostraram que as exotoxinas secretadas pelo *S. aureus* podem agir como superantígenos, o que poderia resultar em inflamação persistente ou em exacerbações da AD.

As infecções fúngicas da pele foram associadas a níveis de IgE específica elevados nos pacientes com AD. Os exemplos incluem a levedura lipofílica *Pityrosporum ovale*, e o dermatófito superficial *Pityphyton rubrum*. A terapia antifúngica leva à melhoria clínica destes pacientes.

Reações de Contato

A dermatite de contato exibe uma aparência semelhante a outras formas de AD crônica. Há uma resposta muito mais localizada e, em geral, ela fica confinada ao sítio de exposição.

Os sensibilizadores mais comuns para uma reação de contato são o níquel, parafenilenodiamina (PPDA), quaternário-15, neomicina, timerosal, formaldeído, aldeído cinâmico, etilenodiamina e dicromato de potássio. As fontes usuais são industriais ou cosméticas. Em geral, os sítios envolvidos são a face e as mãos, porém também ocorrem erupções generalizadas.

A alergia a níquel ocorre em freqüências de 10-15%, tornando-a a causa mais prevalente de dermatite de contato. O níquel está presente em diversos objetos como jóias, botões, zíperes, pulseiras, algumas peças de couro (para curtume) e óculos. A sensibilização por níquel pode acontecer como conseqüência da perfuração da orelha.

Os cosméticos constituem uma fonte importante de alérgenos que podem causar uma reação de contato. O PPDA é um pigmento que é utilizado em muitos corantes e tintas, sendo responsável por reações a corantes de cabelos. O quaternário-15 é um conservante que é encontrado em muitos cosméticos e produtos de higiene pessoal. Pacientes que reagem ao quaternário-15 também podem reagir ao formaldeído.

A sensibilização a medicamentos tópicos é comum, principalmente quando aplicados de forma repetida em pequenas doses. A sensibilização à neomicina geralmente ocorre no quadro clínico do tratamento de úlceras com medicamentos tópicos contendo timerosal (etilmercuriotiossalicilato sódico). Este é um conservante que pode estar presente em cosméticos ou em medicamentos tópicos, incluindo colírios, sendo uma causa comum para reações locais. Fragrâncias como o aldeído cinâmico e o álcool cinâmico são freqüentemente encontradas em perfumes, colutórios e dentifrícios.

A etilenodiamina é um componente solubilizante de muitos medicamentos e é empregada na indústria. O dicromato de potássio é uma exposição ocupacional importante e pode estar presente em uma grande variedade de materiais, incluindo metais cromados, couros curtidos e materiais utilizados na indústria da construção, como cimento e plástico, colas, tintas e muitos outros. Os tiouranos constituem outra importante exposição ocupacional e são encontrados na indústria da borracha, onde eles atuam como aceleradores na vulcanização da borracha.

Pode haver uma reação para minar vários tipos de plantas. Destas, as fontes mais freqüentes são o toxicodendro, o sumagre venenoso e outra espécie similar de toxicodendro. Elas produzem lesões características, consistindo em bolhas em linhas paralelas, praticamente onde as trepadeiras fazem contato com a pele. A sensibilidade ao látex está aumentando em freqüência, tornando-se um grave fator de risco para enfermeiras e pacientes com exposição crônica ao látex; por exemplo, a criança com espinha bífida. Pode haver sensibilidade cruzada com a casca da manga e o óleo da casca da noz do caju. Também foram relatadas reações à banana em pacientes alérgicos ao látex.

Dermatite por Fotocontato

Esta etiologia é sugerida pela distribuição clínica da dermatite, que somente é encontrada nas áreas expostas ao sol. Em geral, estão proeminentemente envolvidos a face, braços, parte superior do tórax, havendo poupança da pele sob o queixo, atrás das orelhas e das pálpebras superiores. As substâncias que provocam a dermatite por fotocontato requerem a presença da luz solar, quase sempre na faixa ultravioleta. Existem duas formas dessa dermatite: fototóxica, decorrente da sensibilidade a uma substância química, medicamento ou outra substância em presença do espectro invisível da luz solar; e fotoalérgica, que é a conseqüência da combinação de uma alergia a um alérgeno tópico ou ingerido e a exposição à luz solar direta (Tabela 4.1).

As causas fototóxicas são mais comuns que as fotoalérgicas:

- Toxinas potenciais
  - Alcatrão
  - Corantes
  - Psoralenos
- Medicamentos
  - Sulfonamidas
  - Tetraciclina
  - Tiazidas
  - Fenotiazina
- Irritantes
  - Fragrâncias
  - Filtro solar (geralmente para o ácido paramino-benzóico [PABA])

TABELA 4.1
ETIOLOGIA DA DERMATITE ATÓPICA

Alimentos
Diários
Ovos
Leite
Amêndoas
Cereais
Trigo
Aveia
Legumes
Amendoins
Soja
Aeroalérgenos
Ácaros da poeira domiciliar
Pêlos de animais
Polens
Agentes Microbianos
Toxinas estafilocócicas
P. ovale
T. rubrum
Reações de Contato
Níquel
Parafenilenodiamina (PPDA)
Quaternário-15
Neomicina
Timerosal
Formaldeído
Aldeído cinâmico
Etienodiamina
Dicromato de potássio
Fotodermatite de Contato
Toxinas potenciais
Alcatrões
Corantes
Psoralenos
Medicamentos
Sulfonamidas
Tetraciclina
Tiazidas
Fenotiazina
Irritantes
Fragrâncias
Filtro solar (geralmente para o ácido paraminobenzóico [PABA])

Nota: Maiores detalhes sobre estas causas são fornecidos no texto.

MANIFESTAÇÕES CLÍNICAS

A AD é uma descrição de um padrão clínico que deve incluir a história de exposição, não existindo lesões cutâneas patognomônicas ou parâmetros laboratoriais únicos. Em geral, as principais manifestações clínicas são o prurido intenso (o prurido é essencial para o diagnóstico da AD; há um limiar reduzido para o prurido), uma evolução cronicamente recidivante, morfologia compatível com a fase aguda ou crônica da doença e distribuição das lesões cutâneas que sugerem a etiologia, por exemplo, as mãos do paciente em uma reação cosmética ou de contato ou as áreas que são fáceis de arranhar no eczema. Comumente há uma história de doença atópica, sendo que a presença da AD pode ser preditiva de outras doenças atópicas, como a asma.

Os pacientes podem exibir uma resposta de pápula e rubor anormal. A resposta usual à arranhadura da pele resulta no breve esmaecimento, seguido pela ruborização da arranhadura e a formação de uma pápula com um rubor circunvizinho. Na AD, existe uma fase de embranquecimento prolongada, sendo que a pápula e o rubor podem não acontecer ou ocorrer tardiamente, de uma maneira incompleta.

Existem três estágios: agudo, subagudo e crônico.

Agudo

A AD aguda caracteriza-se por pápulas eritematosas e intensamente pruriginosas. Comumente existem escoriações moderadas a graves, vesiculações e exsudato seroso. A infecção secundaria pelo impetigo pode se desenvolver a partir da arranhadura.

Subaguda

A AD subaguda é apenas um pouco diferente da aguda sob ponto de vista clínico, observando-se maior descamação.

Crônica

A AD crônica é a aparência mais típica que está associada à AD e ao eczema. Caracteriza-se por pele espessada, com liquenificação (marcas acentuadas) e pápulas fibróticas acompanhadas por anidrose (pele seca).

Padrão

O padrão usual da AD é aquele encontrado nos locais que são de fácil arranhadura ou no sítio de contato com o irritante ou alérgeno. Em crianças com mais idade e adultos, as lesões ocorrem nas faces flexoras de braços e pernas, principalmente nas fossas poplíteas e antecubitais. Durante a fase de lactente, a AD envolve, principalmente, a face, couro cabeludo e superfícies extensoras dos membros, pois estas são as áreas que o lactente pode arranhar ao friccionar contra lençóis ou roupas. A área da fralda é comumente poupada. O envolvimento na área perineal sugere uma reação de contato a um irritante. A infecção secundária por estafilococo ou espécies de *Candida* não é rara na área das fraldas quando há o envolvimento desta.

Critérios Diagnósticos

Um conjunto de critérios diagnósticos publicado pela United Kingdom's Working Party teve uma elevada sensibilidade (85%) e uma especificidade de 96%. A base deste instrumento é a pele pruriginosa e três ou mais dos seguintes:

- Critérios primários
  - História de dermatite em flexuras
  - Uma história de asma ou rinite
- Pele seca generalizada
- Inicio do *rash* com menos de 2 anos de idade
- Critérios secundários
- Os critérios secundários menos confiáveis incluem os seguintes:
  - Ceratose pilar
  - Xerose
  - Pigmentação orbitária
  - Cabelos finos
  - Dermatite na face extensora

Complicações

Infecção

Por causa das anormalidades imunes observadas na AD, estes pacientes estão em risco de infecção. As anormalidades da citocina associada à célula T, que são freqüentemente encontradas, podem reduzir a regulação das infecções virais. A gama de infecções abrange as bacterianas, virais e fúngicas. Na maioria dos pacientes (> 90%) com

AD, o *S. aureus* pode ser cultivado a partir da pele. Isto se encontra em acentuado contraste com as pessoas com pele normal, onde apenas 5% exibem uma cultura positiva. Os pacientes podem desenvolver pústulas ou impetigo, mas a doença invasiva é rara e deve sugerir um defeito imune, como a síndrome da hiperimunoglobulinemia E. Em decorrência da alta freqüência de culturas de pele positivas, os pacientes com AD moderada a grave podem se beneficiar de uma combinação de antibiótico e esteróides tópicos. Com freqüência as infecções virais complicam a AD. Estas incluem o vírus herpes simples, o molusco contagioso e o papilomavírus humano.

A superinfecção fúngica está associada a exacerbações da AD. Por exemplo, as infecções por *T. rubrum* são três vezes mais freqüentes nos pacientes com AD que nos de controle. Outro dermatófito, o *P. ovale,* está associado à distribuição da AD na cabeça e pescoço.

Complicações Oculares

A *ceratoconjuntivite* bilateral é típica da AD e, com freqüência, é grave. Os pacientes apresentam-se com prurido, sensação de queimação nos olhos, acompanhados por lacrimejamento e secreção mucóide copiosa. Há um risco de comprometimento visual decorrente da cicatrização da córnea, freqüentemente precedida pela dermatite palpebral e blefarite crônica.

A *conjuntivite vernal* é uma forma grave de conjuntivite atópica, bilateral, recorrente e crônica, que afeta a conjuntiva palpebral superior. A patologia é mais comum em afro-americanos jovens e, como o nome implica, acontece na primavera. Há prurido intenso, que é exacerbado por irritantes, luz solar ou sudorese. O exame do olho revela hipertrofia papilar ou aparência em "paralelepípedo" da superfície interna da pálpebra superior. Podem ocorrer infiltrados eosinofílicos.

O *ceratocone* é uma deformidade cônica da córnea que pode provocar grave comprometimento visual. Ele provavelmente resulta do atrito constante dos olhos em pacientes com AD e rinite alérgica. Existe um risco aumentado de catarata subcapsular anterior possivelmente como uma conseqüência do trauma do atrito (Tabela 4.2).

DIAGNÓSTICO DIFERENCIAL

Há um grande diagnóstico diferencial de condições que se assemelham à AD.

TABELA 4.2
COMPLICAÇÕES DA DERMATITE ATÓPICA

Infecção
Bacteriana
Staphylococcus aureus
Virais
Vírus herpes simples
Molusco contagioso
Papilomavírus humano
Fúngicas
Trichophyton rubrum
Pityrosporum ovale
Complicações Oculares
Ceratoconjuntivite
Conjuntivite vernal
Ceratocone

Nota: Estes problemas são debatidos no texto.

Escabiose

A escabiose é causada por infestação cutânea por um ácaro e pode se apresentar como uma doença cutânea pruriginosa. Isto se deve, possivelmente, a uma hipersensibilidade aos componentes do ácaro, conhecida como reação Id. A distribuição das lesões nas áreas genital e axilar, a presença de lesões lineares, principalmente, nas regiões interfalângicas, e os resultados de raspados cutâneos podem ajudar a diferenciar a escabiose da AD.

Malignidades Cutâneas

O linfoma de células T cutâneo deve ser considerado em um adulto sem uma história de atopia na infância ou outros aspectos atópicos. Os linfomas cutâneos devem ser suspeitados em um adulto que apresente dermatite eczematosa sem história de eczema infantil e sem outros aspectos atópicos. O diagnóstico é feito através de biópsias de três locais separados.

Micose Fungóide e Síndrome de Sézary

Estas condições apresentam-se com lesões semelhantes a placas que parecem, superficialmente, com a AD ou com o eczema numular. Pode ser necessária a biópsia para diferenciá-las de outras etiologias semelhantes, inclusive a AD.

Dermatite Herpetiforme

A dermatite herpetiforme é uma doença cutânea vesicular, pruriginosa, rara, crônica e que produz uma sensação intensa de queimação. Ela foi associada a uma enteropatia subclínica sensível ao glúten e a depósitos de IgA na parte superior da derme. Seu início tem lugar na vida adulta, sendo que a patologia é rara na infância. Há uma forte associação aos antígenos MHC B8 (60%), DR3 (95%) e DQw2 (100%).

Reações de Contato

Um contactante deve ser considerado nos pacientes cujas ADs não respondem à terapia apropriada. A distribuição pode fornecer indícios para a etiologia da reação. Por exemplo, a dermatite que afeta os lobos das orelhas, dedos e punhos sugere uma reação ao níquel em jóias. O envolvimento de mãos e antebraços pode indicar uma exposição de contato relacionada com o trabalho. Uma história minuciosa da possível exposição, substâncias químicas e outros produtos relacionados com o trabalho, cosméticos e perfumes, sabões e produtos de limpeza ajudará a determinar a causa.

Os testes em placas exigem a interpretação experiente e podem apontar substâncias químicas e proteínas específicas. O teste é realizado ao se aplicar as substâncias químicas sobre placas nas costas. O teste é lido pelo aparecimento de uma reação eczematosa sob uma placa que contenha uma substância que provoca uma reação de contato no paciente.

Outras Patologias menos Comuns

Dermatite Seborréica

A dermatite seborréica é uma doença inflamatória pruriginosa comum, provavelmente causada pela levedura *P. ovale*. Fatores genéticos e ambientais parecem influenciar o início e a evolução da doença. As lesões são oleosas, a pele se mostra descamativa, diferente das lesões crostosas e secas da AD. A afecção é comum em lactentes e no início da infância, ocorrendo quase sempre no couro cabeludo. Quando encontrada em adultos, a dermatite seborréica tende a persistir.

Eczema Numular

Esta afecção é o eczema que aparece como uma ou várias placas em formato de moeda. Comumente são encontradas nas pernas, porém, podem ocorrer no dorso da mão. O padrão freqüentemente acontece nos membros, contudo, pode se apresentar como eczema na mão. As placas ficam, em geral, confinadas ao dorso das mãos.

Líquen Simples Crônico

Esta patologia é o resultado da arranhadura repetida no mesmo local, como uma forma de tique. É classificada como neurodermatite circunscrita. A doença é mais comum em adultos, porém pode ser notada em crianças. As áreas mais comumente afetadas são aquelas que são facilmente alcançadas, amiúde os punhos, antebraços e mãos.

Imunodeficiências

Diversos defeitos imunes congênitos apresentam eczema proeminente como uma manifestação (ver também os Defeitos Imunes).

- Síndrome de Wiskott-Aldrich
- Imunodeficiência combinada grave
- Síndrome da hiperimunoglobulinemia E

Distúrbios Metabólicos

O eczema pode ser a manifestação inicial de alguns distúrbios metabólicos ou um achado proeminente no distúrbio (Tabela 4.3).

- Deficiência de zinco
- Deficiência de piridoxina (vitamina B6) e niacina
- Deficiência de carboxilase múltipla
- Fenilcetonúria

DIAGNÓSTICO

O diagnóstico da AD é feito através da avaliação do padrão da doença e de uma história minuciosa de exposição a alérgenos potenciais, substâncias químicas e irritantes, principalmente industriais. O sítio das lesões pode ser freqüentemente correlacionado com a provável exposição ao(s) agente(s) etiológico(s). Pode ser difícil fazer a ligação para reações a alimentos, pois pode não existir uma nítida relação temporal entre a ingestão e o desenvolvimento das lesões cutâneas.

TABELA 4.3
DIAGNÓSTICO DIFERENCIAL DA DERMATITE ATÓPICA

Infestações
  Escabiose

Malignidades Cutâneas
  Linfoma de células T cutâneo
  Micose fungóide
  Síndrome de Sézary

Sensibilidade
  Dermatite herpetiforme

Reações de Contato
  Substâncias químicas
  Cosméticos
  Perfumes
  Sabões
  Detergentes de roupas

Outras Condições menos Comuns
  Dermatite seborréica
  Eczema numular
  Líquen simples crônico

Imunodeficiências
  Síndrome de Wiskott-Aldrich
  Imunodeficiência combinada grave
  Síndrome da hiperimunoglobulinemia E

Distúrbios Metabólicos
  Deficiência de zinco
  Deficiência de piridoxina (vitamina B6) e niacina
  Deficiência de carboxilase múltipla
  Fenilcetonúria

Nota: Esta lista é explicada no texto.

História

Uma história minuciosa é essencial para determinar o padrão da doença. Um aumento no prurido depois da ingestão do alimento suspeito é de valor inestimável. Uma percepção errônea comum é que a AD é causada pela exposição a novos antígenos ou irritantes. Na realidade, é improvável que uma nova exposição resulte em uma reação alérgica, sendo que é necessária a exposição prévia para que se inicie uma resposta atópica.

A história do padrão das lesões é menos valiosa, porém, é prudente obtê-la. Com freqüência, a erupção começa no local da exposição, que pode ser nas mãos, face, pescoço ou área da virilha.

Um aspecto importante da história, porém negligenciado, compreende avaliar os estressores emocionais e o ambiente físico. Com freqüência, existe um elemento psicogênico que faz parte do ciclo prurido-arranhadura na AD. Podem existir questões ambientais que podem ser abordadas e reduzir a carga de irritante e alergênica.

Exames

Testes Alérgicos

O papel dos testes alérgicos *in vitro* e *in vivo* na AD não está definido. A realização de testes alimentares seletivos pode ser útil na confirmação de um alimento suspeito ou na indicação de que este não é o problema. Os testes de alergia para alimentos apresentam uma boa correlação com resultados negativos e são preditivos da ausência de uma reação ao alimento suspeito. Desta maneira, eles são valiosos na exclusão de um alimento como uma causa de AD. Por outro lado, existe um fraco valor preditivo para os testes positivos. Isto é particularmente verídico quando há história de o paciente ingerir o alimento suspeito sem problemas.

Carga Alimentar

Quando é possível, as alergias alimentares suspeitadas devem ser confirmadas através de doses de alimento controladas por placebo e duplos-cegos. Este é um procedimento tedioso e potencialmente perigoso, que somente deve ser realizado por médicos treinados em um ambiente hospitalar. O teste é feito em jejum, sendo que os alimentos suspeitos são adicionados por cápsula opaca. Utiliza-se então um placebo. Os alimentos menos suspeitos são empreendidos em primeiro lugar. Usando a dose de ataque do alimento, os alimentos mais freqüentemente (próximo a 90%) associados à AD são o leite, amêndoas, ovo, soja, trigo e peixe. É difícil evitar estes alimentos, porém, nas condições em que o alimento suspeito é totalmente excluído da dieta, observa-se a melhoria clínica. Esta resposta pode ser empregada como um instrumento diagnóstico, quando o paciente pode evitar o alimento suspeito.

Diário Alimentar

Também é útil um diário alimentar. O paciente registra todos os alimentos ingeridos e anota no diário com as indicações das reações ao alimento. Surgirá um padrão que poderá indicar os alimentos que deflagram a AD. Infelizmente, o diário raramente é mantido com exatidão.

Teste da Fotoplaca

O teste da fotoplaca é uma modificação do teste de placa usual, que é útil para diagnosticar a dermatite de fotocontato. Um teste de placa duplicado é colocado nas costas e ambos os conjuntos são mantidos cobertos. Depois de 48 horas, um conjunto é exposto à luz ultravioleta e novamente coberto. Depois de mais 48 horas, o teste é lido. O teste é lido em 48 a 96 horas. O efeito da exposição ultravioleta é examinado ao se comparar o teste exposto com o não-exposto. Uma placa de teste com eczema somente no lado exposto indica uma reação fotossensível decorrente daquele alérgeno.

TRATAMENTO

Da mesma forma que com a maioria das doenças crônicas, o aspecto mais importante da terapia é a educação do paciente e dos pais. Os pacientes devem compreender, principalmente, que a AD é crônica e que necessita de terapia continuada para manter o controle.

Hidratação Cutânea

A pele atópica é muito seca e demonstra perda aumentada de água, que é agravada pela ligação diminuída da água na pele. A hidratação pode ser restaurada através do banho por 15-20 minutos em água tépida e, em seguida, com a aplicação de um creme ou loção para pele a fim de reter a umidade. Uma toalha de rosto embebida em água morna pode ser eficaz na área da face e do pescoço. A aveia e o bicarbonato de sódio são suavizantes quando adicionados à água, mas não aumentam a captação de umidade. Os banhos não devem ser prolongados, sendo que os banhos de espuma e o sabonete líquido não devem ser utilizados, pois, com freqüência, estes são mais irritantes que os sabonetes em barra. O paciente deve secar a pele apenas parcialmente e adicionar a loção ou creme para pele. Os banhos de chuveiro podem ser preferíveis para uso rotineiro e diário. Quando as medidas de hidratação não são empreendidas dentro de minutos após o banho, a evaporação resultará em ressecamento e irritação adicionais. Fazer com que os pais e pacientes compreendam as técnicas de hidratação tornará mais fácil o controle da AD para eles.

Umidificante e Oclusivos

O uso de agentes umidificadores é o marco no tratamento da AD. Nos casos mais graves, as loções e cremes podem ser secantes, podendo ser empregadas pomadas. A terapia de hidratação inicial é essencial para o uso efetivo de pomadas.

Emolientes

Os emolientes ajudam a restaurar e preservar a barreira cutânea, principalmente quando combinados à terapia de hidratação prévia, e podem resultar em uma necessidade diminuída de corticosteróides tópicos. Os umidificantes podem ser preparados como loções, cremes e pomadas. As loções contêm mais água que os cremes e podem possuir álcoois. Por este motivo, elas podem ser mais secantes que as pomadas. É importante usar preparações que não contenham perfumes ou preservativos. Eucerin, Lubriderm, Keri e Vaseline Petroleum Jelly são marcas úteis.

Hidratação durante a Noite

Curativos úmidos podem ser utilizados para potencializar a terapia com esteróide. Esta técnica combina a hidratação prolongada e a oclusão com uma barreira efetiva para a arranhadura do paciente. O uso de um esteróide de potência mais baixa aumenta a absorção do mesmo. Pijamas ou roupas íntimas longas molhadas são empregados com pijamas secos ou segunda cobrindo-os. Canos de meias úmidos sob meias secas são úteis para mãos e pés. Uma técnica alternativa consiste em usar ataduras de gaze úmidas sob as secas. Deve-se ter o cuidado de não usar os curativos úmidos em excesso, o que pode levar à infecção, maceração da pele ou mesmo à temperatura central diminuída. O melhor uso é na hora de dormir.

Corticosteróides

Os corticosteróides tópicos apresentam uma ação dupla na pele. Eles são ceratolíticos e reduzem a espessura da pele hiperceratótica na AD, facilitando a hidratação da pele. Os esteróides também têm um efeito primordial na redução da inflamação e da permeabilidade vascular. A potência dos esteróides cutâneos tópicos é medida pela capacidade de diminuir o extravasamento vascular. Estes efeitos são potentes na redução do prurido na AD. Possuem sete níveis de potência nos esteróides tópicos, com 1 sendo o mais potente e 7 o menos potente. (Ver Preparações Dermatológicas no capítulo sobre Terapia, para detalhes e exemplos de cada categoria.) Deve ser usado o corticosteróide tópico menos potente que seja eficaz. Nunca devem ser usados esteróides de alta potência na área da virilha ou na face, pois elas podem causar adelgaçamento significativo e ruptura da pele. As crianças podem absorver quantidades significativas de esteróides potentes, levando a efeitos colaterais. Para as lesões resistentes, é valioso o emprego de curativos oclusivos. Este procedimento é utilizado em membros, um membro por noite para evitar o aquecimento excessivo. O esteróide tópico é aplicado como uma pomada e a vaselina é aplicada sobre o esteróide. O membro é enrolado em uma atadura plástica. A bandagem de gaze é enrolada sobre a atadura plástica, permanecendo durante a noite. Devem ser utilizados esteróides com potência não superior à média para este procedimento por causa do risco de atrofia local e efeitos sistêmicos. A escolha de um determinado produto depende da gravidade e da distribuição das lesões cutâneas. Os esteróides devem ser interrompidos quando a inflamação diminuiu. A terapia de hidratação deve prosseguir por um período indeterminado.

Os efeitos colaterais incluem:

- Adelgaçamento da pele
- Estrias
- Acne
- Telangiectasias
- Equimoses
- Hipopigmentação

Existem várias bases para corticosteróides tópicos, sendo as mais comuns as pomadas, cremes, loções, soluções e *sprays*. Muitas soluções são secantes por causa do conteúdo de álcool. Eles são adequados para uso nas áreas pilosas e no couro cabeludo. As pomadas são mais oclusivas e hidratantes. Cremes e loções são mais fáceis de espalhar e não sujam tanto quanto a pomada, porém são menos eficazes e podem provocar prurido. Os pacientes também podem sentir coceira por causa de reações com a base e outras substâncias químicas na preparação de esteróide, gerando dermatite de contato.

Recentemente, os corticosteróides tópicos mostraram aumentar a carga cutânea da *S. aureus*.

Sistêmico

Os corticosteróides sistêmicos devem ser o último recurso para pacientes com doença grave que não estão respondendo à terapia convencional. O uso de esteróides orais deve ocorrer por curto prazo, visando controlar uma exacerbação grave da AD, ou para se conseguir o controle da afecção. Há um risco de aumento por rechaço nos sintomas depois da interrupção do uso de esteróides sistêmicos. Para evitar este problema, mesmo as séries curtas de esteróides orais devem ser progressivamente diminuídas até sua cessação, sendo que a terapia com esteróide tópico deve ser intensificada durante a diminuição.

Anti-Histamínicos

O prurido é a força motriz por trás da AD e constitui a fonte de maior irritação para o paciente. É pouco provável que as lesões curem sem o controle do prurido. Aliviar o prurido resulta em uma melhora significativa na qualidade de vida de pacientes com AD (ver também o Capítulo 16).

Anti-histamínicos sedantes podem ser efetivos por causa dos efeitos tranqüilizante e sedativo. Eles devem ser administrados à noite para reduzir a sonolência diurna. O uso de um sedativo brando para suplementar os anti-histamínicos pode estar indicado nos casos graves para ajudar o paciente a dormir. A doxepina é um antidepressivo tricíclico que possui afinidade de ligação tanto com o receptor anti-H1 quanto com anti-H2. Ela possui uma meia-vida longa e uma única dose de 10-50 mg pode ser empregada à noite.

Os *anti-histamínicos não-sedantes* exibem um efeito de supressão prolongado sobre a resposta de pápula e rubor cutâneo. Demonstrou-se que a loratadina, 10 mg diárias, ou a cetirizina, 10 mg 2 vezes ao dia, reduzem significativamente o prurido.

Os *anti-histamínicos tópicos* e os anestésicos locais devem seu usados com cuidado. A aplicação destes e de outros produtos potencialmente alergênicos na pele comporta um elevado risco de sensibilização. O creme de doxepina a 5% tópico foi efetivamente utilizado, mas foram relatadas reações à doxepina tópica.

Antiinfecciosos

Bacterianos

A infecção secundária por *S. aureus* é muito comum na AD. Nos casos refratários, nos casos graves ou na pele nitidamente infectada, pode haver necessidade da antibioticoterapia sistêmica com eritromicina, uma cefalosporina de primeira geração ou penicilina semi-sintética. As cefalosporinas de primeira ou segunda geração são alternativas efetivas e convenientes. A antibioticoterapia de manutenção não deve ser empregada por causa do risco do surgimento de organismos resistentes. A terapia antiestafilocócica tópica (p. ex., mupirocina [Bactroban]), aplicada 3 vezes ao dia por 7-10 dias, pode ser efetiva para tratar áreas de envolvimento localizadas. A irritação significativa da pele pode resultar em agentes antibacterianos tópicos.

Virais

Quando os pacientes desenvolvem eczema herpético disseminado (erupção variceliforme de Kaposi), é geralmente necessário o tratamento com aciclovir sistêmico. As infecções herpéticas cutâneas recorrentes podem ser controladas com o aciclovir oral profilático diário.

Fúngicas

A infecção por dermatófito pode ser usualmente controlada através de medicamentos antifúngicos tópicos, como cetoconazol. A terapia antifúngica sistêmica é indicada muito raramente.

Agentes Moduladores da Célula T

Dois medicamentos que são potentes modificadores da função da célula T CD4 (ver também o capítulo sobre Função Imune) foram recentemente adaptados para uso cutâneo.

Tacrolimus (Protopic)

Pomada, 0,03%, 0,1%.

Indicado para 2 anos de idade até o adulto.

O tacrolimus deprime principalmente a função do linfócito T e apresenta outros efeitos para reduzir a ativação imune, incluindo a depressão da liberação das citocinas IL3, IL4, IL5, GM-CSF e TNF-α. É usado por via sistêmica para suprimir a rejeição ao enxerto após o transplante de órgãos. Como é um imunomodificador muito potente, ele deve ser empregado com cautela. Para o eczema moderado a grave, o tacrolimus pode ser utilizado por 1 semana além da resolução das lesões. Não se recomenda o uso prolongado, sendo que se deve evitar a exposição à luz UV, pois foi demonstrado em camundongos que a combinação entre tacrolimus e exposição UV diminui o tempo para a formação tumoral. O tacrolimus não deve ser usado sob curativos oclusivos.

Os efeitos indesejados incluem:

- Infecção por hespes-zóster
- Eczema herpético
- Queimadura cutânea
- Prurido
- Eritema
- Infecção de pele
- Hiperestesia
- Acne
- Foliculite
- Urticária

Pimecrolimus (Elidel)

Creme, 1%.

O pimecrolimus também está indicado para uso por curto prazo nos casos mais refratários. O uso deste agente deve ser reavaliado quando os sintomas não se resolvem em 6 semanas. Ele não deve ser empregado com curativos oclusivos. O pimecrolimus inibe a ativação da célula T ao bloquear a transcrição das primeiras citocinas, principalmente a IL2 e o interferon-γ, bem como a IL4 e a IL10. Além disso, o pimecrolimus evita a desgranulação do mastócito *in vitro* depois da estimulação por mecanismos IgE-dependentes. Os efeitos indesejados são similares àqueles para o tacrolimus. Também houve uma freqüência aumentada de infecções respiratórias e cutâneas no grupo do pimecrolimus durante os estudos clínicos do medicamento.

Ciclosporina A

A ciclosporina A (CsA) é um medicamento imunossupressor que age principalmente sobre as células T de uma maneira similar ao tacrolimus, com efeitos similares sobre a produção de citocina. Ela parece ter um efeito sobre a IL5, que está envolvida na quimiotaxia do eosinófilo. Embora uma série curta de ciclosporina A oral na AD grave tenha demonstrado melhora significativa na patologia, o risco de nefrotoxicidade grave e de efeitos colaterais no SNC impede o uso por longo prazo. Mesmo depois de uma série oral curta, as concentrações de uréia, creatinina e bilirrubina podem estar elevadas, mas se normalizam depois da interrupção da ciclosporina A. A taxa de recidiva da AD é alta depois da interrupção do medicamento.

O uso tópico de ciclosporina A na AD forneceu resultados mistos. No geral, o uso tópico de ciclosporina A não parece ser efetivo.

Interferon-Gama (IFN-γ)

Dentre as funções do IFN-γ está a supressão da síntese de IgE e o desvio da função da célula do tipo Th2 no sentido da função do tipo Th1. O tratamento subcutâneo com um IFN-γ recombinante reduziu a gravidade clínica de pacientes com AD. Este efeito persistiu por vários meses depois da interrupção da terapia. O IFN-γ possui um perfil de efeito colateral significativo (febre, cefaléia, erupção, calafrios, fadiga, vômito, náusea, mialgia, artralgia) que limita muito sua utilidade para a AD.

Preparações de Alcatrão

Os extratos de alcatrão cru possuem um efeito de poupança de esteróide, principalmente por causa das propriedades antiinflamatórias moderadas. O uso concomitante com esteróides tópicos pode ser muito eficaz no controle da AD e eliminar a necessidade de utilizar esteróides mais potentes. Isto é particularmente verídico para o couro cabeludo, onde os xampus de alcatrão (T/Gel, Ionil-T) são valiosos no controle das lesões do couro cabeludo. Também é proveitoso aplicar umidificantes sobre os produtos de alcatrão para diminuir seus efeitos secantes sobre a pele. Um produto que contenha um alcatrão e umidificante simplifica a aplicação. Um exemplo é o 5% LCD *(Liquor Carbonis Detergens)* na pomada Aquaphor.

Uma importante desvantagem das preparações de alcatrão é a coloração de roupas e o odor que está associado aos produtos. O uso na hora de dormir permite que o paciente remova qualquer odor ao lavar pela manhã e limita a coloração das roupas. Estas são preparações irritantes e não devem ser aplicadas sobre a pele agudamente inflamada, pois pode resultar em irritação adicional da pele. Raramente, os pacientes podem exibir reações de fotossensibilidade e foliculite pustular.

Controle dos Agentes Agravadores

Irritantes

Existe uma ampla gama de irritantes que agravam a dermatite atópica. Ademais, os pacientes com AD apresentam um limiar reduzido para reagir de forma adversa aos irritantes. É importante eliminar o maior número possível. Os irritantes responsáveis incluem os seguintes:

Detergentes

Os detergentes são alérgenos e irritantes que, com freqüência, causam irritação significativa. Comumente eles não são as causas primárias da AD, porém, aumentam a sensibilidade a outros alérgenos e podem causar irritação e arranhadura. O detergente residual que permanece nas roupas pode ser reduzido através do enxágüe duplo. Os sabões em pó são mais difíceis de remover por completo. São mais bem tolerados aqueles sem alvejante.

Amaciantes de Roupas

Os produtos químicos antiestáticos, como folhas ou líquidos secantes, podem ser irritantes e agravar a AD.

Sabões

Sabões neutros, brandos e sem fragrância devem ser utilizados para o banho. Estes sabões são, em geral, menos secantes ou irritantes, sendo menos prováveis de induzir prurido. Os exemplos são Dove, Neutrogena, Basis e Oil of Olay; nenhum deve ter fragrância. Os pacientes devem limitar o tempo de banho. Um banho de chuveiro é preferível ao banho de banheira para a limpeza rotineira. Um banho de banheira deve ser utilizado para a terapia de hidratação, sendo totalmente evitados os banhos de espuma e os óleos aromáticos.

Substâncias Químicas

A pele do paciente deve ser protegida contra produtos de limpeza doméstica e substâncias químicas através do uso de roupas ou luvas de proteção. Os pacientes com AD apresentam uma barreira cutânea alterada que é menos resistente aos irritantes. Em geral, os pacientes toleram a natação, apesar das substâncias químicas empregadas em piscinas públicas. É essencial tomar um banho de chuveiro imediatamente após para a remoção do cloro.

Poluentes

A poluição atmosférica agravará a doença de pele, incluindo a AD, por causa do conteúdo de metais pesados e substâncias químicas. Os pacientes devem estar cientes dos riscos e usar pomadas de proteção.

Abrasivos

Materiais ásperos, como lã, não devem ser usados contra a pele. Materiais que não "respiram", como o náilon, também irritam a AD e devem ser evitados.

Temperaturas Altas ou Baixas

As temperaturas que são muito quentes agravarão as patologias cutâneas e aumentarão o prurido. Banhos de chuveiro ou de banheira quentes também podem aumentar o grau de irritação. O outro extremo, o ar ou água fria aumentarão o prurido e a gravidade da AD. As áreas expostas ao sol devem ser protegidas com filtro solar isento de PABA, sem fragrâncias ou perfumes. A exposição prolongada ao sol provocará o ressecamento e a irritação da pele, com agravação dos sintomas.

A umidade muito alta ou baixa também agravará a AD. Os pacientes devem umedecer a casa no inverno para reduzir o ressecamento.

Alérgenos

Alimento

Quando o paciente apresenta um teste de alergia positivo e prurido aumentado com a ingestão de um alimento específico, este deve ser evitado. Por outro lado, as dietas de eliminação extensas raramente estão justificadas ou são valiosas, sendo, amiúde, nutricionalmente errôneas. Isto é particularmente verídico nas crianças.

Contato

Para pacientes que demonstram testes cutâneos positivos para ácaros e mofo, a exposição agravará a AD. As medidas de controle para reduzir a exposição englobam as medidas de controle ambiental voltadas para diminuir a carga antigênica. Revestimentos à prova de mofo e de ácaro da poeira devem ser utilizados em travesseiros e colchões. As roupas de cama devem ser lavadas semanalmente em água quente, sendo removido o carpete do quarto de dormir. Devem ser reduzidos os níveis de umidade no ambiente interno da residência.

Fatores Psicossociais

Em muitos casos existe uma sobreposição psicológica, sendo que o aconselhamento pode ser valioso para aqueles que lidam com as frustrações de controlar e viver com AD. Relaxamento, modificação comportamental e outros métodos podem ajudar os pacientes com arranhadura habitual.

Educação do Paciente

A educação adequada sobre a doença é importante para controlar a AD. A meta deve ser a de tornar o paciente um parceiro no controle do problema. Os pacientes devem compreender a natureza crônica da AD, o que provoca as exacerbações, devendo ser uma resposta apropriada ao tratamento. Os pacientes e suas famílias, principalmente aqueles com doença grave, precisam de instruções por escrito que incluam o plano de tratamento. Este plano deve ser revisto e revisado a cada consulta, sendo que o paciente ou o pai deve demonstrar a compreensão do plano para ajudar a garantir um bom resultado. Uma fonte excelente é a *National Eczema Association for Science and Education* em 1220 SW Morrison, Suíte 433, Portland, OR 97205, telefone: 800-818-7546, fax: 503-224-3363 ou endereço eletrônico: http://www.nationaleczema.org/.

Informações confiáveis também podem ser obtidas *da National Eczema Association,* no endereço http://www.eczematreatmentinfo.com/National-Eczema-Association.html. Este site tem boas informações, porém os pacientes precisam ignorar os anúncios de curas milagrosas.

Doença Recalcitrante

Hospitalização

Os pacientes com AD grave que apresentam doença extensa ou que parecem toxêmicos irão beneficiar-se da hospitalização. Esta conduta serve a diversas funções. O paciente pode ser sedado para reduzir o prurido, o cuidado intensivo da pele pode ser fornecido com maior freqüência que em casa, e a antibioticoterapia apropriada pode ser administrada. Com freqüência, remover o paciente do ambiente domiciliar com alérgenos e estressores resultará em melhoria. Hospitalizar o paciente também propicia uma oportunidade para a educação intensa sobre a AD. Quando indicado, o paciente hospitalizado pode passar por um teste de dose de provocação para identificar deflagradores sob circunstâncias controladas.

Terapia com Luz Ultravioleta (UV)

Para pacientes cuja doença não é exacerbada pela luz solar e que não tem pele clara, a exposição ao sol com moderação pode ser benéfica. Deve-se evitar a queimadura solar e a sudorese. Quando uma lâmpada solar é empregada em casa, deve-se ter extrema cautela para evitar a exposição excessiva. O uso controlado da luz UV de faixa estreita sob supervisão médica é valioso para pacientes com exacerbações agudas.

Fotoquimioterapia

A fotoquimioterapia utiliza a combinação de um agente fotossensibilizador (psoralenos) com a luz UVA. Esta conduta pode ser valiosa para o paciente com AD grave e refratária, onde há falha da terapia tópica e estão presentes os efeitos colaterais. Esta é uma terapia potencialmente muito tóxica, devendo ser somente utilizada por médicos treinados no emprego destes agentes. Os efeitos adversos de curto prazo são eritema, prurido e pigmentação. Os efeitos adversos de longo prazo são graves e incluem o envelhecimento prematuro da pele e as malignidades cutâneas.

Esta é uma forma efetiva de terapia em crianças com doença suficientemente grave para provocar o retardo do crescimento. Contudo, as crianças apresentam um alto risco de malignidades cutâneas com terapia com psoraleno.

Terapia Potencial

Dessensibilização com alérgeno. Esta conduta foi experimentada em estudos duplos-cegos controlados e não-controlados. Os resultados são, em geral, desapontadores. Estudos notáveis utilizaram o extrato de *Dermatophagoides pteronyssinus*, sem qualquer benefício evidente. Uma conduta interessante consiste em administrar imunocomplexos constituídos de alérgeno + anticorpo. Estudos mostraram uma promessa inicial. A dessensibilização com alérgeno não é recomendada para alergias alimentares.

ÁCIDOS GRAXOS ESSENCIAIS

Estudos iniciais mostraram resultados conflitantes. Esta conduta baseia-se em dados que indicam que existem anormalidades do metabolismo dos ácidos graxos essenciais na AD.

TERAPIA COM ANTICITOCINA OU ANTI-RECEPTOR DE CITOCINA

Teoricamente, bloquear a IL5 ou a IL4 melhoraria a doença atópica. Embora os dados iniciais indiquem uma redução nos eosinófilos, eles não se traduziram em melhoria clínica.

INIBIDORES DA FOSFODIESTERASE

Estudos iniciais mostraram-se promissores com a aplicação tópica.

Leitura Sugerida

Akhavan, A. and S. R. Cohen (2003). The relationship between atopic dermatitis and contact dermatitis. *Clin Dermatol* **21**(2): 158-62.

Antezana, M. and F. Parker (2003). Occupational contact dermatitis. *Immunol Allergy Clin North Am* **23**(2): 269-90; vii.

Blauvelt, A., S. T. Hwang, et al. (2003). 11. Allergic and immunologic diseases of the skin. *J Allergy Clin Immunol* **111**(Suppl. 2): S560-70.

Boguniewicz, M. and D. Y. Leung (2001). Pathophysiologic mechanisms in atopic dermatitis. *Semin Cutan Med Surg* **20**(4): 217-25.

Bradley, M., C. Soderhall, et al. (2002). Susceptibility loci for atopic dermatitis on chromosomes 3, 13, 15, 17 and 18 in a Swedish population. *Hum Mol Genet* **11**(13): 1539-48.

Brook, I., E. H. Frazier, et al. (1996). Microbiology of infected atopic dermatitis. *Int J Dermatol* **35**(11): 791-3.

Dawe, R. S. (2003). Ultraviolet Al phototherapy. *Br J Dermatol* **148**(4): 626-37.

Granlund, H. (2002). Treatment of childhood eczema. *Paediatr Drugs* **4**(11): 729-35.

Kang, K. and S. R. Stevens (2003). Pathophysiology of atopic dermatitis. *Clin Dermatol* **21**(2): 116-21.

Kristal, L. and P. A. Klein (2000). Atopic dermatitis in infants and children. An update. *Pediatr Clin North Am* **47**(4): 877-95.

Leung, A. K. and K. A. Barber (2003). Managing childhood atopic dermatitis. *Adv Ther* **20**(3): 129-37.

Phelps, R. G., M. K. Miller, et al. (2003). The varieties of "eczema": clinicopathologic correlation. *Clin Dermatol* **21**(2): 95-100.

Stander, S. and M. Steinhoff (2002). Pathophysiology of pruritus in atopic dermatitis: an overview. *Exp Dermatol* **11**(1): 12-24.

CAPÍTULO 5

RINITE ALÉRGICA

A rinite alérgica é um distúrbio comum que afeta aproximadamente 20% da população geral. Ela incorpora os aspectos de apresentação mais comuns das alergias. A condição pode variar desde quase inócua até grave.

MANIFESTAÇÕES CLÍNICAS USUAIS

Gerais

As alergias podem apresentar-se em qualquer idade, porém são mais freqüentes na infância.

Com freqüência existe um padrão sazonal. Nos climas com estações do ano distintas, a primavera está associada ao pólen verdadeiro, o verão às gramíneas, e o outono aos polens de ervas daninhas.

Os sintomas de apresentação mais comuns são os espasmos de espirros, acompanhados por prurido nasal e ocular.

Amiúde, os pacientes se apresentam com sintomas sazonais mais em ambientes externos que nos internos. As estações do ano que estão envolvidas e são reportadas com maior freqüência são o outono, seguido pela primavera.

Há uma freqüência maior nas crianças jovens e adolescentes, com uma freqüência declinante na fase adulta.

Sintomas

Mais comumente, os pacientes queixam-se de espirros. Estes acontecem em espasmos, com os pais relatando surtos repetidos de espirros. O sintoma freqüentemente acontece pela manhã, porém não há um padrão típico. O sintoma mais evidente é o prurido, que é freqüentemente considerado como um marco das alergias. Por causa da liberação de mediadores vasoativos durante a reação alérgica, existe estimulação das delicadas terminações nervosas, o que é interpretado como prurido. O acúmulo de líquido intersticial agrava esta sensação.

Com menos freqüência, os pacientes podem se queixar de rinorréia, que é aquosa e persistente.

Os pacientes também podem se queixar de congestão crônica. Usualmente esta é acompanhada por ronco e, até mesmo, apnéia obstrutiva do sono. Este tipo de reação é comumente causado por uma reação alérgica de fase tardia. Ela tende a envolver leucotrienos em lugar da histamina.

Manifestações Físicas

Olheiras Alérgicas

Tipicamente, estas afetam a pálpebra inferior nos 2/3 mediais. Elas não são específicas para alergias, mas refletem a congestão venosa nasal porque a drenagem venosa desta porção da pálpebra inferior se faz para dentro do plexo venoso nasal.

Prega Nasal Transversa

Este sinal é indicativo da saudação alérgica, um movimento para cima na extremidade do nariz que abre as asas do nariz e coça o prurido.

TABELA 5.1
PRINCIPAIS MANIFESTAÇÕES APRESENTADAS NA RINITE ALÉRGICA

Sintomas
Espirros
Prurido
Rinorréia
Congestão crônica
Ronco
Manifestações Físicas
Mucosa nasal azul pálido
Faringe posterior
Aparência de paralelepípedo
Drenagem de muco no faringe posterior

Nota: Maiores detalhes são fornecidos no texto.

Fácies Adenoidal

Inchação através da crista nasal
Respiração bucal
Congestão nasal
Mucosa nasal

A mucosa nasal freqüentemente exibe uma coloração azul pálido em conseqüência do espasmo arteriolar e venoso concomitante com os efeitos autônomos da alergia.

Faringe Posterior

Os efeitos da drenagem nasal posterior podem ser observados; uma aparência de paralelepípedo e, menos amiúde, drenagem mucosa na faringe posterior.

Também pode haver uma coloração azul pálido na mucosa da faringe (Tabela 5.1).

HISTÓRIA IMPORTANTE

Início dos Sintomas

Comumente as reações alérgicas ocorrem dentro de 30 minutos da exposição.

Padrão Sazonal

A rinite alérgica ocorre com mais freqüência em um padrão sazonal, enquanto que a asma é, com freqüência, perene.

Sintomas Interiores ou Exteriores

Os deflagradores em ambientes fechados, como os ácaros da poeira domiciliar e os pêlos de animais, tendem a causar sintomas perenes.

Os alérgenos em ambientes abertos são, mais comumente, os polens de árvores, gramíneas e ervas.

Sintomas Duplos

Os antígenos que são encontrados em ambientes fechados e no meio exterior, como os esporos de mofo, geralmente são deflagradores de uma resposta combinada.

História Ambiental

Tipo de Residência

- Nitidamente úmida ou mofada
- Vazamentos
- Presença de um porão
- Tipo de aquecimento/resfriamento – o sistema de ar forçado distribui alérgenos por toda a casa
- Presença de fumantes e animais
- Lareira queimando madeira
- Tipo de roupa de cama

Áreas de Problema Incluem

- Travesseiros de penas
- Colchões sem proteção (falta de capas de proteção com zíper)
- Proximidade de parques e reservas florestais
- Proximidade da indústria, tráfego pesado, principalmente tráfego de caminhões

História Familiar

Freqüentemente existe uma forte história familiar de alergias e asma. Em geral, o paciente também exibirá outros sintomas alérgicos, como eczema ou alergias alimentares.

DIAGNÓSTICO DIFERENCIAL

Existem várias formas de rinite. A seguir mostramos uma conduta sugerida para diagnóstico e tratamento (Tabela 5.2).

TABELA 5.2
RINITE ALÉRGICA E OUTRAS CAUSAS DE RINITE

	Espirro e prurido	Rinorréia	Congestão
Alérgica	++++	++	+
Rinite infecciosa	±	+++	+++
Não-alérgica perene com eosinofilia	+++	+++	+
Vasomotora	++	++++	+
Rinite medicamentosa	±	±	++++
Estrutural			
Anomalias do septo	–	–	++++
Abuso de cocaína	–	–	++++
Corpo estranho	–	+++	+++

Nota: Os sintomas são divididos em espirro e prurido, rinorréia e congestão nasal. Isto ajuda a diferenciar a rinite alérgica de outras patologias similares.

Os sintomas podem ser agrupados de acordo com espirro e prurido, que se devem, principalmente, à histamina e, em menor extensão, aos leucotrienos. A rinorréia é proeminente na rinite vasomotora e nas infecções virais. A congestão é uma manifestação da obstrução, qualquer que seja a etiologia.

EXPLICAÇÃO DO DIAGNÓSTICO DIFERENCIAL

Infecciosa

Esta é a condição nasal mais comum, sendo usualmente causada por um rinovírus. Outros vírus respiratórios, como parainfluenza, influenza, adenovírus e vírus sincicial respiratório podem causar sintomas similares. O sintoma predominante é a dor e o desconforto nasais, em lugar do prurido. Com freqüência, as secreções nasais são mucopurulentas.

Rinite Não-Alérgica com Síndromes de Eosinofilia (NARES)

A NARES é uma condição que se assemelha à rinite alérgica em todos os aspectos, excetuando-se a presença de alergias demonstráveis. A eosinofilia local e sistêmica é característica da condição. Existe uma preponderância nas mulheres, em especial nas terceira a quarta décadas. A etiologia exata é desconhecida.

Vasomotora

A rinite vasomotora afeta predominantemente os homens jovens. É causada pela atividade colinérgica nasal excessiva, sendo agravada por emoção e estresse, alimentos condimentados e irritantes. Os pacientes apresentam-se com uma secreção nasal aquosa persistente, que é refratária aos anti-histamínicos, mas responde bem aos agentes anticolinérgicos, como o *spray* nasal de brometo de ipratrópio (Atrovent).

Rinite Medicamentosa

Esta afecção é a conseqüência do abuso de agonistas α_1 tópicos pelos pacientes. Os exemplos são o *spray* nasal Vicks e Afrin, usualmente disponíveis como medicamentos de venda livre. Estes agentes propiciam alívio temporário ao induzir a vasoconstrição com redução no edema. O efeito desaparece em 3-4 horas, com hiperemia e edema de rechaço. Este ciclo se repete, com espessamento progressivo da mucosa nasal e dependência do medicamento. O tratamento requer o uso de esteróides tópicos, bem como a prevenção de α_1-agonistas.

Estrutural

Estas afecções apresentam-se, principalmente, com a sensação de obstrução. No caso de um septo nasal defletido, existe estreitamento da passagem nasal. É interessante notar que, nos pacientes que abusam de cocaína, há também uma sensação de obstrução, apesar do fato de que a cocaína provoca atrofia da mucosa nasal. Freqüentemente a rinorréia é uma manifestação do uso crônico de cocaína.

Corpo Estranho

Existem diversas características que sugerem a presença de um corpo estranho nas passagens nasais. Este é um problema mais comum em crianças.

- Sintomas e sinais unilaterais
- Rinorréia persistente, freqüentemente mucopurulenta
- Fluxo aéreo obstruído

AVALIAÇÃO DA RINITE

O principal achado que diferencia a rinite alérgica de outras etiologias é a presença de testes alérgicos positivos. Os níveis séricos de IgE não são muito úteis na detecção de alergias. Não existe uma boa correlação com a atopia clínica, embora altos níveis sejam sugestivos. Os níveis de IgE totais não são específicos e não acrescentam informações significativas (Tabela 5.3).

Crobach *et al.* mostraram que a demonstração de eosinofilia nasal (> 10% de eosinófilos) indicava:

- Valor preditivo positivo de 81% da presença de alergias
- Predição negativa de 55% da presença de alergias
- Pouco acréscimo a uma boa história
- Sua não recomendação à prática geral

A eosinofilia no sangue periférico é inespecífica, podendo indicar um grande número de condições não alérgicas. Embora contagens elevadas de eosinófilos sejam sugestivas, elas comumente não são valiosas do ponto de vista clínico. Por outro lado, a eosinofilia nasal mostra uma boa correlação com a rinite alérgica.

Os eosinófilos nasais também estão presentes na NARES. É feita uma diferenciação da rinite alérgica através da presença ou ausência de testes alérgicos positivos.

COMPLICAÇÕES DA RINITE ALÉRGICA

Otite Média Recorrente – Relação com a Alergia

Há evidência de que as alergias contribuam para otite média recorrente.

Observou-se a IgE aumentada no líquido na orelha média.

A disfunção da trompa de Eustáquio (tuba auditiva) correlaciona-se com a variação sazonal nos pacientes atópicos.

Epistaxe

Existe uma associação de 20% com a rinite alérgica em crianças que se apresentam com epistaxe recor-

---

TABELA 5.3
DIAGNÓSTICO DIFERENCIAL DA RINITE ALÉRGICA

	Teste alérgico	IgE	Eosinófilos	Ataque de metacolina
Alérgica	++++	+++	+++	+
Rinite infecciosa	–	–	–	–
Não-alérgica com eosinofilia	–	–	++++	+
Vasomotora				
Rinite medicamentosa				
Estrutural				
Anomalias do septo	–	–	–	–
Abuso de cocaína	–	–	–	–
Corpo estranho	–	–	–	–

Nota: O diagnóstico diferencial depende, principalmente, dos testes alérgicos. Também são úteis a IgE circulante, a presença de eosinófilos e um ataque de metacolina positivo. Detalhes adicionais são fornecidos no texto.

TABELA 5.4
FREQÜÊNCIA DE EPISTAXE NA RINITE ALÉRGICA

Sintomas	Testes cutâneos	epistaxe (%)
Positivo	Positivo	20,2
Positivo	Negativo	9,9
Negativo	Positivo	3,4
Negativo	Negativo	2,1

Nota: A freqüência aumenta 10 vezes em comparação com os pacientes sem sintomas ou com um teste alérgico cutâneo positivo. Crianças que apresentam uma história positiva, mas testes cutâneos negativos, exibiram probabilidade 5 vezes maior de exibir epistaxe. Contudo, aqueles com um teste cutâneo positivo, mas história negativa, eram idênticos aos controles.

rente. A associação é muito diferente das crianças não alérgicas (Tabela 5.4).

No estudo acima, 577 crianças em uma clínica de alergia foram estratificadas pela história de alergias e testes alérgicos cutâneos. Houve uma freqüência 10 vezes maior de epistaxe nas crianças com uma história positiva e testes cutâneos positivos que naquelas que foram negativas para ambos. Aquelas que foram positivas apenas para a história exibiam probabilidade 5 vezes maior de gerar uma história de epistaxe, enquanto que aquelas que foram positivas apenas para o teste cutâneo não diferiram dos controles.

Pólipos Nasais e Alergias

Os pólipos são raros em pacientes com rinite alérgica não-complicada.

Os pólipos constituem um raro evento em crianças e sua presença deve sugerir fibrose cística. As freqüências médias dos pólipos nasais em diferentes grupos é mostrada na Tabela 5.5.

TABELA 5.5
INCIDÊNCIA MÉDIA DE PÓLIPOS EM DIFERENTES GRUPOS DEMOGRÁFICOS E DOENÇAS

Asma	32%
Rinite alérgica	5%
Masculino:feminino	3:1
Aspirina	5%
Crianças	0,5%
Fibrose cística	40-70%

Sinusite

Parece haver uma freqüência aumentada de sinusite, possivelmente relacionada com a oclusão crônica do meato.

As células envolvidas na via alérgica podem ser encontradas na cavidade sinusal nestes pacientes.

CONJUNTIVITE ALÉRGICA

A conjuntivite é uma manifestação freqüente da exposição a alérgenos de contato ou transmitidos pelo ar.

Manifestações Clínicas

- Prurido
- Conjuntiva avermelhada
- Aparência de paralelepípedo, principalmente na conjuntiva palpebral
- É comum um padrão sazonal

Diagnóstico Diferencial

Conjuntivite Infecciosa

A alergia é quase sempre simétrica, o que não acontece com a conjuntivite infecciosa.

Pode estar presente uma secreção purulenta, sendo que os pacientes se queixam de secreções viscosas que provocam a aderência de suas pálpebras pela manhã.

Conjuntivite Vernal

Esta é uma condição que ocorre, predominantemente, na primavera, no Sudeste dos Estados Unidos e, na maioria das vezes, entre afro-americanos. A etiologia exata não é conhecida, mas acredita-se que exista uma base atópica. A doença é diferenciada pela presença de acreções de eosinófilos na conjuntiva bulbar. Estas são conhecidas como manchas de Tranta. Elas podem acontecer no limbo da córnea, colocando o paciente em risco para a invasão da córnea com possível cegueira.

TERAPIA DA RINITE ALÉRGICA

As opções terapêuticas incluem a utilização de medicamentos que bloqueiam a histamina e os leucotrienos

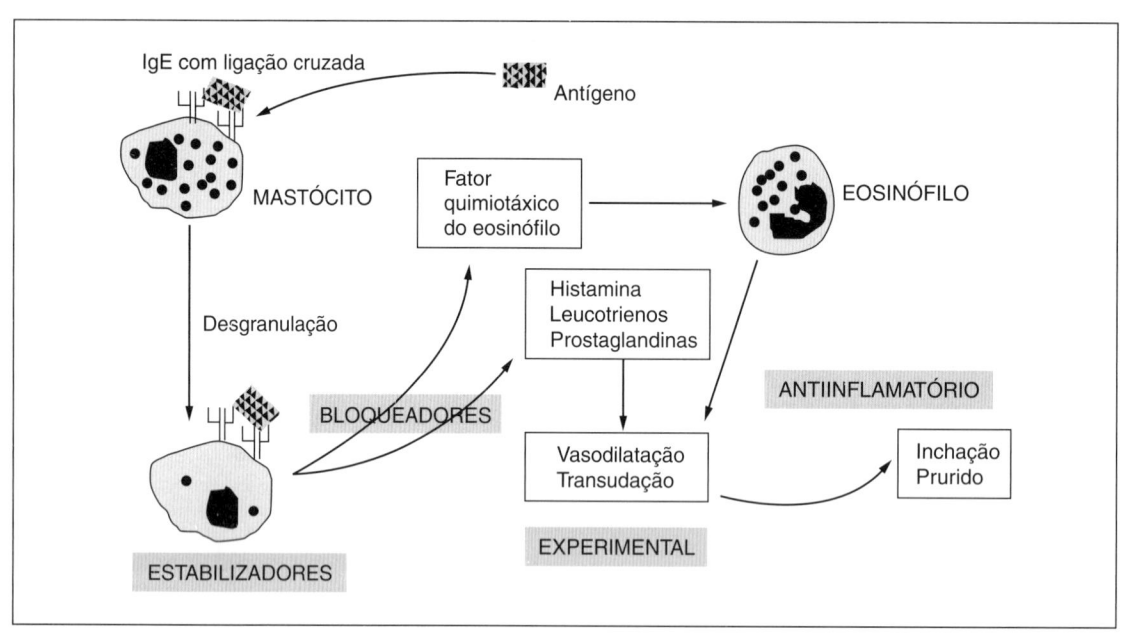

FIGURA 5.1
CASCATA BÁSICA DA RESPOSTA IMUNE QUE PRODUZ REAÇÃO ALÉRGICA (DISCUTIDA NO CAPÍTULO 2; FIGURA 2.1).

Os principais grupos de medicamentos utilizados na terapia da rinite alérgica e o local de suas ações são mostrados nos quadrados acinzentados nesta figura.

e que reduzem a inflamação. Existem medicamentos estabilizadores do mastócito que impedem a ativação da cascata alérgica (Figura 5.1, Tabela 5.6).

ESTRATÉGIAS DE TRATAMENTO

Rinite Alérgica

Controle do ambiente e prevenção contra o alérgeno
Anti-histamínicos não-sedantes
Anti-histamínicos/anticolinérgicos tópicos
Cromolin nasal
Esteróides nasais
Imunoterapia

Conjuntivite Alérgica

Controle do ambiente
Anti-histamínicos não-sedantes
Anti-histamínicos tópicos

Estabilizadores de mastócito tópicos
Esteróides nasais
Imunoterapia

TABELA 5.6
SÍTIO DE AÇÃO DE MEDICAMENTOS PARA ALERGIA

Sítio de ação	Medicamento
Bloqueadores	Anti-histamínicos
	Bloqueadores do leucotrieno
	Anticolinérgicos
Antiinflamatórios	Esteróides tópicos
Estabilizadores	Cromolin
	Nedocromil
	Olopatadina
	Cetotifeno

Nota: Detalhes de seus empregos são fornecidos no Capítulo 14 – Medicamentos e Métodos Terapêuticos. A posição na cascata da alergia ocupada por cada um destes medicamentos é mostrada na Figura 5.1.

USO DA IMUNOTERAPIA NA RINOCONJUNTIVITE ALÉRGICA

A imunoterapia também é debatida no Capítulo 16.

SELEÇÃO DO PACIENTE

Especificamente, na rinite alérgica, o uso da imunoterapia deve ser reservado a pacientes com

   Sintomas graves e incapacitantes
   Antígeno(s) nitidamente identificável(is)
   História
   Testes alérgicos

A história deve correlacionar-se com os testes alérgicos ou com outros meios de identificação do antígeno. Um paciente com um teste positivo para erva-de-santiago deve ter sintomas no outono.

A imunoterapia deve ser reservada para pacientes que tenham uma situação onde:

- Os antígenos não podem ser evitados
  - Situações industriais
  - Recusa em remover os animais
  - Alergia ao pólen
- Fracasso do tratamento
  - Falta de resposta à farmacoterapia adequada
  - Efeitos colaterais da medicação

MÉTODO

Para resultados ideais deve ser utilizado o menor número possível de antígenos. Devem ser empregados apenas alérgenos que forneçam os testes mais fortemente positivos.

O paciente é iniciado em uma diluição de 1/200.000, sendo a dose aumentada semanalmente, conforme tolerado.

A incidência de efeitos colaterais é pequena, mas se mantém o potencial. O paciente deve ser observado por 30 minutos após a injeção. A evolução usual das injeções acontece durante 5-6 anos. A freqüência das injeções é reduzida à medida que melhora a tolerância do paciente às concentrações mais elevadas.

Leitura Sugerida

Baroody, F. M. (2003). Allergic rhinitis: broader disease effects and implications for management. *Otolaryngol Head Neck Surg* **128**(5): 616-31.

Bhalla, P. L. (2003). Genetic engineering of pollen allergens for hayfever immunotherapy. *Expert Rev Vaccines* **2**(1): 75-84.

Bousquet, J., P. van Cauwenberge, et al. (2002). Allergic rhinitis and its impact on asthma. In collaboration with the World Health Organization. Executive summary of the workshop report. 7-10 December 1999, Geneva, Switzerland. *Allergy* **57**(9): 841-55.

Durham, S. R. and S. Walker (2000). Immunotherapy for hayfever. *Chem Immunol* **78**: 199-208.

Lin, H. and T. B. Casale (2002). Treatment of allergic asthma. *Am J Med* **113**(Suppl. 9A): 8S-16S.

Moverare, R. (2003). Immunological mechanisms of specific immunotherapy with pollen vaccines: implications for diagnostics and the development of improved vaccination strategies. *Expert Rev Vaccines* **2**(1): 85-97.

Mucha, S. M. and F. M. Baroody (2003). Relationships between atopy and bacterial infections. *Curr Allergy Asthma Rep* **3**(3): 232-7.

Novak, N. and T. Bieber (2003). Allergic and nonallergic forms of atopic diseases. *J Allergy Clin Immunol* **112**(2): 252-62.

Settipane, R. A. (2003). Rhinitis: a dose of epidemiological reality. *Allergy Asthma Proc* **24**(3): 147-54.

Togias, A. (2003). Rhinitis and asthma: evidence for respiratory system integration. *J Allergy Clin Immunol* **111**(6): 1171-83; quiz 1184.

Van Cauwenberge, P. (2002). Advances in allergy management. *Allergy* **57**(Suppl. 75): 29-36.

CAPÍTULO 6

ASMA

DEFINIÇÃO

Existem três componentes principais que definem a asma.

A asma é uma doença pulmonar *obstrutiva, recorrente e reversível*. Na asma crônica, a reversibilidade pode ser apenas parcial.

NOVA COMPREENSÃO NA FISIOPATOLOGIA

Houve um aumento na compreensão da fisiopatologia da asma durante os últimos anos, o que formou a base da terapia e o reconhecimento melhorados da doença. Uma chave para o desenvolvimento da asma clínica é o conceito de hiperatividade da via aérea.

Base para Hiperatividade da Via Aérea

Predisposição Genética

Existem descrições de vários alelos que estão associados a um risco aumentado de desenvolver a asma. Existe uma associação mais forte com a asma para aquelas ligações que também se correlacionam com a produção aumentada de IgE. Um exemplo é um loco no braço longo do cromossoma 11 que está ligado à asma e às alergias. Também existe associação aumentada de um loco no cromossoma 5 (5q31-q33) que pode estar ligada à sensibilidade ao ácaro da poeira e tem maior freqüência em afro-americanos.

Loco no cromossoma 8 (8p23) apresenta associações similares. Parece haver maior *linkage* com brancos nos cromossomas 2q21 e 13q32-q34.

Fica evidente que a asma é uma conseqüência de um efeito de massa de vários pequenos erros genéticos, sendo mais difícil de predizer que há uma única mutação maior.

Em geral, o padrão da herança da asma é poligênico.

Componente Celular (Inflamatório)

Atualmente, é bastante aceito que o principal mecanismo subjacente à asma é a inflamação peribrônquica crônica. Um grande número de células está envolvido na inflamação da asma. Elas compartilham vários mediadores e produzem outros que são próprios para determinado tipo celular. As células predominantes são os eosinófilos e os neutrófilos. O efeito global da liberação de mediador é a hipertrofia de células caliciformes com um aumento na produção de muco, aumento no tônus da musculatura lisa com estreitamento da via aérea, lesão endotelial e um infiltrado de eosinófilos e neutrófilos. Também existe um aumento nos linfócitos. Mediadores específicos, como a proteína catiônica do eosinófilo, provocam dano considerável para o endotélio e para epitélio (Tabela 6.1, Figura 6.1).

TABELA 6.1
CÉLULAS INFLAMATÓRIAS COMUNS QUE LIBERAM MEDIADORES ESPECÍFICOS PARA CADA TIPO CELULAR

Mediadores específicos	Origem	Mediadores comuns
Histamina	Mastócitos	Leucotrienos
Proteína básica principal	Eosinófilos	Prostaglandinas
Proteína catiônica	Eosinófilos	Interleucinas
Serotonina	Plaquetas	Enzimas
Peróxido	Polimorfonucleares	Fator ativador da plaqueta
	Eosinófilos	
Interleucinas	Células T	

Nota: As células inflamatórias comuns liberam mediadores que são específicos para cada tipo de célula, listadas na coluna da esquerda. A coluna à direita lista os mediadores que são comuns a todos os tipos de células inflamatórias nomeadas na coluna central.

Mecanismos Auxiliares

Embora a inflamação seja o mais proeminente dos mecanismos fisiopatológicos para o desenvolvimento da asma, ela não é o único mecanismo.

Existem inúmeras vias que levam ao estreitamento agudo e crônico das vias aéreas.

Mecanismos Neurológicos

Desequilíbrio autônomo. Demonstra-se o tônus parassimpático aumentado na asma, resultando em um desequilíbrio entre os controles simpático e parassimpático. Esta discrepância é agravada ainda mais pela hipoatividade simpática.

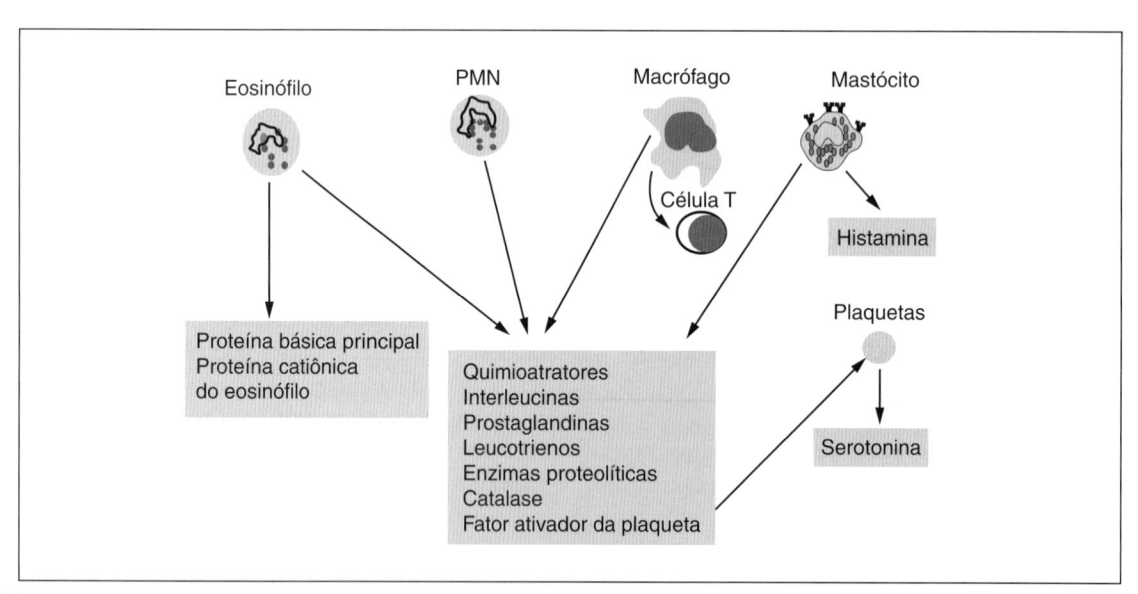

FIGURA 6.1
GAMA DE MEDIADORES PRODUZIDOS POR CÉLULAS INFLAMATÓRIAS, NO PULMÃO, NA ASMA.
Esta figura complementa a Tabela 6.1. O quadrado central lista alguns dos mediadores que são produzidos por todas as células inflamatórias. Muitos tipos de células liberam substâncias inflamatórias únicas. Os eosinófilos produzem duas proteínas básicas potentes, que são destrutivas para as membranas celulares, sendo que os mastócitos produzem histamina. O fator ativador da plaqueta é produzido por todas as células e estimula as plaquetas a produzirem serotonina. PMN: células polimorfonucleares.

Outros fatores neurogênicos. Existem várias outras substâncias neurogênicas que podem aumentar o tônus e as secreções na via aérea:

Fibras C aferentes
Substância P

Perda dos Fatores Mantenedores da Permeabilidade da Via Aérea

Mucosa. A lesão da integridade da mucosa é freqüente na asma. Existem várias conseqüências para a lixiviação do revestimento epitelial. Em primeiro lugar, há uma perda de fatores de relaxamento do músculo liso, como o fator de relaxamento derivado do epitélio e o peptídio intestinal vasoativo. Estes mediadores fazem oposição aos efeitos dos broncoconstritores, como histamina e leucotrienos. Com o dano a partir de produtos do eosinófilo, por exemplo, a proteína catiônica, existe perda da superfície da mucosa e, com ela, dos fatores de relaxamento do músculo liso que são aqui produzidos.

Sistema nervoso não-adrenérgico não-colinérgico. O efeito global destes mediadores é o de se opor à constrição da via aérea. Eles incluem:

Neuroendócrinos
Epinefrina

Alterações da Via Aérea durante um Episódio Agudo

Comumente, um episódio asmático agudo segue uma via claramente definida. As vias aéreas não são afetadas de maneira uniforme, resultando em distribuição desigual do fluxo de ar e sangue. Após a exposição a um agente deflagrador, existe:

- Broncoconstrição
- Edema da mucosa
- Produção aumentada de muco

Por causa de um grande número de unidades brônquicas terminais nos pulmões, as alterações asmáticas não acontecem de modo uniforme por todos os campos pulmonares. Como demonstrado na Figura 6.2, os eventos iniciais durante um episódio agudo incluem o broncoespasmo, o edema de mucosa e a secreção aumentada de muco com estreitamento da luz brônquica, o que leva à obstrução do fluxo de ar na expiração, em lugar de na inspiração. Este não é um processo uniforme por todo o pulmão. Como conseqüência, existem áreas que estão hiperdistendidas por

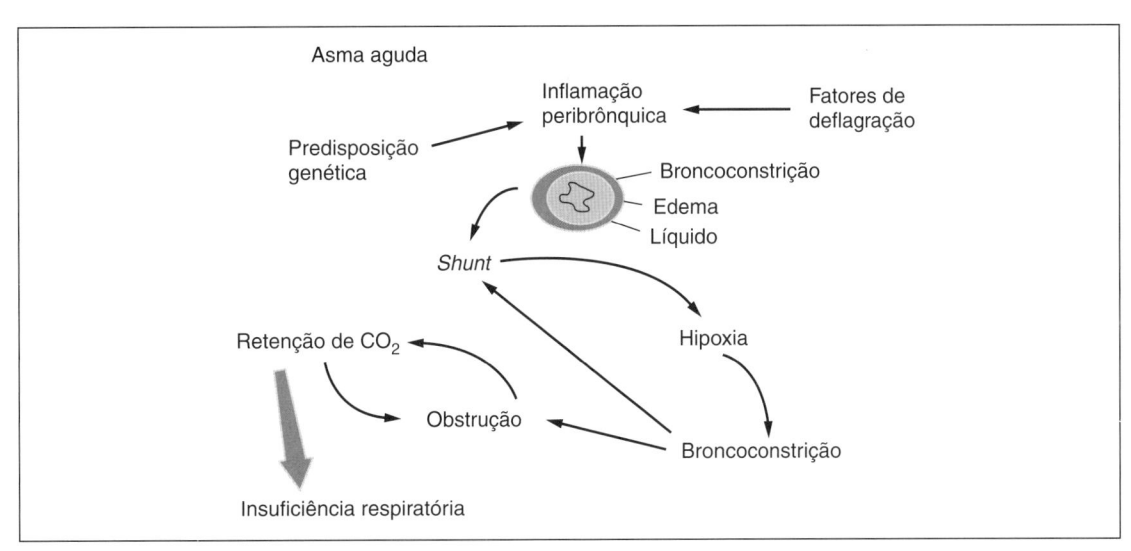

FIGURA 6.2
PATOGENIA DE UM EPISÓDIO ASMÁTICO AGUDO.

Existem duas alças que se autoperpetuam. A primeira acontece no início do curso de um episódio agudo, com a hipoxemia baseada em um desequilíbrio ventilação-perfusão. À medida que esta alça progride, ela leva a uma segunda, com retenção de CO_2. Quando esta segunda alça não é interrompida, o paciente está em grave risco de progredir para insuficiência respiratória.

TABELA 6.2
COMPARAÇÃO DAS FASES INICIAL E TARDIA DA ASMA

Fase	Associações	Início
Inicial	Histamina e mediação colinérgica Receptores de IgE Autolimitada	Imediato a 30 minutos
Tardia	Mastócitos/histamina Dependente de IgE Morbidade e mortalidade aumentadas	4-6 horas

Nota: Esta tabela complementa a Figura 6.3.

causa do aprisionamento de ar, mas apresentam um suprimento de sangue ruim por causa do estiramento dos vasos sanguíneos. Outras áreas mostram-se colapsadas por causa da obstrução mais completa. Estas áreas evidenciam um suprimento sanguíneo aumentado. Este padrão resulta em um desequilíbrio da ventilação-perfusão $(\dot{V}/\dot{Q})$. Normalmente, $(\dot{V}/\dot{Q}) = 1$, sendo que os desvios a partir desta proporção podem resultar em hipoxemia.

O evento inicial em um episódio asmático agudo é a hipoxemia, que leva à taquipnéia e à taquicardia. A implicação é que os pacientes com uma apresentação asmática aguda que demonstram freqüências cardíaca e respiratória aumentadas estão, provavelmente, hipoxêmicos. Este padrão desenvolve-se em um ciclo com hipoxemia aumentando o broncoespasmo, o que, por sua vez, provoca um aumento na hipóxia. À medida que o broncoespasmo se agrava, os pacientes começam a aprisionar ar e CO. Quando o tratamento não é instituído neste estágio, é provável que o processo progrida de maneira inexorável para a falência respiratória.

O aumento nas secreções na via aérea é, principalmente, um aumento na fase aquosa do muco. Isto

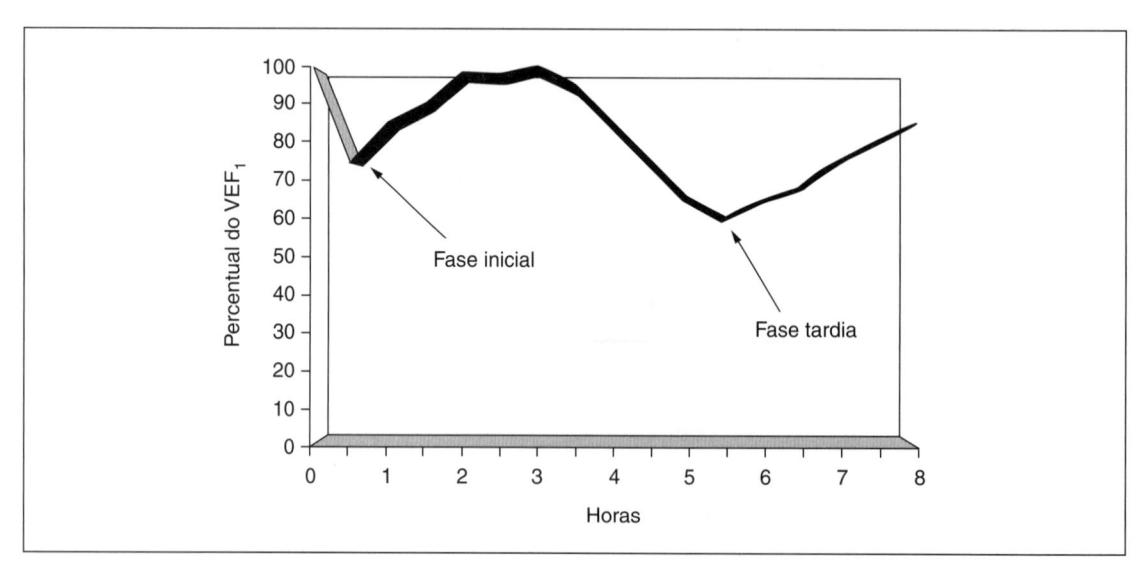

FIGURA 6.3
REPRESENTAÇÃO DAS FASES INICIAL E TARDIA DA ASMA.
A fase inicial é de curta duração e apresenta um início rápido. A fase tardia é de longa duração e mais grave, com um estabelecimento 4-6 horas após a exposição ao antígeno. Este fenômeno é descrito em maiores detalhes no texto. VEF1: volume expiratório forçado em 1 segundo; uma medida da obstrução da via aérea.

resulta no levantamento do cobertor de mucina acima dos cílios do epitélio brônquico. O paciente desenvolverá uma tosse seca e áspera, que é característica da asma, porque ele fica incapacitado de mobilizar as secreções aumentadas (Figura 6.2).

Reações de Fase Inicial e Tardia na Asma

Um importante evento patológico é a resposta bifásica das vias aéreas. A fase inicial é a conseqüência do broncoespasmo, sendo que o início ocorre dentro de 30 minutos. Em geral esta fase é clinicamente observada como o episódio de asma aguda, podendo se resolver de maneira espontânea dentro de 2-3 horas.

A fase tardia apresenta um início em torno de 6 horas depois da exposição inicial, durando entre 2-4 dias. Esta fase está associada à infiltração no espaço peribrônquico por eosinófilos e neutrófilos, tendo sido clinicamente ligada a morbidade e mortalidade na asma. Este padrão origina um problema clínico, pois um paciente que está apresentando uma reação de fase tardia pode exibir a aparência de melhoria inicial, com subseqüente desenvolvimento da obstrução mais grave da via aérea, à medida que se desenvolve a fase tardia (Tabela 6.2, Figura 6.3).

Conceito de Estabelecimento Precoce da Asma

O conceito do estabelecimento das alergias e da asma na infância, também conhecido como a Hipótese da Higiene, é mostrado no Capítulo 3.

AVALIAÇÃO CLÍNICA

História

A apresentação clínica da asma varia muito, principalmente em crianças. Em geral, uma história minuciosa proporciona os pontos-chave para o diagnóstico. As principais manifestações são um padrão recorrente de sintomas respiratórios que acontecem em resposta a deflagradores definidos, como infecções do trato respiratório superior e exercício (Tabela 6.3). Com freqüência, o sintoma principal em crianças é a tosse, que segue o padrão da asma e ocorre à noite e com a exposição aos alérgenos. As principais manifestações na história são as seguintes:

TABELA 6.3
AGENTES DEFLAGRADORES PARA UM EPISÓDIO ASMÁTICO AGUDO

Grupo	Exemplos
Infecções	Virais
	Respiratórias altas
Alérgenos	Ácaros, mofos, polens, pêlo de animais
Poluentes	Particulados, gasosos
Irritantes	Essências, perfumes
Frio	Ar frio
Exercício	Sustentado > estático

Nota: Estes fatores agem sobre uma via aérea que é sensibilizada pela inflamação peribrônquica.

Início e História da Doença

As manifestações úteis na história são a idade no início da patologia e os deflagradores precipitantes. Isto deve incluir quando os sintomas acontecem, dia ou noite, e se há uma incidência sazonal. Não há valor preditivo na idade de início dos sintomas. No entanto, vários pesquisadores (Martinez) notaram que, com o início precoce dos sintomas da asma, existe um risco aumentado de sintomas continuados depois de 5-6 anos de idade, onde há uma forte história familiar de asma e alergias e a criança exibe evidência de alergias.

Episódio Típico

O início de um episódio de asma pode ser abrupto ou aumentar gradualmente em intensidade. Nas crianças, a tosse é, com freqüência, a única manifestação. O paciente pode queixar-se de dor ou pressão no tórax ou dificuldade respiratória. Os episódios de asma são mais freqüentes à noite, principalmente nas primeiras horas da manhã. Deve ser observada a resposta aos medicamentos, principalmente aos broncodilatadores.

Patologias Associadas

Não é raro ter patologias mórbidas concomitantes que acompanham a asma. Os exemplos comuns que agravam a asma e podem tornar o paciente refratário ao medicamento, principalmente aos esteróides, são os seguintes:

Sinusopatia crônica. Há forte evidência de que a sinusopatia recorrente ou crônica agrava a reatividade da via aérea.

Refluxo gastroesofágico. Estudos demonstraram que a presença de ácido na parte inferior do esôfago aumenta a resistência na via aérea inferior e pode iniciar ou agravar um episódio asmático agudo. O refluxo precisa apenas estar na porção inferior do esôfago para agravar a asma, podendo ser totalmente silencioso. Ele deve ser considerado em qualquer paciente com sintomas refratários.

Padrão

Uma revisão do padrão dos sintomas freqüentemente proporcionará uma indicação dos deflagradores de um episódio asmático agudo. Quando o diagnóstico não está esclarecido, como acontece com uma criança com tosse crônica, uma associação dos sintomas do paciente com os deflagradores comuns da asma deve aumentar o nível de suspeição de que a asma se faz presente.

Perguntas Úteis Incluem

Freqüência da interferência com as atividades

  O paciente é capaz de se exercitar ou de participar em atividades desportivas?
  A criança pode acompanhar seus colegas?
  Quanto se falta no trabalho ou da escola?
  Com qual freqüência o pai falta ao trabalho porque a criança está doente?

Freqüência da interferência no sono. A tosse noturna é freqüentemente observada em crianças. Os sintomas noturnos que acontecem com freqüência superior a 2 vezes por mês indicam que o paciente necessita de medicamentos de controle.

Número de consultas de emergência. A terapia ideal da asma é preventiva e não por crise. As consultas freqüentes à Emergência indicam que está ocorrendo o controle deficiente da doença.

Número de hospitalizações

Número de dias perdidos na escola. Com freqüência, é difícil se conseguir este número. Usar um período definido, como os últimos 3 meses, pode ajudar a memória dos pais.

As seguintes perguntas implicam em doença muito grave:

  Você já precisou usar alguma vez um ventilador?
  Você já perdeu a consciência?

Percepção da Gravidade

A avaliação do paciente ou do pai de quão grave é a asma pode ser valiosa na determinação do controle. Com freqüência, os pacientes realizam uma auto-avaliação muito ruim. Este problema é comumente observado nos asmáticos mais graves devido à perda da percepção da dispnéia. Pode haver uma falta de consciência similar de que o paciente está apresentando dificuldade respiratória mesmo entre pacientes menos graves.

Fatores Precipitantes

Os chamados "tipos" de asma representam, na realidade, os efeitos de uma gama de agentes deflagradores em uma via aérea sensibilizada pela inflamação subjacente.

  Os exemplos são exibidos na Tabela 6.3 e descritos adiante.

Infecções

As infecções virais do trato respiratório são a principal causa de episódios agudos de asma, principalmente em crianças. Estas podem afetar o trato respiratório superior ou inferior.

Alérgenos

Uma ampla variedade de alérgenos, como pêlo de animais, mofo, ácaros da poeira, antígeno de baratas e pólen de árvores, gramíneas ou ervas constituem importantes deflagradores para os episódios asmáticos agudos em crianças sensíveis. Perto de 80% das crianças com asma apresentam alergias.

Frio e Exercício

Estes dois fatores atuam ao resfriar e/ou secar a mucosa brônquica. O ar frio é um importante broncoconstritor.

Ambiente

Existem inúmeros agentes ambientais que podem resultar em um episódio asmático agudo. Existem diversas categorias que incluem alérgenos e irritantes diretos da via aérea.

Indústria. Muitas das substâncias químicas que são empregadas na indústria são altamente irritativas para a mucosa da via aérea ou produzem uma resposta mediada por IgE. Os anidridos trimélicos produzem uma resposta aguda, também podendo causar realces de hipersensibilidade mediadas por IgG, principalmente com a exposição prolongada a concentrações menores. As substâncias químicas que contêm metais pesados, principalmente sais de platina, também provocam reações significativas. A etilenodiamina é utilizada na cura da borracha e causa uma forte resposta broncoespástica e inflamatória. Os isocianatos são o produto de materiais de embalagem e produtos de espuma. Muitas enzimas, como as existentes em produtos de limpeza e detergentes, são uma fonte de angústia respiratória entre trabalhadores envolvidos na fabricação destes produtos.

Além disso, os antigos ambientes de trabalho podem ter um alto conteúdo de mofo, que afetará os indivíduos sensibilizados.

Parques e fazendas. O pólen de árvores e ervas formam a principal carga alergênica nos parques. A aragem do solo em fazendas incentiva o crescimento de ervas, principalmente da erva-de-santiago, entre as safras.

Casa. As principais fontes de alérgenos deflagradores na casa são carpete, animais, roupas de cama, ductos de aquecimento e resfriamento. O fumo continua a ser o principal poluidor em ambientes fechados.

Impacto da Doença

Sobre o Paciente

A asma nem sempre está evidente ou é nitidamente reconhecida pelo paciente. Pode haver um impacto significativo sobre o estilo de vida do paciente, que pode ser aceito como normal.

Sobre a Família

Uma doença crônica sempre possui um impacto significativo sobre uma família, que inclui a ruptura das interações e atividades familiares normais, como férias perdidas e freqüentes noites passadas em departamentos de Emergência. A criança com a doença crônica pode receber uma quantidade desproporcional de atenção, causando ressentimento entre outras crianças e familiares.

MANIFESTAÇÕES CLÍNICAS

Há uma ampla gama de apresentações da asma.

Agudas

A apresentação aguda típica tem início súbito com dispnéia, trabalho respiratório aumentado, tosse e falta de ar. Com freqüência, o paciente se mostra incapaz de completar uma frase sem precisar fazer várias incursões respiratórias. A postura pode indicar o grau de angústia respiratória. O paciente se inclinará cada vez mais para diante à medida que a angústia aumenta, elevando com freqüência os ombros. Nas situações extremas, o paciente pode adotar uma posição sobre as mãos e os joelhos. Esta postura progressiva permite a ação muscular aumentada, principalmente pelos músculos peitorais como os músculos acessórios. A angústia respiratória crescente também é notada no uso progressivo dos músculos acessórios em seqüência: batimento das asas do nariz, retrações supra-esternais, retrações intercostais e, então, retrações subcostais.

Significado dos Achados Clínicos na Asma Aguda

A Tabela 6.4 indica o significado dos sinais e sintomas usuais de um episodio asmático agudo. A taquipnéia e a taquicardia são conseqüências da hipoxemia e constituem o primeiro sinal durante um episódio agudo (Tabela 6.4).

Sibilância. A sibilância é muito inglória como um sinal. Ela apenas indica que existe turbulência nas vias aéreas e não fornece informações a respeito de onde está a obs-

TABELA 6.4
SIGNIFICADO DAS MANIFESTAÇÕES CLÍNICAS USUAIS NA ASMA É MOSTRADO NA COLUNA DA DIREITA

Manifestação	Significado
Taquicardia	Hipoxemia
Taquipnéia	Hipoxemia
Expiração prolongada	Obstrução aumentada
Sibilância	Não valioso – apenas indica a turbulência na via aérea e não o local ou gravidade da obstrução
Músculos acessórios	Angústia grave
Cianose	Desequilíbrio ($\dot{V}/\dot{Q}$) grave
Fluxo máximo reduzido	Asma grave
Pulso paradoxal aumentado	Asma grave

trução, o que a está causando ou quão grave é a obstrução. Os pacientes que exibem obstrução grave das vias aéreas na asma podem não exibir qualquer sibilância, pois eles não movimentam ar suficiente para produzir o fluxo turbulento. É muito mais útil monitorar o fluxo de ar e a proporção entre a inspiração e a expiração para o prolongamento da expiração.

Cenário perigoso. Uma criança de 9 anos de idade se apresenta na Emergência com uma história de tosse há 2 dias. Sabe-se que ela tem asma. O exame físico indica taquipnéia branda. O exame do tórax com a respiração corrente mostra a ausência de sibilos. Quando a criança é induzida a realizar a respiração forçada, há movimento adequado de ar na inalação, mas, na expiração, o movimento de ar se mostra nitidamente reduzido. Os sibilos ainda não são detectados.

Existem *duas armadilhas* nesta situação que podem levar a um resultado ruim.

Em primeiro lugar, a respiração sempre deve ser avaliada no esforço máximo. Neste caso, passaria desapercebida a obstrução grave da via aérea.

Em segundo lugar, focalizar-se na sibilância poderia levar à não-percepção da obstrução da via aérea que é tão grave que torna a expiração silenciosa.

Pulso paradoxal. Esta medição é uma diferença na pressão arterial sistólica entre a inspiração e a expiração. Esta discrepância usualmente é de 6-8 mmHg. A diferença aumenta com a angústia respiratória crescente em proporção às oscilações na pressão pleural, podendo ser maior que 20 mmHg na asma grave.

Apresentação Não-Urgente

Cansaço. Com freqüência, os pacientes se queixam de cansaço, pressão no tórax e podem perceber sibilos ou assobios também no tórax.

Tosse. A tosse é um aspecto particularmente comum na infância, onde pode ser o único sintoma.

Ela é freqüentemente descrita como profunda, úmida e não-produtiva quase sempre de natureza áspera. Os pacientes perceberão que a tosse piora à noite e com a exposição ao ar frio. As infecções do trato respiratório superior também são freqüentes deflagradores.

Intolerância ao exercício. O exercício aeróbico é particularmente problemático, pois provoca o resfriamento das vias aéreas e uma alteração na tonicidade da superfície. Estes são fatores primordiais na deflagração de um episódio de asma agudo.

Achados físicos. Entre os episódios, o exame físico pode não ser muito útil. Os sinais vitais são normais. A cianose em repouso e o baqueteamento das unhas não são características da asma, sendo que a sua presença deve sugerir outro processo patológico.

O exame pulmonar freqüentemente é desprezível entre os episódios. Pode haver uma redução na expiração durante a expiração forçada.

CLASSIFICAÇÃO DA ASMA (ORIENTAÇÕES DA NHLBI)

Em 1992, *o Heart, Lung and Blood Institute do National Institutes of Health*, apresentou as Orientações para Controle da Asma na forma do *National Asthma Education and Prevention Program* (NAEPP). Este programa foi revisado em 1998. Uma versão específica para a pediatria e as evidências de literatura de suporte foram liberadas em 2002. A versão completa do programa pode ser vista e baixada em http://www.nhlbi.nih.gov/guidelines/asthma/.

Uma versão muito útil do NAEPP fornece uma classificação da asma, mostrada na Tabela 6.5. A asma branda é adicionalmente classificada como episódica ou crônica.

Os sintomas persistentes são indicados pelos critérios exibidos na Tabela 6.6.

DIAGNÓSTICO DA ASMA

O diagnóstico da asma depende, em grande parte, da história e do padrão de apresentação, conforme notado acima. Os sintomas de desconforto torácico, falta de ar ou dor torácica estão freqüentemente associados aos deflagradores usuais da asma. Os sintomas que fazem o paciente despertar do sono, quase sempre nas primeiras horas da manhã, são altamente sugestivos de asma. O exercício é outro deflagrador significativo, principalmente a atividade vigorosa e aeróbica. Uma história de alívio com um broncodilatador é útil, pois esta resposta equivale à demonstração da reversibilidade.

TABELA 6.5
CLASSIFICAÇÃO DA ASMA DE ACORDO COM O NAEPP, LIBERADA PELO *NATIONAL HEART, LUNG AND BLOOD INSTITUTE* DO *NATIONAL INSTITUTES OF HEALTH*

	Branda Intermitente	*Branda Persistente*	*Moderada*	*Grave*
Freqüência	< 2/semana	> 2/semana, mas < 1/dia	> 1-2/semana	Diária
Intervalo dos sintomas	Pequeno	Pequeno	Tosse de baixo grau	Contínuo
Tolerância ao exercício	Boa	Boa	Diminuída	Ruim
Noturnos	< 2/mês	> 2/mês	2-3/semana	Considerável
Adesão	Boa	Boa	Adequada	Ruim
PEFR	> 80% do predito	> 80% do predito	60-80% do predito	< 60% do predito
	Var. < 20%	Var. 20-30%	Var. 20-30%	Var. > 30%
Espirometria				
Obstrução	Nenhuma	Nenhuma	Fluxo reduzido	Sustentada
Volumes	Normais	Normais	Aumentados	Aumento acentuado
Resposta	> 15%	> 15%	> 15%	Incompleta
Metacolina	PC20 > 20 mg/mL	PC20 > 20 mg/mL	PC20 2-20 mg/mL	PC20 < 2 mg/mL
Resposta à terapia	Boa	Boa	Mais lenta	Ruim/incompleta

Nota: A partir de uma perspectiva clínica, a diferenciação mais significativa na classificação é entre os sintomas episódicos e persistentes. Pacientes portadores de sintomas persistentes exigem tratamento de controle, enquanto que aqueles com sintomas intermitentes comumente podem tomar um broncodilatador quando necessário.

Função Pulmonar

O padrão típico observado nas provas de função pulmonar demonstra a obstrução da via aérea. Também existe evidência de aprisionamento de ar com um volume residual aumentado. (Ver o Capítulo 11 para uma descrição essencial da função pulmonar.)

De maneira específica, existe uma redução na VEF1 e na FEF25–75%. A CVF também pode estar reduzida em conseqüência do aprisionamento de ar e o VR estaria concomitantemente aumentado. A resistência da via aérea se mostra aumentada e a condutância está reduzida.

TABELA 6.6
CRITÉRIOS ESSENCIAIS DERIVADOS DO NAEPP QUE INDICAM QUE UM PACIENTE APRESENTA SINTOMAS DE ASMA PERSISTENTES E PRECISA DE MEDICAMENTOS DE CONTROLE

Critério	*Freqüência*
Uso de medicamento de salvamento	> 2x/semana
Sintomas noturnos	> 2x/mês
Corticosteróides orais	> 2x/ano
Número de frascos de aliviador	> 1/ano

O diagnóstico de asma baseia-se na reversão da obstrução e é definido por um aumento maior que 12% na VEF1 após o uso de um broncodilatador. Os outros parâmetros também devem reverter em graus variados. O aprisionamento de ar parece ser menos responsivo a um broncodilatador, mas o VR comumente diminuirá com albuterol.

A monitorização do fluxo máximo é recomendada no NAEPP. Um fluxômetro máximo é um dispositivo carregado com uma mola simples que mede o fluxo mais rápido de ar durante a expiração forçada. A taxa é expressa em litros por minuto e reflete a permeabilidade das vias aéreas de grosso e médio calibres. O teste é esforço-dependente, de modo que o resultado é usualmente registrado como a melhor de três tentativas. O NAEPP recomenda o emprego de um sistema de luz de tráfego invertido. Existem três zonas: verde, amarela e vermelha. Estes valores baseiam-se nos valores preditos ou no melhor pessoal, conforme demonstrado na Tabela 6.7.

A Figura 6.4 exibe um algoritmo do tratamento do episódio agudo para o paciente em casa. Ele se baseia no NAEPP. Em um episódio asmático agudo, a conduta mais importante é fazer com que o paciente receba um medicamento de salvamento o mais rápido possível.

TABELA 6.7
RESPOSTA ÀS MEDIÇÕES DE FLUXO MÁXIMO

Zona	Faixa	Resposta
Verde	> 80% do predito	Nenhuma terapia está indicada
Amarela	50-80% do predito	Usar medicação de salvamento, repetir em 30 minutos, quando sem resposta
		Contatar o médico, pois pode precisar de esteróides orais
		Quando responde, repetir os medicamentos de salvamento em 2 horas e continuar com os medicamentos regulares
Vermelha	< 50% do predito	Tomar a medicação de salvamento, iniciar esteróide. Caso responda, repetir em 20-30 minutos
		Consultar-se com o médico logo que possível
		Quando sem resposta, administrar outro tratamento e procurar cuidado médico imediato

Nota: O paciente pode basear as zonas nos valores previstos ou no melhor pessoal. Como muitos asmáticos nunca atingem os valores preditos, o melhor pessoal é mais significativo. Estas respostas são usadas como base para um plano de ação por escrito.

Duas condutas são úteis quando o diagnóstico não está definido e as provas de função pulmonar não são diagnósticas: a monitorização do fluxo máximo e o teste de provocação da via aérea.

Monitorização do Fluxo Máximo

A conduta menos tecnológica consiste em fazer com que o paciente monitorize o fluxo máximo por 2-3 semanas, 3 vezes ao dia, e registre os resultados. O paciente deve utilizar um broncodilatador quando a FP é menor que 80% do previsto. A vantagem desta conduta é que ela mede os estresses da vida real como as atividades e exposição ao alérgeno e a resposta pulmonar do paciente. Um padrão de fluxo máximo reduzido que responde a um broncodilatador é diagnóstico de asma.

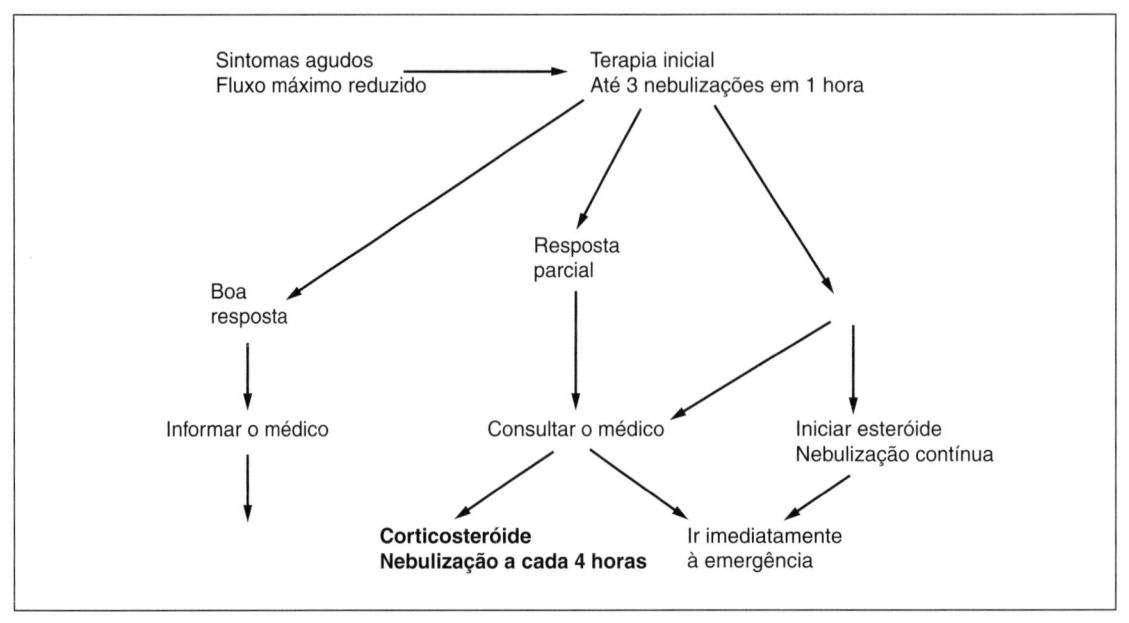

FIGURA 6.4
ALGORITMO INDICANDO A RESPOSTA DE UM PACIENTE ASMÁTICO QUE APRESENTA UM EPISÓDIO AGUDO EM CASA.

Teste de Provocação da Via Aérea

A segunda conduta consiste em provocar a via aérea do paciente usando a função pulmonar antes e depois da provocação como uma medida de resposta. O "padrão-ouro" é uma provocação com metacolina, um análogo da acetilcolina. O ponto final é uma redução na VEF1 em torno de 20%, expresso como a concentração que é necessária para atingir esta queda. Este nível é denominado PC20. As provocações inalatórias também podem ser realizadas com o emprego de ar frio, alérgenos hipertônicos e soro fisiológico hipertônico. O paciente pode ser provocado fisicamente, usando uma esteira ou bicicleta ergométrica. Em um teste de provocação com exercício, o ponto final é uma redução de 20% no VEF1.

A Figura 6.5 ilustra um algoritmo para determinar a presença de asma com base no NAEPP. Uma prova de função pulmonar mostrará ou não a obstrução. A reversão do VEF1 em mais de 12% indica asma. A reversão parcial pode indicar asma crônica com um componente fixo. Quando a obstrução não demonstra reversão, o paciente pode receber um broncodilatador durante 2 semanas e, em seguida, repetir a prova de função pulmonar. Quando nenhuma obstrução inicial é notada, o paciente deve medir e registrar o fluxo máximo durante 2 semanas. Quando o padrão durante este período demonstra a obstrução, então a reversibilidade deve ser avaliada. Quando não se nota nenhuma obstrução (ou como um procedimento alternativo), pode ser administrado um teste de provocação. Se positivo, isto indica a presença de asma e, quando negativo, deve ser pesquisado outro diagnóstico.

Radiologia

Radiografia de Tórax

Uma radiografia de tórax é, provavelmente, o exame mais solicitado e menos importante na asma. Os achados típicos são:

- Hiperinsuflação
- Atelectasia subsegmentar
- Espessamento peribrônquico
- Hipertransparência dos pulmões
- Estreitamento do mediastino

Estes achados podem se assemelhar à infiltração ou à pneumonia, não fornecendo indicação da gravidade da

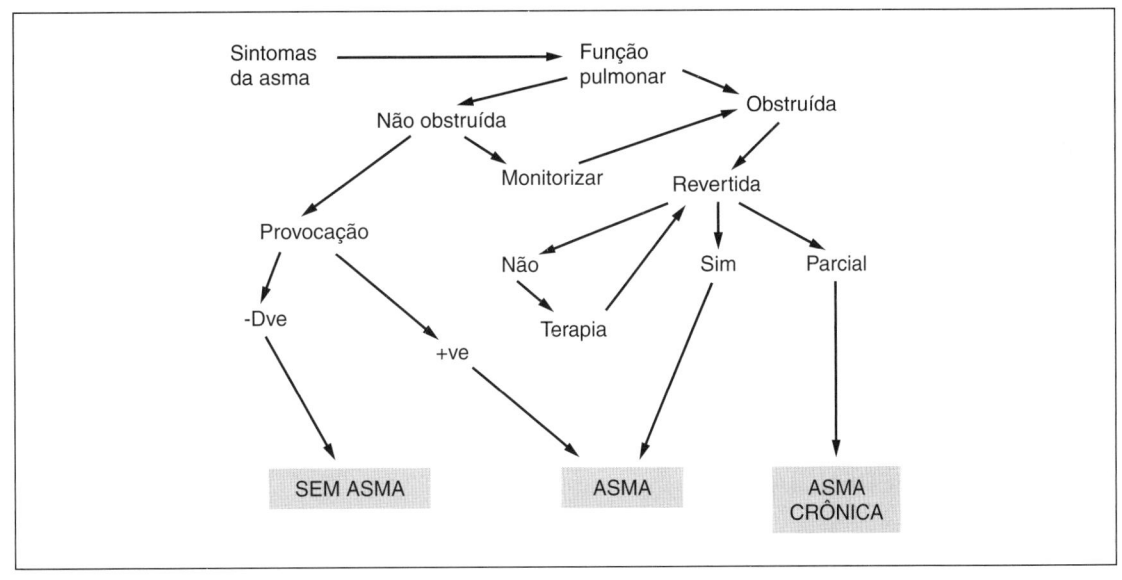

FIGURA 6.5
ALGORITMO DIAGNÓSTICO DERIVADO DO NAEPP PARA DETERMINAR SE A ASMA ESTÁ PRESENTE OU NÃO.

Uma prova de função pulmonar é empregada para detectar a presença ou ausência da obstrução ao fluxo de ar. Quando a obstrução está presente e reverte em torno de mais de 12%, a asma está presente. Quando não se obtém uma resposta, o paciente receberá a terapia e, então, será reavaliado. Ver o texto para os detalhes desta conduta.

asma. Como os achados pulmonares da asma podem não ser uniformes por todo o campo pulmonar, pode ser tirada uma conclusão incorreta a partir da radiografia.

Um exame radiográfico do tórax deve ser realizado em uma criança com sibilo e sintomas de asma com início recente. Subseqüentemente, o teste é útil para responder a perguntas específicas, como se um paciente febril com sintomas asmáticos agudos tem pneumonia ou se um paciente que deteriora rapidamente apresenta um pneumotórax. De outra forma, uma radiografia de tórax não é útil na asma aguda.

Imagem por TC

A imagem por tomografia computadorizada (TC) está indicada para excluir a bronquiectasia, principalmente associada à aspergilose broncopulmonar alérgica (ABPA).

ABPA. A aspergilose broncopulmonar alérgica (ABPA) é uma complicação em asmáticos dependentes de esteróides na qual existe uma infiltração crônica das vias aéreas proximais por espécies de *Aspergillus*. Estes pacientes também são alérgicos ao *Aspergillus* e possuem inflamação crônica da via aérea e asma. Os critérios para o diagnóstico incluem:

- Asma refratária
- Teste de punção cutânea positivo para *Aspergillus*
- A presença de hifas do fungo no escarro
- Anticorpos IgG *anti-aspergillus* circulantes
- Bronquiectasia fusiforme (central)

Outros Exames

Testes alérgicos (Capítulo 12)
Teste de Suor
Imunoglobulinas quantitativas
Broncoscopia

DIAGNÓSTICO DIFERENCIAL

Existe um extenso diagnóstico diferencial para os sintomas da asma, principalmente em crianças mais jovens. É prudente notar que vários sinônimos ainda estão em uso para descrever um padrão de asma nos lactentes e crianças jovens: bronquite, bronquite sibilante e doença reativa das vias aéreas (Tabela 6.8).

TABELA 6.8
DIAGNÓSTICO DIFERENCIAL DA ASMA

Obstrução
  Corpo estranho
  Doença pulmonar obstrutiva crônica
  Anéis vasculares
  Tumores
  Redes e membranas

Defeitos Laríngeos
  Disfunção laríngea
  Laringotraqueomalacia e broncomalacia

Displasia Broncopulmonar (DBP)

Infecções
  Pneumonia
  Vírus sincicial respiratório (RSV)
  Parainfluenza
  Adenovírus
  Aspiração recorrente

Doença Cardíaca
  Insuficiência cardíaca esquerda
  Doença da válvula mitral

Fibrose Cística

Variáveis Confundidoras
  Rinite/sinusite
  Refluxo gastroesofágico
  Sensibilidade à aspirina
  Sensibilidade ao sulfeto
  β-bloqueadores

Obstrução Mecânica

Corpo Estranho

Um corpo estranho pode se alojar em qualquer ponto na árvore brônquica, mas, usualmente, isto ocorre em um dos brônquios principais ou em um ramo de primeira ordem. Nas crianças, partes de brinquedos, como rodas ou olhos, e alimentos, principalmente amendoins, são os objetos mais freqüentemente inalados. Nos adultos, dentes e próteses dentárias frouxas são comuns, com o alimento também sendo freqüente. A história mais útil é de sufocação; outros sintomas como tosse ou sibilância não são específicos. Comumente, adultos e crianças com mais idade aspiram objetos estranhos quando elas apresentam níveis alterados de consciência, como durante o uso de álcool e drogas, ou acidente vascular cerebral ou lesão cerebral. Um adulto totalmente alerta também pode fornecer uma história de sufocação com o alimento.

Os achados físicos valiosos incluem os sons respiratórios desiguais, sibilância unilateral, uma tonalidade musical no sibilo e sibilância intermitente. Um aspecto importante é a falta de uma resposta a um broncodilatador. A radiografia de tórax pode demonstrar a hiperinsuflação unilateral de um pulmão. Quando o corpo estranho é radiopaco, ele pode ser visualizado em uma radiografia simples de tórax. A fluoroscopia demonstrará que apenas um diafragma é móvel. Um diagnóstico mais definitivo pode ser feito por imagem por TC ou na broncoscopia. Em geral o objeto pode ser removido por meio de um broncoscópio.

Doença Pulmonar Obstrutiva Crônica

A principal manifestação que diferencia a asma e a DPOC é a reversibilidade.

Anéis Vasculares

Comumente, as anomalias vasculares causam obstrução quando formam um anel completo ao redor de um brônquio ou da traquéia. Em geral, isto constitui um dilema diagnóstico em lactentes e crianças jovens. Os exemplos incluem um arco aórtico duplo, artéria subclávia aberrante e compressão pela artéria inominada. Como a obstrução é de uma via aérea grande, usualmente existe sibilância na inspiração e na expiração. Não existe alteração com um broncodilatador. O diagnóstico pode ser feito através do contraste com bário, onde uma indentação pode ser visualizada no esôfago. Uma imagem de TC com infusão é mais definitiva, sendo que a angiografia definirá a anormalidade. Um procedimento cirúrgico corretivo quase sempre é necessário.

Tumores

As massas podem estar na luz brônquica, na parede ou comprimindo por fora desta. Os tipos de tumores variam desde cistos benignos até malignidades de diversos tipos. Dependendo do tamanho da massa, pode haver hiperinsuflação ou atelectasia distal ao sítio da obstrução. A sibilância não responde a um broncodilatador. O tratamento é o da patologia subjacente.

Redes e Membranas

Estas são lesões congênitas que se originam nas linhas de fusão tecidual durante a embriogênese. As redes e as membranas originam-se da canalização incompleta da luz na junção das porções proximal e distal das vias aéreas. Estas estruturas também causam uma obstrução fixa. Com freqüência, não existe angústia respiratória associada, sendo que os sinais irão melhorar à medida que o paciente crescer, e que as vias aéreas se tornarem maiores. Quando existem seqüelas, como a atelectasia, pode haver a necessidade de correção cirúrgica.

Disfunção do Laringe

A disfunção da corda vocal (DCV) é uma afecção em que há o fechamento das cordas vocais na expiração. Normalmente, as cordas vocais são amplamente aduzidas durante a expiração. Esta reação de conversão pode ser facilmente confundida com a asma. Os pacientes podem se apresentar em grave sofrimento e a troca gasosa deficiente será percebida no exame pulmonar. Será valioso auscultar o tórax enquanto o paciente tosse, pois o prolongamento da expiração pós-tosse estará ausente na DCV, porém presente na asma. A ausculta sobre a traquéia pode esclarecer se a obstrução acontece na via aérea superior. Um achado evidente é o da gasometria arterial normal em um paciente em aparente angústia grave. A alça de fluxo-volume da função pulmonar (ver Capítulo 11 – Provas Práticas de Função Pulmonar) demonstra achatamento no final da expiração e no início da inspiração, conforme observado na Figura 6.6. Um diagnóstico mais definitivo pode ser feito ao se realizar a laringoscopia enquanto os sintomas estão presentes, onde a adução das cordas vocais é notada durante a expiração. O diagnóstico é quase sempre complicado porque os pacientes com DCV também apresentam, com freqüência, asma, que pode ser grave. É importante fazer a diferenciação. Em uma grande série relatada a partir do *National Jewish Hospital* em Denver, quase 10% dos pacientes com DCV foram submetidos à intubação endotraqueal injustificada para a patologia.

O tratamento da patologia consiste de terapia da fala e exercícios respiratórios destinados a relaxar as cordas vocais e a área da garganta.

Laringotraqueomalacia e Broncomalacia

Esta é uma patologia onde as cartilagens traqueal e brônquica são muito moles para manter a permeabilidade da

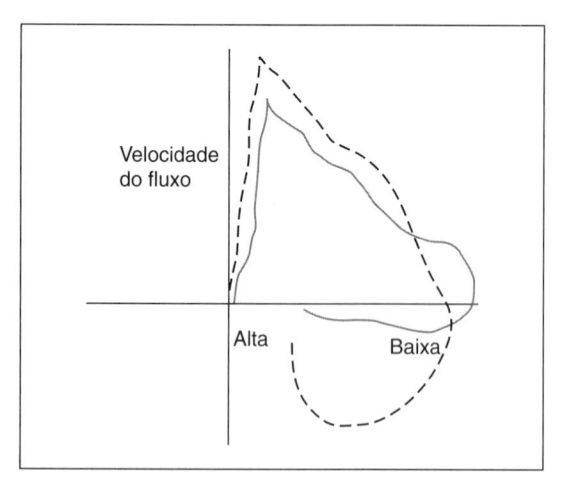

FIGURA 6.6
ALÇA FLUXO-VOLUME DE UM PACIENTE COM DISFUNÇÃO DA CORDA VOCAL.
O normal é mostrado com a linha tracejada. Observe o retardo na expiração no final desta com uma queda súbita na velocidade do fluxo e evidência de achatamento na inspiração (parte inferior do gráfico).

via aérea. É uma patologia benigna que é notada em lactentes jovens, usualmente após o nascimento prematuro. A intubação endotraqueal também pode ter sido necessária. Estão presentes sibilos expiratórios e inspiratórios. O nível de significado clínico depende de quão distais são as vias aéreas afetadas. Quando apenas a área traqueal é afetada, existe respiração ruidosa, mas sem angústia clínica. Contudo, quando os brônquios são afetados, o lactente pode ter colapso significativo das vias aéreas na expiração, com aprisionamento de ar e retenção de CO_2. O trabalho da respiração pode ser muito elevado nestas crianças, podendo haver necessidade de ventilação assistida. Em geral existe uma necessidade para pressões término-expiratórias altas, quer como pressão positiva contínua na via aérea, quer como pressão término-expiratória positiva. Um diagnóstico definitivo pode ser feito na broncoscopia, onde o colapso dos brônquios é notado na expiração.

Em geral, a patologia é corrigida conforme a criança cresce e a cartilagem brônquica se torna mais firme.

Displasia Broncopulmonar (DBP)

Esta patologia é uma conseqüência do nascimento extremamente prematuro, com doença da membrana hialina (DMH) grave. A DMH é o resultado da ausência de surfactante nos pulmões de neonatos prematuros, que não podem expandir os alvéolos e desenvolvem líquido e material hialino nos alvéolos. Eles rapidamente desenvolvem insuficiência respiratória e requisitos de O_2 muito elevados. A DBP é a conseqüência da ventilação prolongada em altas pressões em presença de O_2 inspirado alto. O resultado é pulmão fibrosado, ruptura tecidual e obstrução da via aérea. Estes lactentes podem precisar de importantes intervenções por longo prazo, incluindo traqueostomia e ventilação assistida prolongada. Um neonato tem aproximadamente 20% da capacidade alveolar total. O novo pulmão que se desenvolve é normal, de modo que estas crianças melhorarão à medida que adquirirem o novo tecido pulmonar. Contudo, o componente obstrutivo da via aérea permanece como asma grave. As crianças com mais idade podem demonstrar um quadro obstrutivo persistente com um componente reversível em uma prova de função pulmonar, semelhante à doença pulmonar obstrutiva crônica em adultos fumantes.

Infecções

A pneumonia, principalmente a pneumonia viral, pode se apresentar com sibilância e um padrão obstrutivo. Os vírus inflamatórios pulmonares típicos do início da infância, como o vírus sincicial respiratório (RSV), para *influenza* e adenovírus, provocam um padrão de sintomas semelhantes à asma. Isto é particularmente verídico para o RSV, que pode levar a anos de obstrução da via aérea semelhante à asma, com a recuperação em torno de 5-6 anos de idade. Muitos estudos implicaram o RSV na patogenia da asma, em especial quando acompanhado por exposição precoce a alérgenos.

Doença Cardíaca

O ingurgitamento venoso pulmonar aumentado decorrente da insuficiência cardíaca esquerda ou da doença da válvula mitral pode imitar a asma. Os pacientes podem se apresentar com sibilância e sintomas noturnos, que são muito similares à asma. O diagnóstico diferencial deve ser feito sobre os achados clínicos das anormalidades cardíacas, como um ritmo de galope ou um sopro e evidência radiográfica de insuficiência cardíaca (líquido intersticial, silhueta cardíaca aumentada). Pode haver necessidade do cateterismo cardíaco. Em crianças jovens, as anormalidades cardíacas congênitas freqüentemente se apresentam como asma.

Fibrose Cística

A fibrose cística é uma doença autossômica que afeta múltiplos órgãos, principalmente os pulmões, fígado, intestino e pâncreas. O gene para a condição foi identificado, tendo sido delineado um amplo padrão de deleções. A via comum é o transporte inadequado da água a partir das células caliciformes apicais, o que resulta em secreções espessadas. O envolvimento pulmonar pode se assemelhar à asma. A sibilância persistente com menos de 6 meses de idade é particularmente suspeita de fibrose cística. A radiografia pode mostrar hiperinsuflação e infiltrados em placa. A pneumonia recorrente é uma característica da fibrose cística e não é observada na asma. Um achado radiográfico freqüente é a perda de volume com formação de filamentos nos lobos superiores. Os sinais gastrointestinais são aspectos apresentados precocemente e incluem o íleo meconial, no neonato, e a obstrução intestinal. Nas crianças com mais idade, há perda das enzimas pancreáticas, levando à esteatorréia, com fezes oleosas e com odor fétido por causa da má absorção de gordura.

A iontoforese com pilocarpina (*teste do suor*) é o teste diagnóstico padronizado para a fibrose cística. Nas crianças, o teste é positivo quando o cloreto no suor é > 60 mmol/L ou > 80 mmol/L em adultos. De maneira ideal, dois testes separados devem ser realizados em dias consecutivos.

Os testes de DNA específicos confirmarão o diagnóstico. Esta é uma informação importante para famílias que possam considerar ter mais filhos.

Os outros achados incluem os seguintes:

- Provas de função pulmonar que demonstram a TLC diminuída com capacidade vital forçada diminuída (na asma, a TLC se mostra aumentada). A capacidade de difusão pulmonar é normal na asma, mas está reduzida na fibrose cística.
- A excreção de gordura fecal está aumentada e o nível sérico de albumina é baixo.

Aspiração Recorrente

Este é um problema entre pacientes com consciência comprometida e incapacidade para controlar a deglutição. Pessoas saudáveis e mentalmente íntegras não apresentam, comumente, a aspiração crônica. A aspiração repetida deve ser considerada quando o paciente exibe retardo mental, apresenta déficits neurológicos que afetam a deglutição, como após um acidente vascular cerebral, é idoso ou possui uma história de abuso de droga ou álcool. Uma radiografia de tórax pode mostrar as alterações da infiltração crônica.

Variáveis confundíveis. A asma pode ser agravada por fatores e eventos mórbidos concomitantes. Os exemplos incluem:

- Rinite/sinusite
- Refluxo gastroesofágico
- Sensibilidade à aspirina
- Sensibilidade ao sulfito
- β-bloqueadores

MORTALIDADE NA ASMA

Mortes por Asma em Crianças

Tem havido um aumento na taxa de mortalidade na asma. Esta alteração é mais proeminente entre crianças pobres e afro-americanos, onde a taxa de mortalidade é 3 vezes maior que a dos brancos. Estes dados são ilustrados na Figura 6.7, apresentada para os estados do Meio-Oeste dos Estados Unidos. Estes dados são representativos do país como um todo.

Motivos Potenciais para o Recente Aumento na Mortalidade

- Aumento geral na gravidade da asma
- Medicamentos
  - Uso excessivo
  - Combinações potentes
  - Farmacoterapia inadequada
  - Uso insuficiente de medicamentos
  - Confusão causada por "polifarmácia"
- Fatores socioeconômicos
  - Demora na busca de socorro
  - Custo dos medicamentos e do cuidado
  - Avaliação insuficiente da gravidade da crise
  - Acesso diminuído ao cuidado do paciente

Causas Específicas

- Súbito broncoespasmo grave
- Pneumotórax espontâneo
- Convulsões hipóxicas e aspiração
- Intoxicação medicamentosa
- Morte cardíaca súbita (rara)
  - Tamponamento com hiperinsuflação
  - Hipopotassemia

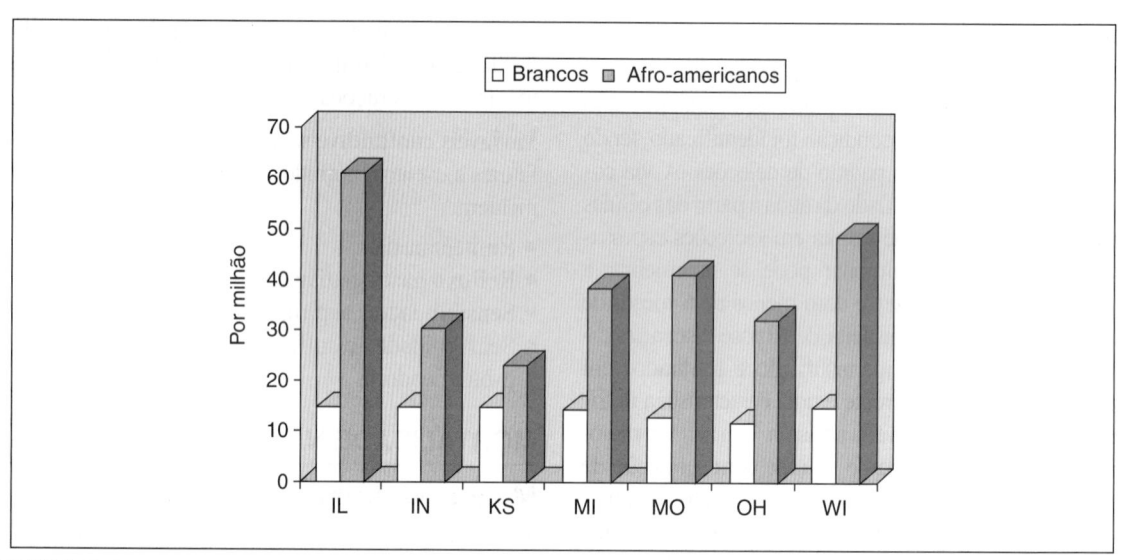

FIGURA 6.7
DADOS REPRESENTATIVOS PARA O MEIO-OESTE COMPARANDO A MORTALIDADE POR ASMA ENTRE BRANCOS E AFRO-AMERICANOS.
A mortalidade em afro-americanos é três vezes aquela dos brancos. Os estados do meio-oeste são apresentados no eixo x, usando as abreviaturas padronizadas.
Fonte: Morbidity and Mortality Weekly Report.

TRATAMENTO DA ASMA

Uma ampla conduta para o controle da asma é aqui apresentada. Os detalhes do uso e administração de medicamentos devem ser encontrados no Capítulo 14 sobre Medicamentos e Métodos Terapêuticos.

Metas

De modo ideal, a meta da terapia consiste em normalizar o estilo de vida dos pacientes. Eles não devem perder o sono por causa da tosse ou sibilos, não devem perder dias de trabalho ou de escola, não devem usar um broncodilatador mais de 2 vezes por semana, devem participar de esportes e de outras atividades, e não devem precisar de consultas na emergência ou hospitalizações.

Conduta Geral

A terapia para asma foi claramente delineada no NAEPP. O *principal aspecto* da terapia é o reconhecimento de dois grupos de medicamentos com usos distintos. Estes são:

- Medicamentos aliviadores
- Medicamentos controladores

Os termos referem-se aos dois aspectos principais da fisiopatologia, broncoespasmo (fase inicial) e a inflamação peribrônquica (fase tardia).

Medicamentos Aliviadores

Este grupo é efetivo no alívio da broncoconstrição aguda e, desta maneira, é efetivo apenas no tratamento dos episódios asmáticos agudos. Não existe efeito na prevenção das crises agudas ou na prevenção dos efeitos da inflamação prolongada. Estes medicamentos somente devem ser utilizados quando necessário para os sintomas agudos. O uso contínuo de albuterol ou equivalente não melhora o controle e pode ser perigoso.

Os medicamentos aliviadores se situam em dois grupos

β_2-agonistas
Anticolinérgicos

Medicamentos Controladores

Este grupo de medicamentos reduz o nível da inflamação peribrônquica e, desta maneira, proporciona o controle de longo prazo da asma, com uma redução na freqüência dos episódios agudos. Existem vários grupos de medicamentos que se situam neste título de controladores. Para detalhes, ver Capítulo 16.

Esteróides

- Inalados
  - Esteróides potentes e de ação prolongada, quando inalados, têm uma dramática diferença no resultado da asma. Eles se destinam ao uso diário, independente da presença dos sintomas.
  - Os exemplos compreendem
    - fluticasona (Flovent)
    - budesonida (Pulmicort)
    - beclometasona micronizada (QVAR)
- Orais
  - Em geral, os corticosteróides orais são reservados para os episódios asmáticos agudos. O uso por longo prazo deve ser evitado por causa do elevado perfil de efeitos colaterais associados a estes medicamentos.

Modificadores do leucotrieno

Úteis como adjuntos dos esteróides
Podem controlar a asma branda a moderada
Controlam aproximadamente 2/3 dos asmáticos que, presumivelmente, apresentam uma resposta mediada predominantemente por leucotrienos.

Medicamentos estabilizadores do mastócito. Cromolin e Nedocromil. Estes medicamentos são fracos em seus efeitos, sendo usados com muito menor freqüência.

Metilxantinas. Outrora um esteio da terapia da asma, este grupo de medicamentos caiu em desuso. Elas apresentam um perfil elevado de efeitos colaterais e, com freqüência, são mal toleradas. Ademais, são agentes broncodilatadores e antiinflamatórios fracos.

Conduta Geral para a Terapia

O NAEPP sugere duas condutas para o tratamento da asma: *ascendente* e *descendente*. O nível de medicação é determinado pela classificação da gravidade. Existem controvérsias sobre quando este estagiamento deve ser feito e sobre como incorporar a influência da terapia na classificação. Um critério constante permanece quando o paciente possui sintomas intermitentes ou persistentes. A presença de sintomas persistentes ou intermitentes se fundamenta no uso dos medicamentos e na freqüência das crises graves. Com base no NAEPP, o paciente com asma *intermitente* deve apresentar o seguinte:

- Não mais que dois usos de um medicamento aliviador por semana.
- Não mais que dois episódios noturnos em um mês.
- Não mais que dois episódios agudos em um ano que exijam esteróides por via oral ou duas consultas na emergência.
- Não usar mais que um frasco de um medicamento aliviador por ano.

Qualquer paciente que tenha sintomas persistentes por estes critérios deve ser colocado sob um medicamento controlador. O número e a dose dos medicamentos deve ser tal que o paciente satisfaça os critérios de controle acima citados. A ordem sugerida indicada para adicionar medicamentos no NAEPP está na Tabela 6.9. Esta é uma conduta sugerida e cada paciente deve ser julgado sobre a gravidade da doença, respostas individuais a diferentes classes de medicamentos e o nível de controle clínico e da função pulmonar.

Ascendente

Nesta conduta, o regime do paciente se torna cada vez mais complexo com os medicamentos adicionados para manter o controle.

Descendente

O paciente é colocado em um regime agressivo para controlar a doença, sendo que, em seguida, os medica-

TABELA 6.9
ESTA É UMA APRESENTAÇÃO DE REGIMES TÍPICOS PARA TRATAR OS VÁRIOS NÍVEIS DE GRAVIDADE DE ASMA, CONFORME SUGERIDO PELO NAEPP

Branda intermitente	β-agonista, se necessário
Branda a moderada persistente	Agente antiinflamatório inalado
	β-agonista de ação longa
	Teofilina
Grave persistente	Acima mais
	Agente antiinflamatório inalado em dose alta
	Corticosteróides orais

mentos são "diminuídos" até a quantidade mínima necessária para manter o controle (Tabela 6.9).

Tratamento Agudo em Casa

A Figura 6.4 representa uma conduta para a asma aguda (segundo o NAEPP) para o início rápido da terapia em casa.

Um dos maiores avanços no tratamento da asma é a introdução do tratamento precoce em casa. Está claro que quanto mais cedo o paciente trata de um episódio agudo de asma, melhor será o resultado. O paciente deve ser incentivado a usar os medicamentos de salvamento mesmo quando estiverem inseguros sobre o que é necessário.

O algoritmo adaptado do NAEPP na Figura 6.4 pretende ser apenas um guia, sendo que cada episódio agudo pode precisar de uma conduta individualizada. Quando existe alguma dúvida do paciente ou dos pais dele sobre o modo apropriado de terapia, estes devem contatar um médico ou chamar uma ambulância. Os pacientes que apresentam insuficiência respiratória aguda *nunca devem ser transportados em carro particular para um serviço de Emergência.*

A resposta inicial do paciente a um episódio agudo consiste em utilizar um tratamento inalatório, quer por inalador com dose metrificada (MDI), quer por nebulizador que se adapte à capacidade do paciente de usar um MDI quando apresenta dificuldades respiratórias. Quando há uma boa resposta, então o paciente deve continuar a usar o albuterol a cada 4-6 horas, durante 48 horas e, então, reavaliar. O médico deve ser notificado.

No caso de uma resposta parcial, o paciente deve começar um corticosteróide oral e repetir o broncodilatador inalado por 3 vezes na primeira hora. Caso aconteça uma resposta apenas parcial, o paciente deve ser observado na Emergência ou por seu médico. Quando o paciente responde, deve-se continuar com o broncodilatador por 2-3 dias e discutir o episódio agudo com seu médico. Quando o paciente evidencia uma resposta ruim ou ausência de resposta à terapia com broncodilatador inalado na primeira hora, ele deve começar a terapia com broncodilatador oral. Este paciente deve ser observado imediatamente na Emergência ou por seu médico assistente, devendo inalar, continuamente, a terapia com β_2-agonista (Tabela 6.10).

TABELA 6.10
AVALIAÇÃO DE UM EPISÓDIO DE ASMA AGUDO PARA O NÍVEL DE GRAVIDADE

	Branda	*Moderada*	*Grave*	*Falência iminente*
Falta de ar	Caminha	Fala ao se alimentar	Repouso	
	Pode deitar	Sentar	Encurvado	
Fala em	Sentenças	Frases	Palavras	
Alerta	Sim	Agitado	Agitado+	Sonolento e confuso
Respiração	+	++	+++	
Freqüência cardíaca	+	++	+++	
Músculos acessórios	±	+	++	Paradoxal
Troca gasosa	Boa	Reduzida na expiração	Reduzida+	Muito ruim
Sibilos	Brandos	Altos	Mais altos	Ausentes
Pulso paradoxal	< 10 torr	10-20 torr	> 20 torr	Pode estar ausente
Fluxo máximo	> 80%	50-80%	< 50%	
SaO_2	> 95%	91-95%	< 90%	
$PaCO_2$	< 45 torr	< 45 torr	< 60 torr	> 60 torr
PaO_2	Normal	> 60 torr	< 60 torr	

Fonte: Adaptado do International Consensus Report.
Nota: Esta tabela destina-se a suplementar uma avaliação pelo médico.

A Tabela 6.10 é um resumo do exame de um paciente em crise asmática aguda que se apresenta na Emergência ou no consultório do médico. Este é um guia e não deve substituir a avaliação do médico sobre a gravidade da doença do paciente.

Terapia – Medicamentos
Sistemas de Administração
(Para maiores detalhes, ver o capítulo sobre Terapia.)

Existem três vias de administração dos medicamentos de asma: oral, inalada e parenteral.

A via inalada é a mais utilizada. Infelizmente, surgiu uma profusão de dispositivos e mecanismos para a administração do medicamento por esta via, resultando em confusão sobre seu uso.

Aparelhos de inalação. Existem três grupos principais de sistemas de administração:

- Inalador com dose metrificada (MDI)
- Inalador de pó seco (DPI)
- Nebulizador

Plano de ação. O NAEPP recomenda o uso de um plano de ação. Este plano baseia-se no fluxo máximo e utiliza os valores de luzes de tráfego anotados acima. As zonas verde, amarela e vermelha fundamentam-se no melhor fluxo máximo do paciente, pois muitos pacientes podem nunca atingir os valores preditos (Tabela 6.7).

CENÁRIOS CLÍNICOS

Os seguintes casos ilustram uma conduta para tratar os pacientes com diferentes intensidades e apresentações da asma.

Caso 1

Este é um caso de uma menina de 4 anos de idade que se apresenta com uma história de pneumonia recorrente. Estes episódios são caracterizados por:

- Infecções do trato respiratório superior.
- Tosse estridente e áspera à noite, mesmo quando ela não apresenta uma infecção. A tosse acontece 3 a 4 vezes por semana.
- Tosse com atividade, cansa com facilidade quando brinca com os amigos.
- Estertores espalhados no exame pulmonar, expiração prolongada.
- Infiltrados em placa na radiografia de tórax, hiperinsuflação.
- Hemograma completo normal com episódios agudos, sem aumento de bastões.

Explicação
Esta criança apresenta asma com uma expressão de tosse predominante. Seus episódios são deflagrados por infecções respiratórias altas e atividade. Os indícios são a natureza recorrente dos episódios pulmonares e os sintomas noturnos freqüentes. A pneumonia recorrente é um evento incomum em crianças, sendo que devemos, primeiramente, suspeitar de outra etiologia para os sintomas respiratórios. Os infiltrados são formados por atelectasia provavelmente subsegmentar como parte da asma.

Tratamento
- Ensaio da terapia com albuterol. Este deve ser administrado durante 1 semana, com a resolução dos sintomas anotada. A melhoria da tosse com albuterol é um indicador dos sintomas reversíveis, um critério da asma.
- Medicamentos controladores
  - Pulmicort Respules 250 µg 2 vezes ao dia; quando o paciente apresenta sintomas persistentes, aumentar para 500 µg, 2 vezes ao dia e reduzir apenas quando os sintomas estiverem controlados.
  - Singulair, 4 mg por dia.
  - Albuterol, quando necessário.
  - Os esteróides orais podem ser necessários para episódios de tosse agudos ou "pneumonia" refratários.
- Elaboração diagnóstica
  - A radiografia de tórax subseqüente somente deve ser obtida quando existir uma dúvida específica a responder.
  - Devem ser considerados os testes alérgicos. É útil delinear o padrão de resposta e os alérgenos que podem ser evitados. A presença de testes alérgicos positivos e de uma história familiar aumenta a probabilidade de que os sintomas da asma venham a persistir além de 6 anos de idade.
  - Prevenção dos alérgenos, controle ambiental.
- Redução da medicação
  - Se a paciente não teve sintomas durante 4-6 meses, os medicamentos poderão ser reduzidos. Se ela permanecer sem sintomas, ela poderá tentar interromper o Pulmicort. Se houver um padrão sazonal,

ela poderá usar o Pulmicort durante a estação, se este for o período em que apresentar sintomas.
- Pulmicort diário.
- Continuar o Singulair.

Caso 2

Um universitário de 22 anos tem porte bastante atlético, mas recentemente desenvolveu dificuldade nos eventos a distância. Agora ele não pode completar uma corrida de 1.600 metros, enquanto que, antigamente, ele detinha o recorde estadual para esta prova.

Ele foi aconselhado a usar duas inalações de albuterol, as quais ele administrava através da técnica da boca fechada imediatamente antes do exercício, mas ainda não está competindo de forma ideal. Ele está correndo risco de ser retirado da equipe.

As provas de função pulmonar (Capítulo 11) indicam valores basais normais. Com um teste de provocação com exercício realizado em uma esteira, o VEF1 foi reduzido em torno de 30% somente depois de 4 minutos de atividade de baixa intensidade. Após a inalação do albuterol, o VEF1 volta para dentro de 90% do normal predito. Esta é uma provocação com exercício bastante positiva.

Explicação

O que se deduz pela falta de resposta ao albuterol? A asma deflagrada pelo exercício não é uma forma distinta de asma. Este homem jovem apresenta asma descontrolada, mas seu deflagrador é, principalmente, o exercício. Também é provável que sua técnica para usar o albuterol seja ruim e que ele não esteja recebendo uma dose adequada.

Tratamento

Este paciente irá se beneficiar de uma conduta de terapia descendente. A idéia consiste em conseguir o controle de seus sintomas e, em seguida, diminuir os medicamentos até a menor quantidade necessária. Ele deve começar com Advair 250/50-500/50 μg, 2 vezes ao dia, e Singulair, 10 mg diários. Quando ele apresentar sintomas durante a prática desportiva ou em outras atividades, deverá utilizar o albuterol para o salvamento. O Maxair Autohaler será uma boa alternativa caso não haja sucesso com o albuterol.

Um adjunto útil para ele seria usar um medidor de fluxo máximo. Ele deve estabelecer um fluxo máximo basal e empregá-lo como um guia objetivo quando apresentar dificuldade ao se exercitar. Deve seguir a resposta do plano de ação padronizado para as zonas de fluxo máximo.

À medida que seus sintomas melhorarem, ele poderá reduzir o medicamento para o Advair 100/50 μg. Em seguida, poderá fazer a transição para o Flovent ou Pulmicort Turbuhaler e usar o Serevent nos dias nos quais for se exercitar.

Caso 3

Uma menina afro-americana de 14 anos de idade com asma grave teve inúmeras hospitalizações, em um total de 17, na Unidade de Terapia Intensiva. Ela precisou de intubação endotraqueal e ventilação assistida por 3 vezes. Ela desenvolveu pneumotórax espontâneo e realiza consultas clínicas mensais; parece aderir aos medicamentos.

A terapia consiste em esteróides orais diários, ocasionalmente em dias alternados, beclometasona inalada, 348 μg 3 vezes ao dia, teofilina oral e salmeterol, 2 vezes ao dia. Ela vive em uma área com uma elevada carga de antígeno e poluição. Não existem animais ou fumantes na casa.

Ela apresenta fatores mórbidos concomitantes: sinusite e refluxo gastroesofágico.

Explicação

- Por que ela é refratária à terapia? Embora os motivos para que os pacientes sejam resistentes aos esteróides não estejam esclarecidos, esta paciente apresenta diversos problemas.
- Ela se situa na categoria de alto risco com base na raça e na idade.
- Ela vive em condições que resultam em um alto nível de exposição à poluição e aos alérgenos.
- Ela tem sinusite e refluxo gastroesofágico, que aumentam a morbidade na asma. O refluxo aumenta, em particular, o tônus brônquico e provoca o estreitamento das vias aéreas.

Tratamento

A doença sinusal subjacente deve ser tratada da mesma forma que o refluxo. O tratamento clínico é a primeira opção. A extensão da doença sinusal pode ser determinada por uma TC, sendo instituída a terapia apropriada. O refluxo deve ser tratado, inicialmente, com um inibidor da bomba de próton, como o omeprazol (Prilosec). A correção cirúrgica pode ser considerada quando não há resposta, mas a asma, com freqüência, não é ajudada pela cirurgia anti-refluxo.

O Advair (combinação de fluticasona e salmeterol) seria uma boa escolha (500/50 µg) porque parece haver uma vantagem para sua combinação e é mais fácil de administrar que os componentes separados. A beclometasona deve ser interrompida. Deve ser acrescentado o Singulair (montelukast), 10 mg. Ela poderia continuar com a teofilina, pois existem dados que indicam que este medicamento pode ter um efeito poupador de esteróide em baixas concentrações.

A paciente poderia ser mantida sob esteróides em dias alternados, o que pode ser mais fácil de atingir com a fluticasona do que com a beclometasona.

Este grupo de pacientes permanece muito difícil de tratar, estando sob alto risco. A importância de tomar os medicamentos e do acompanhamento regular deve ser repetidamente enfatizada.

Caso 4

Esta é uma mulher de 40 anos de idade que tem estado aparentemente em boa saúde. Ela se exercita de forma moderada e não fuma. Percebeu espirros, prurido nos olhos e discreta angústia respiratória quando fica perto de gatos. Ela também apresenta problemas nas mudanças climáticas e notou que a pressão no peito acontece quando ela sai de um ambiente aquecido e se depara com o ar frio. Ela continua a fazer exercícios sem dificuldade.

O exame físico revela olheiras alérgicas, mucosa nasal azul pálida e uma aparência de paralelepípedo na faringe. O exame pulmonar geralmente se mostra normal, sendo que o restante do exame físico não é digno de nota.

As provas de função pulmonar indicam uma redução branda no VEF1 para 75% e há uma mudança de 12% com um broncodilatador.

Os testes de alergia indicam reações positivas para pêlos de gatos e cães, ácaros da poeira doméstica e vários mofos. Ela também reage ao pólen de árvores e de gramíneas.

Explicação

- Esta paciente possui rinite alérgica com asma. Sua asma parece branda a moderada.
- A terapia deve incluir
  - Medidas de prevenção. Quando estas não forem possíveis, a imunoterapia para alergia selecionada para gatos constitui uma opção, desde que exista uma nítida história de reações à exposição.
  - Controle do ambiente, incluindo a proteção do leito e a filtração do ar a partir da lareira e do ar condicionado.
  - É razoável utilizar, inicialmente, uma conduta ascendente nesta paciente, começando com um modificador do leucotrieno. Isto deve mostrar um efeito dentro de 1-2 semanas. Quando não há resposta ou esta é mínima, deve ser acrescentado um esteróide inalado. Quando o paciente está sob controle, os medicamentos podem ser novamente diminuídos.
  - Deve ser utilizado um esteróide nasal tópico, como fluticasona, beclometasona ou mometasona. Um anti-histamínico de segunda geração, como a desloratadina, cetirizina ou fexofenadina, deve ser empregado para os sintomas.
  - Está indicado acompanhamento freqüente. A função pulmonar é essencial no acompanhamento desta paciente.

Leitura Sugerida

Bradding, P. (2003). The role of the mast cell in asthma: a reassessment. *Curr Opin Allergy Clin Immunol* **3**(1): 45-50.

Ennis, M. (2003). Neutrophils in asthma pathophysiology. *Curr Allergy Asthma Rep* **3**(2): 159-65.

Factor, P. (2003). Gene therapy for asthma. *Mol Ther* **7**(2): 148-52.

Fireman, P. (2003). Understanding asthma pathophysiology. *Allergy Asthma Proc* **24**(2): 79-83.

Flaherty, K. R., E. A. Kazerooni, *et al.* (2000). Differential diagnosis of chronic airflow obstruction. *J Asthma* **37**(3): 201-23.

Hizawa, N., L. R. Freidhoff, Y. E. Chiu *et al.* (1998). Genetic regulation of dermatophagoides pteronyssinusspecific IgE responsiveness: a genome-wide multi-point linkage analysis in families recruited through 2 asthmatic sibs. *J Allergy Clin Immunol* **102**(3): 436-42.

Hizawa N., I. R. Freidhoff, E. Ehrlich *et al.* (1998). Genetic influences of chromosomes 5g31-q33 and 11q13 on specific IgE responsiveness to common inhaled allergens among African American families. *J Allergy Clin Immunol* **102**(3): 449-53.

King, T. E., Jr. (1999). A new look at the pathophysiology of asthma. *J Natl Med Assoc* **91**(8 Suppl.): 9S-15S.

Quadrelli, S. A., A. J. Roncoroni, *et al.* (1999). Evaluation of bronchodilator response in patients with airway obstruction. *Respir Med* **93**(9): 630-6.

Steinke, J. W., L. Borish, *et al.* (2003). 5. Genetics of hypersensitivity[erratum appears in J Allergy Clin Immunol. 2003 Aug;112(2):267]. *J Allergy Clin Immunol* **111**(2 Suppl.): S495-501.

Wenzel, S. (2003). Severe asthma: epidemiology, pathophysiology and treatment. *Mt Sinai J Med* **70**(3): 185-90.

CAPÍTULO 7

URTICÁRIA E ANGIOEDEMA

INTRODUÇÃO

A urticária e a angioedema são formas comuns da inchação alérgica. Para algumas estimativas, elas afetam mais de 25% da população geral. Na maioria das ocasiões os episódios são autolimitados. Os episódios agudos são mais comuns em crianças, enquanto que as formas crônicas acontecem mais em adultos. Com freqüência, a etiologia é de difícil determinação, sendo que a detecção depende de uma história minuciosa. Esta pode ser uma condição muito frustrante para o médico e para o paciente, principalmente na forma recorrente. A resposta à terapia é variável, aumentando as dificuldades de tratamento.

FISIOPATOLOGIA

A urticária e o angioedema dependem do mesmo mecanismo alérgico. Esta resposta é mediada pela IgE e depende de sensibilização prévia. Estas moléculas de IgE fixam-se aos mastócitos em uma distribuição ao acaso por todo o corpo. Existe uma concentração maior na pele, intestino e mastócitos pulmonares. Um antígeno pode ter acesso à circulação por meio da absorção a partir do trato gastrointestinal, pele, trato respiratório ou sítio de injeção ou picada de inseto. As proteínas ingeridas podem passar intactas para dentro de centros germinativos no intestino delgado por meio das células M de parede fina que ficam suprajacentes a estas placas de Peyer. Não existem microvilosidades na região dos centros germinativos.

O antígeno liga-se, especificamente, à IgE no mastócito, provocando a ligação cruzada das moléculas de IgE. Isto provoca distorção da membrana, o que resulta em ativação da fosforilcolina e de outras enzimas na membrana. O resultado é a abertura dos canais de cálcio e a desintegração controlada do mastócito, liberando histamina e moléculas quimioatratoras do eosinófilo. Este é um processo muito rápido que acontece dentro de milissegundos depois da ligação do antígeno. Como são sintetizados de novo, os leucotrienos e as prostaglandinas levam um tempo relativamente maior do que a histamina para exercer efeito. (Como um grupo, os leucotrienos e as prostaglandinas eram previamente conhecidos como a Substância de Reação Lenta da Anafilaxia.)

Existem mecanismos alternativos para a desgranulação do mastócito. Muitas substâncias causam desgranulação através de um efeito direto sobre a membrana. Os exemplos são os morangos, os meios de contraste contendo iodo, e os opiáceos. As patologias que rompem a via do complemento liberam subprodutos, como C3a e C5a que se ligam a receptores específicos nos mastócitos e basófilos, provocando a liberação rápida de mediadores vasoativos. Estes componentes do complemento são anafilatoxinas potentes e podem induzir o choque profundo. A ativação do complemento acontece em doenças onde imunocomplexos solúveis são encontrados na circulação. Os exemplos são a doença do soro e o lúpus eritematoso sistêmico.

O resultado desta liberação de mediadores vasoativos é a permeabilidade vascular aumentada com transudação de líquido, o que leva ao edema e à inchação localizados. O processo é identificado pela urticária e pelo angioedema; a diferença é na camada da pele em que o líquido se coleta. Na urticária, o líquido acumula-se dentro da epiderme. Isto leva à laceração do plano tecidual e ao desenvolvimento de uma pápula nitidamente definida. Por causa da estimulação das delicadas terminações nervosas sensoriais, estas lesões induzem o prurido intenso. No caso do angioedema, o líquido se acumula na junção dermoepidérmica. Este é um plano de clivagem natural, de modo que o líquido não fica confinado e pode percorrer um amplo trajeto. O resultado clínico é a inchação difusa, que geralmente ocorre em sítios de tecido conjuntivo frouxo como os lábios, face, língua, membros e área pudenda. Quando a inchação acontece na laringe, a respiração pode ser comprometida. Os nervos sensoriais maiores são estimulados no angioedema porque o líquido tem uma localização mais profunda na pele, originando uma sensação de dor ou queimação.

A *anafilaxia* representa um extremo desta resposta. A ligação do antígeno a uma alta densidade de IgE específica nos mastócitos resulta na liberação súbita de uma grande quantidade de mediadores vasoativos. Esta reação provoca vasodilatação e choque, potencialmente, dentro de minutos.

MANIFESTAÇÕES CLÍNICAS

De modo característico, os pacientes se apresentam com início súbito de inchação ou urticárias. As lesões podem começar em qualquer local, não necessariamente relacionado com a porta de entrada. A disseminação e a distribuição das lesões depende da ligação prévia da IgE ao mastócito. Existem três aspectos importantes que sugerem uma reação mediada por IgE.

- Início rápido dos sintomas, comumente dentro de 30 minutos.
- Aparente independência da dose; uma pequena dose pode causar uma reação tão forte quanto uma dose grande. Este fenômeno se dá porque a curva de diluição é deslocada para a faixa de nanograma, sendo que a curva de titulação é plana em doses clínicas.
- Prurido.

O tamanho e a distribuição das lesões não se correlacionam com a gravidade ou a causa da reação, nem com o número das lesões urticariformes. Estas são evanescentes, elevadas, nitidamente demarcadas e intensamente pruriginosas. Os pacientes com angioedema podem exibir inchação rápida, que pode provocar o comprometimento da função ou comportar risco de morte. Isto é particularmente verídico para laringe, boca e língua, onde a inchação rápida causará a obstrução da via aérea.

História

Aspectos Essenciais na História

Uma história minuciosa é essencial na investigação diagnóstica da urticária.

Início da Reação

O paciente ou seus pais devem ser perguntados sobre os possíveis agentes precipitantes, como o alimento ou medicamentos. Como a maioria das reações mediadas por IgE acontece dentro de 30 minutos da exposição, é válido concentrar-se neste período, sendo mais fácil para o paciente se lembrar das exposições. Com freqüência, os pacientes são perguntados sobre novas exposições que eles possam ter tido. Esta linha de questionamento não é valiosa, pois uma reação mediada pela IgE requer a sensibilização prévia e, desta maneira, uma exposição inicial não irá gerar uma reação. Como corolário, uma reação a um novo alimento ou a outra substância constitui, provavelmente, o resultado de outro mecanismo.

Eventos que Circundam o Início

Perguntar sobre a dificuldade de falar ou deglutir ou respirar fornecerá uma indicação da gravidade da reação e se o paciente está em risco para um episódio com risco de morte.

Se o paciente teve múltiplos episódios, é útil determinar a evolução usual.

Devemos perguntar se o paciente precisou de cuidados na Emergência e quais medicamentos ele recebeu. O uso de esteróides no passado implica em um episódio mais grave.

A resposta ao medicamento e a duração dos sintomas são úteis na avaliação da gravidade. Os pacientes que têm episódios recorrentes devem ser incentivados a manter um diário e a anotar os alimentos e outros possíveis deflagradores com os episódios. A urticária é considerada como crônica quando os episódios persistem por mais de 6 semanas.

Os pacientes podem se apresentar com:

Inchação na face, lábios e língua
Edema de laringe
Inchação em outros locais do corpo
Urticária nitidamente demarcada e pruriginosa
Angioedema com inchação difusa e dolorosa

Causas

Muitas reações urticariformes são provocadas por alimento ou medicamento. As reações ao alimento podem resultar de vários antígenos, alguns dos quais podem ser destruídos por calor e cozimento. Desta maneira, os pacientes podem perceber que eles reagem a um alimento cru ou parcialmente cozido, mas não quando ele está totalmente cozido. Os alimentos podem ser cozidos no mesmo óleo ou na mesma chapa, como o peixe e hambúrgueres. Um paciente insuspeito que é alérgico a peixe pode ter uma reação grave quando ingere um hambúrguer que possa conter apenas resíduos diminutos da proteína do peixe. Os alimentos típicos que provocam reações são os produtos diários, principalmente leite e ovos, mariscos, amendoins e amêndoas, e frutas vermelhas. Alguns alimentos, como tomates, contêm serotonina e outros agentes semelhantes à histamina. Também existem outras substâncias mal identificadas que deflagram a desgranulação do mastócito e podem provocar efeitos diretos semelhantes à histamina (Tabela 7.1).

Alimentos

Produtos diários. O leite de vaca e os produtos relacionados com o leite são identificados, com muita freqüência, como uma etiologia de alergias. A freqüência exata é de difícil determinação, porque outras causas de sintomas similares, como a deficiência de lactose, são confundidas com as reações mediadas por IgE. Nos lactentes percebe-se, com freqüência, a presença dos dois tipos de reações alérgicas ao leite. As reações locais ao leite no intestino causam cólicas, diarréia e vômito. Os sintomas acontecem logo depois da ingestão do leite, sendo que, amiúde, a diarréia é sanguinolenta. Nos lactentes com IgE antileite de vaca elevada, existem, comumente, sintomas nas vias aéreas superiores, com rinorréia persistente e, por vezes, sibilância (ver também o capítulo sobre Alergia Alimentar).

TABELA 7.1
CAUSAS COMUNS DE URTICÁRIA E ANGIOEDEMA

Alimentos
Produtos diários
Amendoins
Nozes e frutas vermelhas
Frutos do mar
Medicamentos
Mediados por IgE
Penicilina
Medicamentos à base de sulfa
Liberação direta de histamina
Opiáceos
Iodetos
Físicas
Estresse
Solar
Vibração
Frio
Hereditárias
Deficiência do inibidor da C1 esterase
Deficiência do inibidor de C3b

Os ovos também são comuns como causas de urticária e angioedema. Há um problema adicional com os ovos, já que muitas vacinas são desenvolvidas em ovos. Os exemplos são as vacinas contra sarampo, caxumba e rubéola e a da gripe. Estas vacinas devem ser administradas com cautela nos pacientes alérgicos a ovo.

Amendoins. Os amendoins são, na realidade, legumes e são diferentes de nozes. Eles contêm diversos alérgenos potentes, que podem ser potencializados pela torrefação. Os amendoins são uma causa importante de reações alérgicas acentuadas, inclusive de anafilaxia. Os pacientes portadores de um alto nível de IgE antiamendoim podem desenvolver choque dentro de segundos após o mais leve contato com um amendoim.

Nozes e frutas vermelhas. Todas as nozes (amêndoas, avelãs, cajus, nozes-pecãs, por exemplo) podem provocar reações graves. Muitas sementes que são comumente utilizadas no alimento, em especial as sementes de gergelim, freqüentemente causam reações graves. Há reatividade cruzada entre amêndoas e sementes nas mesmas famílias. No entanto, nem todas as reações são previsíveis. Amendoins e sementes de gergelim podem fazer reação cruzada e pacientes alérgicos a amendoim devem ser cautelosos com sementes e nozes.

Muitas frutas vermelhas provocam reações. Algumas, como os morangos, causam liberação direta de histamina e não são mediados através da IgE.

Frutos do mar e peixe. Os frutos do mar incluem camarão, caranguejo, lagosta e bivalvulados como ostras e mariscos. As reações ao camarão acontecem em uma forma mediada pela IgE, o que se deve às proteínas como a tropomiosina. Há reatividade cruzada com outros artrópodes, como ácaro e baratas. Existem pessoas que podem ingerir camarão com casca, porém reagem quando eles manuseiam as cascas.

As reações aos crustáceos, incluindo caranguejos e lagostas, são distintas do camarão. Os pacientes podem reagir a um e não ao outro.

As reações ao peixe são, em geral, comuns entre diferentes espécies. Quando uma pessoa reage a um tipo de peixe, ela freqüentemente reagirá a muitos, devendo ser aconselhada a evitar peixe por completo.

Medicamentos. As reações a medicamentos se situam em dois grupos:

Mediada pela IgE

Penicilina: As reações às penicilinas são muito comuns. Existem dois tipos. As reações acontecem ao anel β-lactâmico central, conhecido como *determinante maior*, e a vários produtos de clivagem, que formam os *determinantes menores*. Em geral, as respostas graves acontecem com a via parenteral de administração. Há forte reatividade cruzada entre os antibióticos com anel β-lactâmico, como as cefalosporinas e os carbapenens. As penicilinas são o medicamento mais freqüentemente causador de anafilaxia.

Medicamentos à base de sulfa: as reações aos compostos contendo sulfa são comuns e, em geral, apresentam-se como urticária e angioedema. As sulfonamidas podem não exibir reação cruzada com outros medicamentos à base de sulfa.

Liberação direta de histamina

Opiáceos: Os opiáceos são um exemplo primário dos agentes que causam diretamente a desgranulação dos mastócitos. O grau de reação é uma idiossincrasia, não estando relacionada com a sensibilização prévia. Quase todos os pacientes exibirão prurido após a administração de opiáceos, especialmente a morfina.

Radiocontraste: A reação a materiais de radiocontraste portadores de iodo hipertônico é um efeito direto sobre os mastócitos, embora o mecanismo exato não tenha sido desvendado. É difícil predizer a reação, mas uma dose de teste do material de contraste deve ser administrada antes da injeção. Não há teste diagnóstico *in vitro* confiável para esta reação.

Salicilato: O angioedema acontece nos indivíduos sensíveis que utilizam salicilatos. As lesões não são pruriginosas e, com freqüência, envolvem a face e as pálpebras. A tríade de Sampter consiste em sinusite, angioedema e asma e, provavelmente, resulta de um desequilíbrio na produção de prostaglandinas, talvez com a síntese aumentada de leucotrienos.

Físicos

Dermografismo. Este é um distúrbio não-patológico. Uma resposta de pápula e rubor pode ser induzida ao se golpear levemente a pele. Com freqüência os pacientes desenvolvem lesões urticariformes a partir do contato com as roupas. Esta é uma patologia benigna que quase sempre é autolimitada e não está associada a reações graves.

Estresse. Os estresses emocional e físico podem, ambos, deflagrar reações urticariformes agudas em indivíduos suscetíveis. Provavelmente o mecanismo relaciona-se com os desequilíbrios autônomos que acompanham o estresse.

Colinérgico. A urticária das síndromes colinérgicas é típica. Existe um agrupamento de pápulas puntiformes circundadas por uma resposta de rubor. Por vezes, observa-se uma pápula central com lesões satélites. Como um teste diagnóstico, a metacolina pode ser injetada por via intradérmica. Em um resultado positivo ocorrerá a reprodução de um padrão típico de uma pápula com lesões satélites.

Frio. Existem diversas formas de urticária por frio, incluindo uma variedade familiar e várias que estão associadas a crioglobulinas e a outras proteínas séricas que reagem a frio. Os pacientes apresentam problemas quando expostos a dias frios, à água fria e a mudanças súbitas na temperatura. Eles exibem a urticária colinérgica típica, sendo que, em casos graves, podem desenvolver choque. A anafilaxia é mais provável na imersão total, como na natação. Elas se apresentam com um padrão de lesões urticariformes do tipo colinérgico.

Calor. A exposição a fontes de calor, como banhos de chuveiro quente, pode causar uma reação urticariforme colinérgica em indivíduos predispostos.

Solar. Nos indivíduos sensíveis, a exposição à luz na faixa do infravermelho pode induzir a urticárias colinérgicas.

Vibração. Trabalhadores expostos à vibração intensa e repetida, como no uso de marteletes, podem desenvolver urticária das áreas expostas. Um padrão de urticária envolvendo as mãos e os antebraços de um trabalhador da construção é sugestivo deste tipo de trauma repetido.

Distúrbios incomuns

Mastocitose. Existem diversas categorias de mastocitose que se apresentam de maneira muito similar. Pele, trato GI, linfonodos, fígado, baço e medula óssea são as fontes mais freqüentes dos problemas. Neste distúrbio há um aumento acentuado na densidade dos mastócitos na pele e em outros órgãos. Muitos episódios de urticária ou angioedema acontecem de forma espontânea, porém, as reações, inclusive a anafilaxia, podem ser provocadas por quaisquer deflagradores da desgranulação do mastócito, como álcool, aspirina, picadas de inseto, infecção ou exposição a materiais de contraste iodados.

Urticária Pigmentosa: Esta é a manifestação cutânea mais comum da mastocitose. As lesões aparecem no tronco e nos membros como pequenas máculas amarelo-bronzeadas a vermelho-acastanhadas ou pápulas discretamente elevadas. Nas crianças jovens, as lesões podem ser bolhosas. As regiões palmares e plantares, a face e o couro cabeludo são poupados. O *sinal de Darier* é provocado ao se atritar as lesões com a urticária resultante. Os sintomas do trato GI acontecem comumente (50-80%), com dor abdominal e diarréia.

Hereditários

Deficiência de inibidor da C1 esterase
Deficiência de inibidor de C3b

Angioedema hereditário. Este é um distúrbio raro que se deve a um defeito no inibidor da protease sérica, *inibidor da C1 esterase*. Esta enzima impede a ativação do primeiro componente do complemento, C1, pela enzima de clivagem, C1 esterase. A patologia é herdada como uma condição autossômica dominante.

Em geral, os sintomas são deflagrados pela exposição ao frio ou por trauma. Os locais que são afetados são lábios, língua, face, mãos e pés. Há angioedema proeminente, com acentuada inchação do lábio. A urticária não ocorre nesta condição. Os pacientes podem experimentar edema de laringe e angústia respiratória aguda, podendo comportar risco de morte. A mucosa intestinal é freqüentemente afetada, com o edema e a inchação causando dor abdominal aguda e cólicas.

Não está esclarecido o mecanismo pelo qual a ativação da C1 esterase resulta em edema. Os componentes da cascata do complemento, como C3a e C5a, são potentes na geração da desgranulação dos mastócitos. Contudo, não está claro, *in vivo,* que este seja o mecanismo.

Tipos

Genético: Existem duas formas genéticas da condição:

Tipo I: 85% de todos os pacientes. Nesta forma da doença, a produção e a função da proteína inibidora da C1 esterase estão acentuadamente reduzidos, até níveis de 5 a 50% do normal.

Tipo II: Nesta forma da patologia existem níveis normais do inibidor de C1, porém, a atividade funcional se mostra acentuadamente reduzida.

Adquirida: O angioedema hereditário adquirido resulta da depleção do complemento nas doenças em que há formação de imunocomplexos solúveis, como no lúpus eritematoso ou nos distúrbios linfoproliferativos.

Manifestações clínicas. Os pacientes apresentam-se com início abrupto do angioedema. Em geral, a inchação progride durante 24-48 horas e, em seguida, regride lentamente.

As áreas afetadas normalmente são as seguintes:

- Ao redor da face, lábios e mãos.
- A faringe e a orofaringe podem estar envolvidas, sendo que o edema de laringe comporta um risco significativo.
- O envolvimento gastrointestinal resulta em dor abdominal, cólicas e diarréia. Esta apresentação pode ser confundida com um abdome agudo.

Outras manifestações
- Em geral, a febre e a leucocitose estão ausentes.
- Os episódios de inchação são quase sempre deflagrados pela exposição ao frio ou por trauma menor.
- Em geral 50% dos pacientes são sintomáticos em torno do início da adolescência.

Terapia

- A terapia inicial com epinefrina, principalmente nas reações de alto risco, como o edema de laringe, pode salvar a vida. Contudo, em geral, não há uma boa resposta aos agentes adrenérgicos.
- Os anti-histamínicos e os corticosteróides são ineficazes no tratamento desta condição.
- Os esteróides androgênicos, como o danazol, estimulam a síntese do inibidor de C1. A dosagem deve ser titulada para o nível mínimo necessário. O uso destas substâncias é particularmente problemático em meninas no início da adolescência. Sua utilização é, em geral, limitada a pacientes que apresentam reações graves com risco de morte.
- Os agentes antitrombóticos, como o ácido épsilon-aminocapróico, possuem algum efeito na diminuição da ativação do complemento.

Urticária Crônica

A urticária crônica é definida como a inchação alérgica que continua por mais de 6 semanas.

Patologia

- A histopatologia freqüentemente demonstra uma resposta vasculítica.
- Há transudação de líquido para dentro do espaço perivascular.

Causas

Esta condição gera preocupações a respeito da possibilidade de patologia subjacente. Este é um problema particular porque o mecanismo de muitas das etiologias potenciais envolve a formação de imunocomplexos circulantes. Um dos efeitos colaterais dos imunocomplexos é a ativação dos mastócitos, com a liberação da histamina e de outros mediadores inflamatórios agudos locais. As condições subjacentes que podem provocar a urticária crônica são mostradas na Tabela 7.2.

TABELA 7.2
LISTA DE CONDIÇÕES QUE ESTÃO ASSOCIADAS À URTICÁRIA CRÔNICA

Doenças Reumatóides
Lúpus eritematoso sistêmico
Doenças intestinais inflamatórias
Malignidade
Cânceres sólidos
Malignidades linfóides
Doença da Tireóide
Principalmente a doença de Hashimoto
Sensibilidade
AINEs
Aspirina

Nota: Cerca de 80% das urticárias crônicas permanecem como idiopáticas.

Muitas das patologias subjacentes possíveis, acima mencionadas, são, na realidade, raras como etiologias de urticária crônica ou angioedema. A doença de Hashimoto constitui a exceção, sendo que é uma possibilidade que deve ser investigada, principalmente em mulheres jovens com urticária crônica.

Delineação da etiologia. Em geral, a causa é obscura e 80% dos casos crônicos são classificados como idiopáticos. As revisões da demografia da urticária crônica e do angioedema indicam que:

- 61% são mulheres com uma idade média de 40 anos
- 56% são idiopáticos
- 15% são físicos
- 10% são intolerantes a salicilatos
- 44% podem responder aos antagonistas H1

ELABORAÇÃO DIAGNÓSTICA

Aguda

História

Uma história minuciosa é essencial. Os eventos dentro dos 30 minutos do início da erupção ou inchação usualmente são mais relevantes. Não se exclui da consideração um determinado agente por causa da exposição prévia sem reação.

Diário. Fazer com que o paciente mantenha um diário alimentar cotidiano, anotando, quando as reações acontecem, pode ser um método útil para detectar os padrões de ocorrência da urticária e angioedema. O diário é mais bem mantido em blocos de 2 semanas, de modo a melhorar a adesão.

Exames Laboratoriais

Testes alérgicos

IgE total. A IgE total não acresenta nada ao diagnóstico e é de pouco valor.

IgE específica

Teste de punção cutânea: O valor da IgE específica na determinação da etiologia da urticária e angioedema depende do tipo do alérgeno suspeito.

Para os antígenos alimentares suspeitados, considera-se que os testes alérgicos por métodos *in vitro* ou *in vivo* são preditivos em torno de 90-95% para uma reação negativa ao alimento, mas tem valor preditivo de apenas 65% para uma reação positiva. Isto significa que um teste positivo sem uma história de reação àquele alimento não é clinicamente significativo. Por outro lado, um teste negativo para um alimento que é suspeito pelo paciente ou pelos pais é uma forte indicação de que o alimento não é a causa da urticária.

Em geral, o teste clínico *in vivo* é preferível e é mais significativo que o teste *in vitro*. No entanto, no caso da urticária e do angioedema, a pele pode exibir uma reação anormal aos antígenos e, por conseguinte, não é, com freqüência, adequada.

RAST: O RAST (teste radioalergoabsorvente), ou uma variação dele (ver o capítulo Métodos Diagnósticos para os detalhes), é sensível para a detecção de pequenas quantidades de IgE específica circulante. O RAST é preferível ao teste de punção cutânea, onde a pele é extensivamente envolvida e não é confiável como uma medida da liberação de IgE específica.

Quando existe uma história de uma reação grave a um antígeno suspeito e é perigoso aplicar o antígeno na pele do paciente, deve ser escolhido o RAST.

Crônica

Pesquisas Adicionais

Na urticária crônica e onde há uma suspeita de uma doença subjacente, a pesquisa diagnóstica adicional pode ser útil. É válido notar que o resultado a partir destas investigações é muito pequeno; eles não se justificam na ausência de uma história sugestiva.

Hemograma completo e contagem diferencial. A presença de eosinófilos indica a possibilidade da presença de alergia, reação medicamentosa ou infestações parasitárias. (O contrário também é verídico; na ausência de eosinófilos, a possibilidade de uma infecção parasitária não merece consideração.)

Velocidade de hemossedimentação e proteína C-reativa (PCR).

A elevação da VHS indica que existe um processo sistêmico como causa da urticária. Uma PCR elevada indica a presença de inflamação crônica, aumentando a possibilidade de uma causa sistêmica para a urticária crônica.

Testes para doenças reumatóides

    Fator reumatóide
    Teste do anticorpo antinuclear
    Anti-DNA de duplo filamento

Exame parasitológico de fezes. Ovos e parasitas são causas incomuns de urticária crônica e angioedema. Esta pesquisa deve ser reservada para pacientes que apresentam sintomas gastrointestinais, como sangue nas fezes, diarréia crônica ou síndrome de má absorção.

Biópsia da pele. A biópsia cutânea ajudará a detectar a presença de vasculite. Uma biópsia na urticária mostrará edema no espaço perivascular, sem envolvimento vascular. A demonstração de dano vascular e alterações inflamatórias, como o infiltrado linfocítico e o polimorfonuclear, sugerem outra etiologia, possivelmente uma condição reumatóide.

TERAPIA

Ver o capítulo sobre Terapia para detalhes e doses de medicamentos.

Terapia Imediata da Urticária e Angioedema

Anti-Histamínicos

A terapia inicial deve ser com um anti-histamínico. Os medicamentos de primeira geração, como a difenidramina (Benadryl) ou hidroxizina (Atarax, Vistaril) em doses de 75 a 200 mg por dia. Anti-histamínicos de segunda geração (loratadina – Claritin, cetirizina – Zyrtec e fexofenadina – Allegra) possuem a vantagem de não serem sedativos e de terem ação que dure 24 horas. No entanto, em muitos casos eles são menos efetivos que os medicamentos de primeira geração. O efeito sedativo e as fortes propriedades anticolinérgicas da difenidramina e da hidroxizina são vantajosos no controle do prurido.

Epinefrina

Pode haver necessidade aguda da epinefrina quando existe comprometimento respiratório, inchação rapidamente progressiva ou sudorese. A injeção subcutânea ou intramuscular de 0,01 mL/kg até 0,3-0,5 mL de uma diluição de 1/1.000 (1 mg/mL) deve ser administrada enquanto se instituem outras medidas. A dose pode ser repetida 2 vezes em intervalos de 20 minutos.

Esteróides

Para os sintomas agudos mais graves deve ser instituída a terapia com corticosteróides. Uma dose de prednisona, 1 mg/kg até 60 mg por dia, é efetiva e pode ser continuada por 3-5 dias. De modo alternativo, a metilprednisolona (Medrol) pode ser utilizada em uma dose progressivamente decrescente durante 5 dias na mesma dose.

Urticária Crônica

Na urticária crônica a meta consiste em fornecer o alívio sintomático até que a condição se resolva de maneira espontânea.

Anti-Histamínicos

Os anti-histamínicos são efetivos na redução do prurido, porém podem não reduzir muito a ocorrência de lesões. Além disso, outros anti-histamínicos de primeira geração, como a ciproeptadina (Periactin) e a doxepina, são efetivos na urticária colinérgica. Estes medicamentos são particularmente sedantes, mas o aumento gradual da dose pode melhorar este efeito colateral.

Uma combinação de ciproeptadina (Periactin) e hidroxizina pode proporcionar maior alívio que qualquer um dos medicamentos isolados. Um regime típico poderia ser de 25 mg de hidroxizina e 4 mg de ciproeptadina, administrados juntos, 4 vezes ao dia. Uma dosagem diária máxima de 200 mg de hidroxizina e 32 mg de ciproeptadina pode ser fornecida com base na freqüência e na gravidade das exacerbações. A doxepina tem seus defensores porque ela também possui algumas propriedades de bloqueio H_2. Contudo, ela é particularmente sedativa e poderia ser mais bem utilizada como uma dose noturna de 25-50 mg como uma suplementação para os anti-histamínicos. Por vezes os pacientes podem tolerar melhor os efeitos colaterais de um anti-histamínico que os de outro, ainda que as doses sejam comparáveis. Alguma experimentação pode ser necessária para encontrar a combinação que age melhor para um determinado paciente. Descobrir a combinação correta dos anti-histamínicos geralmente pode melhorar os piores sintomas da urticária crônica, o prurido e as lesões cutâneas alarmantes. O paciente pode ficar razoavelmente confortável e agir normalmente.

Os anti-histamínicos não-sedantes, como a desloratadina (Clarinex 5 mg) ou a cetirizina (Zyrtec 10 mg), nem sempre são tão efetivos quanto os compostos mais sedantes. Entretanto, muitos casos mais brandos de urticária podem ser tratados com estes agentes. As combinações com anti-histamínicos sedantes, usadas à noite, freqüentemente são bem-sucedidas.

A adição de bloqueadores específicos do receptor de histamina H_2 é valiosa no controle do componente de vasodilatação da urticária crônica. Os vasos sanguíneos cutâneos possuem receptores H_2. A cimetidina (Tagamet), 300 mg 4 vezes ao dia, ou a ranitidina (Zantec), 150 mg 2 vezes ao dia, são regimes de dose possíveis. Pode-se considerar aproximadamente 3 semanas como um período de teste razoável destes medicamentos.

Corticosteróides

A adição de um corticosteróide pode ser necessária para controlar a urticária. Deve ser utilizada a menor dose efetiva possível. Os esquemas de dosagem possíveis são apresentados no capítulo sobre Terapia. Uma dose inicial diária de 1-2 mg/kg geralmente controlará os sintomas. Esta dose inicial pode prosseguir por 5 dias e, em seguida, é diminuída progressivamente até um esquema de dias alternados. A dose em dias alternados deve ser diminuída de forma lenta e progressiva, monitorizando a presença de lesões. De maneira ideal, o paciente deve estar livre de sintomas antes de suspender por completo a dose em dias alternados. Os anti-histamínicos devem prosseguir com o corticosteróide e, provavelmente, não devem ser progressivamente diminuídos até que o paciente não precise mais do esteróide. Nos casos em que o paciente apresenta lesões no dia em que não ingere esteróides, será importante dividir a dose no dia dos esteróides agendados. Um exemplo consiste em 30 mg de prednisona pela manhã e 10 mg à noite. Usar um esteróide sem efeitos mineralocorticóides, da mesma forma que com a metilprednisolona, pode diminuir os efeitos colaterais.

Esteróides Anabólicos

O uso de um esteróide anabólico semi-sintético, danazol, é valioso no angioedema hereditário. Sua utilização apresenta dilemas em meninas adolescentes com a doença, devendo ser reservada para pacientes portadores de episódios com risco de morte.

Terapia Específica

Onde há a presença de uma doença subjacente, a terapia deve ser direcionada para a etiologia. Neste caso o tratamento da urticária crônica é auxiliar para a terapia da causa das lesões, por exemplo, o lúpus eritematoso sistêmico.

Leitura Sugerida

Black, A. K. and M. W. Greaves (2002). Antihistamines in urticaria and angioedema. *Clin Allergy Immunol* **17**: 249-86.

Burks, W. (2003). Skin manifestations of food allergy. *Pediatrics* **111**(6 Pt. 3): 1617-24.

Charlesworth, E. N. (2002). Urticaria and angioedema. *Allergy Asthma Proc* **23**(5): 341-5.

Condemi, J. J. (2002). Allergic reactions to natural rubber latex at home, to rubber products, and to cross-reacting foods. *J Allergy Clin Immunol* **110**(2 Suppl.): S107-10.

Greaves, M. W. (2002). Pathophysiology of chronic urticaria. *Int Arch Allergy Immunol* **127**(1): 3-9.

Kagi, M. K. (2001). Leukotriene receptor antagonists–a novel therapeutic approach in atopic dermatitis? *Dermatology* **203**(4): 280-3.

Roelandts, R. (2003). Diagnosis and treatment of solar urticaria. *Dermatol Ther* **16**(1): 52-6.

Rottem, M. (2003). Chronic urticaria and autoimmune thyroid disease: is there a link? *Autoimmun Rev* **2**(2): 69-72.

Sanchez-Borges, M., A. Capriles-Hulett, *et al.* (2003). Cutaneous reactions to aspirin and nonsteroidal anti-inflammatory drugs. *Clin Rev Allergy Immunol* **24**(2): 125-36.

Stanaland, B. E. (2002). Treatment of patients with chronic idiopathic urticaria. *Clin Rev Allergy Immunol* **23**(2): 233-41.

Wai, Y. C. and G. L. Sussman (2002). Evaluating chronic urticaria patients for allergies, infections, or autoimmune disorders. *Clin Rev Allergy Immunol* **23**(2): 185-93.

CAPÍTULO 8

ALERGIA ALIMENTAR

INTRODUÇÃO

As reações aos alimentos são comuns, mas nem todas se devem, na realidade, a mecanismos alérgicos. Também existem mitos permanentes sobre alimentos, como a suposição de que há uma ligação entre a ingestão de leite de vaca e a produção de muco. Existem propriedades quase mágicas que determinadas crenças atribuem aos alimentos. Por exemplo, existem alegações de que eles fortalecem o sistema imune ou aumentam a inteligência. Estas crenças e uma falta de clareza sobre o que constitui uma reação alérgica ao alimento dificultam a determinação da contagem da freqüência real das reações alérgicas a alimentos verdadeiras.

FISIOPATOLOGIA

Os mecanismos imunológicos e as respostas do intestino apresentam duas demandas conflitantes para serem satisfeitas ao mesmo tempo. É necessário responder aos patógenos potenciais e a outros antígenos perigosos, enquanto permanece sem resposta as grandes quantidades de antígenos alimentares. O tecido linfóide associado ao intestino responde rapidamente a um enorme grupo de antígenos não-próprios perigosos, incluindo patógenos importantes. Existem diferenças nos padrões de migração dos linfócitos intestinais, mas uma área de resposta principal está na placa de Peyer, localizada principalmente na área distal do intestino delgado. Antígenos solúveis e particulados são captados, preferencialmente, através de áreas especializadas do epitélio associado ao folículo na cúpula da placa de Peyer. Estas células especializadas são conhecidas como células M. Por causa de sua estrutura, estas células transportam antígenos solúveis e particulados desde a luz até o tecido linfóide subjacente, com degradação enzimática apenas menor e, por conseguinte, a antigenicidade totalmente retida.

Na placa de Peyer, a principal célula apresentadora de antígeno é, na realidade, a célula B, que apresenta os antígenos às células T por meio da estrutura de superfície MHC da Classe II. Em uma menor extensão, os macrófagos e as células dendríticas também são ativos na apresentação do antígeno às células T dentro das placas de Peyer. As células T proliferam e se diferenciam parcialmente antes de migrar através dos linfáticos regionais até os linfonodos regionais. Estas células disseminam, essencialmente, a informação sobre o antígeno e circulam até o tecido linfóide mucoso comum. As células B da placa de Peyer produzem principalmente IgA, exceto na infância, quando elas respondem com produção de IgM. O trato GI tem outros mecanismos que aumentam a resposta imune, incluindo a ação de uma ampla gama de enzimas e o efeito bloqueador do muco no intestino. No jovem lactente, muitos destes mecanismos não estão amadurecidos e há maior passagem de antígenos intactos para dentro do tecido linfóide, aumentando o risco de desenvolver uma mudança de classe para a IgE e a subseqüente alergia alimentar.

Mecanismo de Desenvolvimento da Alergia Alimentar

Proteínas alimentares imunologicamente intactas entram na circulação e são distribuídas por todo o corpo. Este conceito foi suportado por experiências agora famosas. Prausnitz e Kustner demonstraram a possibilidade de transferência da alergia a peixe pelo soro, sendo que Freeman observou que o soro de um paciente com alergia ao ovo poderia provocar resposta local caso ele fosse injetado no nariz e a pessoa fosse, subseqüentemente, provocada por via oral. Outros mostraram que as alergias alimentares são facilmente absorvidas pelos intestinos delgado e grosso. Também está claro que os antígenos originários do intestino são rapidamente espalhados por todo o corpo para os mastócitos dentro e fora do trato GI.

Para evitar uma resposta imune a todos os alimentos ingeridos, há uma responsividade seletivamente reduzida para estes antígenos. Esta é uma forma de tolerância ou, de modo mais exato, de hipossensibilização. O mecanismo não está claro em seres humanos, sendo que a maioria dos estudos foi realizada em camundongos e ratos. Extrapolar estes resultados para seres humanos não é totalmente válido, pois as respostas imunes em roedores e seres humanos são muito diferentes. Em geral, a tolerância é mais prontamente desenvolvida em subgrupos de células T que nas células B. A ingestão oral de um antígeno protéico por um camundongo deprime as respostas dos anticorpos IgM, IgG e IgE sistêmicos. As respostas mediadas por células ao alimento também são suprimidas. Pelo menos no camundongo, a supressão induzida por CD8+ desempenha um papel no surgimento da tolerância, da mesma forma que as células apresentadoras de antígeno. A introdução de vários alimentos sólidos nos primeiros 4 meses de vida em seres humanos aumenta a probabilidade de desenvolver hipersensibilidade aos alimentos. É, provavelmente, durante os primeiros 4 meses que aparecem os mecanismos que contribuem para a capacidade de desenvolver tolerância. No entanto, também se demonstrou no camundongo que o processamento dos antígenos alimentares pelo intestino é essencial para o desenvolvimento da tolerância oral. Alguns dados mostraram ainda que há uma diferença na ovalbumina a partir de camundongos alimentados com a mesma, sendo que a forma sérica tem a capacidade de induzir tolerância e carrega epitopos da célula B. A irradiação de camundongos destrói a capacidade de desenvolver tolerância à ovalbumina, sendo que o camundongo SCID não pode desenvolver tolerância. Isto indica que o processo é, provavelmente, dependente das células T e B. Existem poucos estudos sobre a tolerância oral em seres humanos. A resposta cutânea diminuída a um hapteno injetado (uma pequena molécula que aumenta a resposta imune) foi percebida depois de alimentar as pessoas com o hapteno. Um exemplo é a hemocianina do mecanismo de fechadura (KLH) que resulta em tolerância das células T sistêmicas, porém, pode levar à sensibilização primária da célula B e à produção de anticorpos IgA secretores. A extensão da tolerância da célula T foi proporcional à dose e ao esquema de imunização utilizado. Uma generalização é que os anticorpos protetores ou tolerantes são IgG. A produção de IgG para o alimento é universal, sendo que a presença desta no soro não constitui um indicador de uma alergia ao alimento, nem comporta um significado patológico. Os altos níveis de IgE para alimento são indicativos de uma alergia potencial. É possível que a falha em desenvolver a tolerância oral para as proteínas ingeridas nos neonatos humanos possa resultar no desenvolvimento de hipersensibilidade ao alimento. A probabilidade de desenvolver tolerância depende do tipo de antígeno. Por exemplo, a tolerância desenvolve-se prontamente para a soja, mas o desenvolvimento de tolerância aos amendoins é raro.

Estudos prospectivos sobre aleitamento materno exclusivo sugerem que há a prevenção da alergia alimentar e dermatite atópica possivelmente através da promoção do desenvolvimento da tolerância oral. Outros possíveis fatores contribuintes para evitar a alergia alimentar incluem a exposição diminuída a proteínas não-próprias, a sIgA do leite materno, e a indução da barreira de mucosa. Em geral, os dados sobre os efeitos protetores do leite materno são incompletos, sendo necessários mais estudos para se tirar qualquer conclusão definitiva. Outra consideração, sustentada em parte por outros estudos, é que os elevados níveis séricos de anticorpos IgG alimento-específicos transferidos a partir da mãe para o feto antes do nascimento são protetores contra a alergia alimentar.

Uma teoria contrária sugere que a ingestão de altas doses de leite de vaca pelos lactentes aumenta a função CD8+, suprimindo a produção de IgE. Uma análise retrospectiva de lactentes aleitados ao seio com uma forte história familiar de atopia sugeriu que aqueles que foram alimentados com quantidades significativas de fórmula à base de leite de vaca no berçário foram menos prováveis de desenvolver atopia em torno de 18 meses de idade que aqueles que não receberam suplemento. As questões dos efeitos protetores do leite humano não foram totalmente resolvidas, ainda permanecendo em aberto dúvidas relacionadas sobre se ele evita alergias, incluindo as alergias alimentares.

Causas da Alergia Alimentar

Quase todo alimento apresenta potencial para provocar uma reação alérgica. Contudo, alguns grupos de alimentos parecem ser responsáveis pela maior parte das reações. Há uma compreensão deficiente sobre as propriedades físico-químicas que contribuem para a alergia muito maior destes alimentos. A seguir mostramos uma discussão das causas mais freqüentes. Quase 90% de todas as reações a alimentos são atribuídas ao ovo, leite, amendoim, soja e trigo (Tabela 8.1).

Produtos Diários

Leite de vaca. O leite de vaca não é apenas a primeira proteína alimentar não-própria encontrada pelos lactentes e um item principal na dieta, ele também é o mais freqüentemente implicado como causador de reações a alimentos. Observou-se que o leite de vaca contém pelo menos 20 componentes protéicos que provocam uma resposta do anticorpo. As principais frações protéicas do leite são a caseína (75%) e o soro. O soro contém, principalmente, β-lactoglobulina, α-lactoalbumina, imunoglobulinas bovinas e albumina sérica bovina. A alergia foi descrita para todas estas proteínas. A partir do ponto de vista alergênico, existe considerável reatividade cruzada com o leite de outros animais, notadamente com o leite de cabra. Estes não podem ser substitutos para o leite de vaca em pacientes alérgicos.

Ovos. Os ovos de galinha são causas muito comuns de reações alérgicas a alimentos em crianças. A clara do ovo é mais alergênica que a gema, sendo que algumas reações à gema podem decorrer de proteínas contaminantes. O principal antígeno da clara do ovo é o ovomucóide, mas a concentração mais elevada é de ovalbumina. Há pouca reatividade cruzada com a carne de frango, sendo que a maioria dos pacientes alérgicos a ovo pode ingerir a carne de frango sem problemas.

Legumes

Os legumes, principalmente os amendoins e a soja, estão entre as alergias alimentares mais comuns. Embora os legumes compartilhem diversos antígenos, não parece haver reatividade cruzada clinicamente relevante. A maioria dos pacientes alérgicos a amendoim pode ingerir outros legumes sem risco.

TABELA 8.1
CAUSAS DE REAÇÕES ALÉRGICAS A ALIMENTOS

Produtos Diários
Leite de vaca
Ovos
Legumes
Amendoins
Soja
Nozes
Amêndoas
Noz do Brasil
Avelãs
Caju
Pecã
Pinhões
Pistache
Nozes
Peixe
Crustáceos
Lagostas
Caranguejos
Camarões grandes
Lagostim
Camarão
Moluscos
Mexilhões
Mariscos
Ostras
Vieiras
Caracóis
Polvo
Lulas
Cereais em Grão
Trigo
Centeio
Cevada
Proteínas Não-Alimentares
Polens

Amendoins. Possivelmente, os amendoins constituem o alimento mais alergênico e perigoso para aqueles que são alérgicos. Existe um alto risco para reações graves, incluindo a anafilaxia. Foram identificadas três proteínas como os principais antígenos do amendoim (Ara h 1 – 63,5 kD; Ara h 2 – 17 kD; Ara h 3 – 14 kD). Em geral, o óleo de amendoim refinado é seguro para a ingestão por pessoas alérgicas.

Soja. Este membro da família dos legumes é uma causa significativa de reações de hipersensibilidade predominantemente em lactentes e crianças jovens. A proteína da soja é utilizada em muitos alimentos comerciais como uma fonte barata de proteína de alta qualidade. Quatro frações alergênicas foram identificadas, não parecendo haver predominância de nenhuma delas. O óleo refinado parece ser seguro, porém sempre se deve ter cautela quando um paciente é alérgico a um produto.

Nozes

Como grupo, as nozes são, possivelmente, um dos principais alérgenos alimentares em adultos. Da mesma forma que os amendoins, as nozes, principalmente as amêndoas, nozes brasileiras, cajus, avelãs, nozes-pecãs, pinhões e pistaches foram implicadas em reações graves e anafilaxia. Em geral, parece haver considerável sensibilidade cruzada entre os membros da família das nozes. Os pacientes alérgicos a um dos tipos deve ter cautela com todos os outros tipos comuns de nozes. Os amendoins são quase sempre seguros, pois eles não são da família das nozes.

Peixe

O peixe comestível causa um número significativo de reações que podem incluir as reações graves. O principal alérgeno no bacalhau, Gad c 1 (12,3 kD), foi isolado a partir da fração do miogênio. Dez espécies de peixes comuns mostraram ter uma proteína análoga a Gad c 1, que também exibia reatividade cruzada imunológica com o bacalhau. O(s) antígeno(s) é suscetível à manipulação e ao armazenamento, de modo que alguns pacientes podem reagir ao atum fresco, mas não ao enlatado. Parece que os antígenos são facilmente aerossolizados, pois os pacientes podem desenvolver sintomas significativos a partir do odor do peixe em cozimento. Existe controvérsia sobre se os pacientes alérgicos a uma espécie de peixe devem evitar todos os tipos de peixe.

Crustáceos e Moluscos

Este grupo de mariscos é um alérgeno importante, afetando, possivelmente, até 250.000 adultos nos Estados Unidos. Os crustáceos incluem lagostas, caranguejos, camarões grandes, lagostins e camarões. Os moluscos compreendem três classes que englobam mexilhões, mariscos, ostras, vieiras, lesmas e caracóis, polvos e lulas, entre outros.

O camarão contém diversos alérgenos. Acreditava-se que o antígeno II era o principal alérgeno a partir da casca. A glicoproteína muscular do camarão contém Pen a 1 (tropomiosina). Há considerável reatividade cruzada entre os crustáceos.

Cereais em Grãos

Os cereais são relativamente freqüentes, em especial nas crianças, como uma causa para uma reação alérgica. As frações globulina e glutenina parecem ser as principais frações alergênicas nas reações mediadas por IgE, enquanto que as gliadinas constituem a causa da doença celíaca. Há extensa reatividade cruzada entre trigo, centeio e cevada. Os testes de punção cutânea positivos são comuns entre crianças, mas o significado clínico deve ser interpretado no contexto das reações aos cereais ingeridos. Foram produzidas novas variedades de arroz e de outros cereais com alergenicidade reduzida através do emprego da engenharia genética. Os pacientes sensibilizados por psílio (um componente de laxativos de massas comerciais) transportado pelo ar desenvolveram reações anafiláticas após a ingestão de um cereal contendo psílio. Nos adultos, principalmente naqueles que trabalham em padarias, há um risco de sensibilização e desenvolvimento de rinite e asma pela inalação da poeira da farinha. É surpreendente notar que muitos destes pacientes podem ingerir produtos de trigo.

Proteínas Não-Alimentares Contaminantes

Os pólens e outros contaminantes não-comestíveis foram descritos como fontes de reatividade cruzada com alimentos. Estas reações acontecem em ambas as direções: pacientes alérgicos a avelãs podem reagir ao pólen de bétula, e pacientes alérgicos à bétula podem desenvolver sintomas ao ingerir avelãs.

As reações cruzadas comuns que foram descritas incluem as seguintes:

Pólen de bétula: maçãs, batatas cruas, cenouras, aipo e avelãs.

Pólen de artemísia (uma semente): aipo, maçã, amendoim e kiwi.

Pólen de erva-de-santiago: melões.

Látex: bananas, abacates, kiwi, castanha e mamão papaia.

MANIFESTAÇÕES CLÍNICAS

De um ponto de vista clínico e de controle, é importante diferenciar as reações que são mediadas por IgE daquelas que possuem outros mecanismos.

Existem três tipos principais de reação ao alimento: alérgica, de sensibilidade e relacionada com toxina. Os principais aspectos destas são mostrados na Tabela 8.2.

As reações alérgicas verdadeiras são aquelas que são mediadas por IgE. Os sinais e sintomas se devem à liberação de histamina, leucotrienos, prostaglandinas e citocinas, da mesma forma que com qualquer outra reação alérgica. Existem aspectos primordiais que ajudam a diferenciar este tipo de reação de outros.

O início de uma resposta alérgica acontece cerca de 30 minutos da ingestão do alimento. Existe uma fraca correlação entre o grau de alergia a um alimento e a rapidez do início de uma reação alérgica a ele. Um paciente que é altamente alérgico a um alimento pode ter um início de sintomas dentro de minutos, ou mesmo segundos após a ingestão. Um segundo aspecto de uma reação alérgica é a aparente independência da dose. Isto resulta em uma reação tão grave a quantidades muito pequenas do antígeno quanto ocorreria com uma grande dose. Desta maneira, um paciente pode desenvolver anafilaxia a um amendoim que toque o lábio tão rapidamente quanto se ingerisse uma grande quantidade de amendoins. O motivo para este fenômeno é que uma curva de titulação para alimentos ocorre na faixa de dose de microgramas até miligramas e, em seguida, ela fica achatada perante aumentos adicionais na concentração. Nos pacientes altamente alérgicos, as concentrações em microgramas contêm proteína mais que adequada para provocar uma reação grave. Outra característica de uma reação alérgica é o rápido envolvimento de múltiplos sítios e órgãos.

As reações de sensibilidade não são mediadas por IgE, mas algumas são reguladas por IgG. Um exemplo é a sensibilidade à gliadina, uma importante proteína do trigo, que aparece na doença celíaca e em patologias correlatas. Nesta situação, o paciente se apresenta com má absorção de gorduras e esteatorréia em conseqüência de uma reação imune entre anticorpos IgG para a gliadina e o trigo. A reação tem lugar na superfície da mucosa, levando ao achatamento das microvilosidades e à má absorção. Em geral, o paciente que está experimentando uma reação de sensibilidade tem uma resposta normal exagerada a um alimento ou aditivo alimentar. Um exemplo é uma reação à cafeína, onde algumas pessoas apresentam insônia após a ingestão de uma pequena quantidade de café ou de outra fonte de cafeína. Outro confundidor comum é a intolerância à lactose, que pode ser confundida com alergia ao leite, principalmente nos lactentes. Em contraste com uma alergia verdadeira, a reação é dose-dependente e existe uma correlação direta entre a quantidade ingerida e a reação do paciente. A reação tem um início variável, desde dentro de alguns minutos até algumas horas depois da exposição.

As reações tóxicas são causadas por irritantes ou venenos no alimento, por exemplo, cogumelos, leite contaminado e carne ou resíduos de pesticida que impregnam o alimento. Estas reações podem ter um início desde algumas horas a um dia ou mais, principalmente quando a toxina possui um efeito cumulativo. Há boa correlação entre a dose e o grau da reação. Onde são notados efeitos sistêmicos, estes são os efeitos da sepse ou os efeitos de uma toxina.

Uma questão intrigante é por que um alérgeno ingerido produz efeitos disseminados. O padrão da resposta, como a urticária, é determinado pela distribuição aleatória da IgE nos mastócitos por todo o corpo. O alimento é parcialmente digerido. No intestino delgado, há absorção direta de peptídios nos locais das placas de Peyer. As plascas de Peyer são cobertas por células com paredes finas, denominadas células M, que permitem a passagem de peptídios diretamente para dentro das placas de Peyer. Uma vez no centro

TABELA 8.2
RESUMO DAS CARACTERÍSTICAS DE TRÊS TIPOS DE REAÇÃO A ALIMENTOS, ALERGIA, SENSIBILIDADE E REAÇÕES TÓXICAS

Reação	Mecanismo	Início	Dose
Alergia	IgE	< 30 minutos	Independente
Sensibilidade	Idiossincrasia	Variável	Titulação
Toxina	Químico	Horas	Titulação

germinativo da placa de Peyer, o antígeno pode se ligar às células dendríticas foliculares e às células de Langerhans. Estas células possuem a capacidade de migrar através dos vasos linfáticos, disseminando a informação sobre o antígeno. Este é um mecanismo para o acúmulo cutâneo da IgE específica. Na exposição subseqüente, o antígeno pode migrar diretamente para dentro dos linfáticos e provocar reações difusas.

Os elementos essenciais de um antígeno que deflagram uma resposta imune são denominados epitopos. Um epitopo pode ser tão pequeno quanto alguns aminoácidos, desde que mantenham o formato tridimensional quaternário essencial, que é reconhecido pelo anticorpo. A porção Fab da imunoglobulina reconhece, principalmente, a forma tridimensional do antígeno. Desta maneira, apenas um pequeno fragmento da proteína pode ser necessário para se ligar à IgE, sendo que mesmo a proteína digerida pode provocar uma reação.

As reações alérgicas ao alimento são comuns. Nem todas as reações são conseqüência de uma reação mediada por IgE.

Sensibilidade

Existem muitos exemplos de substâncias químicas que podem provocar reações de sensibilidade, que podem ser confundidas com uma reação alérgica verdadeira mediada por IgE. Os tipos de sensibilidade são notados na Tabela 8.3.

Toxinas

Os produtos tóxicos no alimento podem provocar reações que podem ser confundidas com as respostas alérgicas. Estas podem ser de natureza química ou decorrer do crescimento de organismos no alimento.

Os exemplos típicos são fornecidos na Tabela 8.4.

Reações Alérgicas Verdadeiras

Apresentação Clínica

As reações alérgicas verdadeiras ao alimento possuem manifestações limitadas. Existem três áreas principais de apresentação: gastrointestinal, cutânea e respiratória.

Vias aéreas superiores. Os principais sítios de contato com o antígeno agressor são a boca e os lábios, sendo que esta é, usualmente, a primeira reação após a exposição ao antígeno agressor. Pode haver uma queixa de prurido na boca e garganta ou de inchação dos lábios e língua. Existe um risco de que o paciente possa desenvolver edema de laringe, com o perigo de parada respiratória.

Gastrointestinais. Entre os sintomas freqüentes estão as cólicas gastrointestinais, vômito, náusea e diarréia. Com freqüência há o início rápido depois da ingestão do alimento, por vezes em questão de minutos.

Cutâneas. Urticária, angioedema, eczema.

TABELA 8.3
DIFERENTES MECANISMOS DE SENSIBILIDADES A ALIMENTOS COM EXEMPLOS DE CADA UM

Mecanismo	Categoria	Exemplos
Intolerância	Açúcares	Lactose
		Sacarose
		Manose
	Álcool	Cerveja
		Vinho
		Destilados
	Cafeína	Café
		Refrigerantes
Substâncias Químicas	Metabissulfeto de sódio	Saladas
		Vinho
		Frutas secas
	Glutamato monossódico	Comida chinesa
	Nitritos	Conservantes
	Nitratos	Carne vermelha, peixe
	Histamina	Peixe
		Repolho
	Feniletilamina	Chocolate
	Serotonina	Banana
		Tomate
	Teobromina	Chocolate
		Chá
	Triptamina	Tomate
		Ameixa
	Tiramina	Queijos envelhecidos
		Vinho tinto
		Alguns alimentos em conserva
Reações Cruzadas	Azocorantes	Tartrazina

Nota: As subcategorias são mostradas na coluna central.

TABELA 8.4
MECANISMOS DE REAÇÕES TÓXICAS

Mecanismo	Categoria	Exemplo
Toxinas	Bacterianas	*Clostridium botulinum*
		Staphylococcus aureus
		Salmonella
		Shigella
		Escherichia coli
		Yersinia
		Campylobacter
	Fúngicas	Aflatoxinas
		Toxinas do *Trichothecium*
		Esporão do centeio
Venenos	Escombróide	Atum
		Cavalinha
		Pranchas de corte de madeira inadequadamente limpas
	Ciguatera	Garoupa
		Caranha
		Barracuda
	Saxitoxina	Marisco
	Metais pesados	Mercúrio
		Cobre
	Pesticidas	
Infecções	Vírus	Vírus da hepatite
		Rotavírus
		Enterovírus
	Parasitas	*Giardia*
		Trichinella

Os mecanismos das reações tóxicas são apresentados na coluna à esquerda. As subcategorias com exemplos de cada uma delas são demonstrados na tabela.

Anafilaxia

Hipersensibilidade Mediada por IgE

Reações Gastrointestinais de Hipersensibilidade Alimentar

Mecanismo. Existe um nítido aumento na secreção ácida gástrica, esvaziamento gástrico retardado e desgranulação de mastócitos com uma elevação na histamina intraluminal. A absorção de Na^+, Cl^- e água diminuem muito e a contratilidade intestinal aumenta, levando à diarréia. Há ruptura significativa da membrana basal. No entanto, a arquitetura da mucosa se mostra muito pouco alterada depois de uma reação.

Nos seres humanos, conforme foi demonstrado em ratos, a ingestão repetida de um alérgeno alimentar resultou no surgimento da inflamação crônica, mas sem sintomas agudos. Um período estendido de prevenção completa do alérgeno alimentar aumenta uma resposta distinta às provocações orais com o alimento. Após a ingestão oral de um alérgeno alimentar, há uma combinação de hipertonicidade nas regiões transversal e pélvica do cólon e hipotonicidade no ceco e cólon ascendente. Também ocorrem retenção gástrica e espasmo colônico. A mucosa gástrica fica acentuadamente hiperemiada e edemaciada, com placas de muco acinzentado espesso e petéquias espalhadas.

Trato gastrointestinal

Síndrome oral: Esta é uma forma de contato alérgico que ocorre, principalmente, na orofaringe. Outros sítios raramente são envolvidos.

Os sintomas incluem início rápido de prurido e angioedema dos lábios, língua, palato e garganta. Com freqüência, os sintomas seguem um padrão de resolução rápida dos sintomas. Os antígenos usuais derivam de várias frutas e vegetais frescos. Comumente há uma história de rinite alérgica devido a pólens de bétula ou erva-de-santiago. Pode haver reação cruzada com frutas e vegetais, conforme mostrado anteriormente. Usualmente o diagnóstico é confirmado por teste de punção cutânea. Deve-se ter em mente que a alergia ao pólen é, com freqüência, o problema primário.

A terapia com anti-histamínicos fornecerá alívio de sintomas. O paciente deve ser observado, pelo menos depois da terapia inicial, a fim de garantir que estes não são os sintomas iniciais de uma reação sistêmica.

Sintomas gastrointestinais: Após a ingestão de um alérgeno, os sintomas gastrointestinais geralmente se desenvolvem dentro de minutos a 2 horas de consumo, mas, amiúde, ocorrerão dentro de 30 minutos. As principais manifestações são náusea, dor abdominal, cólicas e vômito com ou sem diarréia. Comumente a duração é autolimitada. Com freqüência, a etiologia é o edema local e a súbita liberação de mediadores alérgicos.

O diagnóstico é estabelecido por história clínica e teste de punção cutânea. A eliminação completa do alérgeno alimentar suspeito por até 2 semanas deve produzir a resolução dos sintomas. Quando as provocações alimentares são realizadas, elas devem confirmar o alimento como uma causa dos sintomas.

Síndromes eosinofílicas alérgicas

Gastroenterite: Os infiltrados eosinofílicos podem ser encontrados no estômago, esôfago e intestino delgado proximal. A infiltração eosinofílica, principalmente no estômago, está associada mais freqüentemente a alergias, mas o esôfago e o intestino delgado também são afetados usualmente. A vasculite não constitui uma característica, sendo que há eosinofilia periférica em aproximadamente 50% dos pacientes. A infiltração pode estar sob a serosa, em cujo caso há ascite associada contendo eosinófilos.

A apresentação se faz comumente com a náusea e o vômito pós-prandiais, dor abdominal e diarréia. De maneira ocasional, existe má absorção de gorduras, manifestando-se como esteatorréia. A perda de peso e o retardo do desenvolvimento podem estar presentes. A alergia como uma etiologia está associada a infiltrados da mucosa e não ao envolvimento das camadas profundas da mucosa. Também existe IgE elevada associada nos líquidos duodenais, outras doenças atópicas, concentrações de IgE sérica elevadas e testes de punção cutânea positivos para diversos antígenos alimentares e inalatórios. Também pode haver eosinofilia no sangue periférico e anemia ferropriva.

Este é um diagnóstico de biópsia nos pacientes com sintomas suspeitos. Como os infiltrados eosinofílicos podem apresentar-se em placas, podem ser necessárias biópsias de até oito sítios. Os aspectos de suporte incluem a presença de eosinofilia periférica e cristais de Charcot-Leyden (a partir dos eosinófilos) nas fezes. A concentração de IgE sérica está freqüentemente elevada e os testes alérgicos cutâneos podem ser positivos. Os testes para a má absorção, como a D-xilose, podem estar deprimidos. O diagnóstico final é feito por eliminação do alérgeno alimentar responsável, com resolução dos sintomas e do infiltrado eosinofílico.

Cólica infantil: A cólica infantil é mal definida, mas os aspectos usuais incluem inquietação, paroxismos de choro intenso, retração das pernas e flato excessivo. Em geral, isto se desenvolve nas primeiras 2-4 semanas de vida e persiste através do 3º ao 4º mês de vida. Em aproximadamente 10-15% de lactentes com cólica, a alergia alimentar pode ser uma causa contribuinte. Quando uma alergia é suspeitada como etiologia, o diagnóstico pode ser sustentado ao se usar uma fórmula hipoalergênica (como Alimentum) e deve reincidir quando a fórmula é reintroduzida. Novas provocações periódicas devem ser realizadas a cada 3-4 meses.

Sintomas respiratórios

Rinite: Um mito comumente mantido é que "o leite produz muco" e que a ingestão de derivados do leite está associada à congestão nasal. De fato, estudos mostram que apenas 0,08-0,2% dos lactentes desenvolvem sintomas nasais depois da provocação oral com leite. Mesmo em crianças com mais idade, a percepção da rinite que melhora depois da retirada do leite da dieta (20%) é apenas sustentada por provocação alimentar duplo-cega em 0,6% das crianças. Em alguns lactentes que possuem alergia ao leite de vaca associada à IgE sérica elevada, o sintoma manifestado é, com freqüência, a rinite. Do ponto de vista clínico, os alérgenos alimentares raramente constituem um fator agravante na rinoconjuntivite crônica e asma, ainda que exista evidência de que antígenos alimentares possam provocar hiper-reatividade na via aérea.

Pulmonares: Em um sentido mais amplo, as alergias alimentares e a exposição a alimentos alergênicos podem agravar os sintomas respiratórios. Em diversos estudos, até 39% das crianças com provocação alimentar cega positiva tiveram sintomas respiratórios que incluíram espirros, rinorréia, obstrução nasal, sibilos e tosse, bem como sintomas laríngeos que podem englobar a pressão na garganta e uma tosse em *staccato*.

Os sintomas pulmonares associados à ingestão de alimento podem incluir uma sensação de opressão torácica ou falta de ar, tosse profunda ou sibilos. A distribuição dos sintomas em um estudo foi de sintomas nasais, 63%; sintomas laríngeos, 43%; e sintomas pulmonares, 24%.

Os tipos de alimento que iniciam os sintomas respiratórios são, predominantemente, o peixe e o camarão. Estes antígenos podem provocar uma reação pulmonar imediata com sintomas nasais ocorrendo em qualquer taxa entre 30 a 80%. Os sintomas desenvolveram-se, tipicamente, dentro de 15-90 minutos do início da provocação e duraram cerca de 30 a 120 minutos. Demonstrou-se que a histamina e a proteína catiônica eosinofílica (PCE) no líquido nasal aumentam muito em crianças que experimentam sintomas nasais. Cerca de 15% dos pacientes com alergia alimentar desenvolvem sintomas pulmonares, incluindo a opressão torácica, tosse e sibilos durante uma provocação com o alimento. Uma quantidade muito menor, aproximadamente 7,5%, experimentou uma queda no volume expiratório forçado em 1 segundo (VEF1). O broncoespasmo induzido por alimento foi encontrado em 8,5% de uma coorte de crianças asmáticas. Uma diminuição maior que 2 vezes no VEF1 PD20 com provocação com inalação de metacolina foi observada na comparação entre os resultados antes e depois de uma provocação alimentar. A freqüência parece ser mais alta em crianças que nos adultos.

O diagnóstico de doença da via aérea induzida por alimento deve ser considerado nos pacientes com uma história de sibilos induzidos por alimento ou em asmáticos que são refratários à medicação.

Reações Cutâneas

Algumas das reações mais dramáticas ao alimento começam na pele. Certamente elas são as mais percebidas pelos pacientes e pelos pais. Elas, provavelmente, são as reações mais comuns aos alimentos.

Urticária e angioedema. A prevalência destas reações é desconhecida, mas as estimativas colocam-nas em 20-40% da população geral. A freqüência é mais elevada em crianças. (Veja o capítulo sobre Urticária e Angioedema para detalhes.) Considerando que o início dos sintomas freqüentemente acontece dentro de minutos da ingestão do alérgeno responsável, a etiologia freqüentemente não é conhecida. Múltiplos alimentos podem ser ingeridos simultaneamente ou um logo após o outro. O início também pode ser tardio, mas, em geral, não ultrapassa a 30 minutos. Os alimentos mais comumente incriminados em crianças são: ovos, leite, amendoins e nozes. Nos adultos, as causas usuais são peixe, mariscos, nozes e amendoins. Em geral, o alimento está envolvido na urticária aguda, porém, na urticária crônica, o alimento comumente não é identificado como uma causa.

Dermatite atópica. Existe controvérsia em relação ao papel da alergia alimentar na gênese da dermatite atópica. Existem dados que indicam que 1/3 das crianças observadas em uma clínica de alergia apresentavam alergia alimentar que contribuía para seus sintomas cutâneos. O grau de gravidade da dermatite atópica também foi correlacionado com a hipersensibilidade aumentada ao alimento. Existe uma forte correlação com a ingestão repetida do alimento agressor, em lugar da exposição aguda. Uma grande série indicou reações cutâneas em 75% dos pacientes provocados por via oral. Estas reações assemelharam-se mais à dermatite atópica que à urticária. Após a provocação oral, os pacientes podem exibir sintomas gastrointestinais, sintomas respiratórios superiores e sibilos.

Uma provocação oral induzirá os efeitos de fase imediata e tardia na pele e na via aérea superior.

Alterações fisiopatológicas após a provocação oral. Há um aumento nos eosinófilos ativados (hipodensos) e eosinófilos no sangue periférico. Eosinófilos infiltram-se no sítio das lesões. A concentração plasmática de histamina eleva-se proporcionalmente à resposta à provocação. Quando o antígeno é cronicamente ingerido, também existe uma elevação no fator de liberação da histamina, que é espontaneamente liberado por células mononucleares. Este nível cai com o passar do tempo, quando o alimento é suspenso. Ao mesmo tempo, não há alteração na quantidade de basófilos na circulação ou nos níveis de produtos do complemento, C3a ou C5a, no plasma.

Anafilaxia

Anafilaxia induzida por alimento. A alergia alimentar é a causa mais comum de anafilaxia observada nas emergências hospitalares, contribuindo com aproximadamente 1/3 dos casos. As picadas de inseto constituíram a segunda etiologia mais comum, causando 15% das reações. Ocorrem 100 casos fatais, por ano, de anafilaxia induzida por alimento nos Estados Unidos. A apresentação usual inclui sintomas cutâneos, gastrointestinais e respiratórios da alergia alimentar, com a adição de hipotensão, colapso vascular e arritmias. Uma revisão dos episódios fatais de anafilaxia mostrou diversos aspectos comuns. Todos tinham asma e haviam ingerido o alérgeno alimentar acidentalmente. Eles tinham apresentado, previamente, reações alérgicas ao alimento, sendo que o início dos sintomas aconteceu dentro de minutos da ingestão. Os pacientes que morreram não receberam epinefrina imediatamente ou utilizaram uma EpiPen. Quando a epinefrina foi empregada imediatamente, ela impediu a fatalidade aguda, mas não necessariamente a morbidade grave. Isto suporta o conceito de que o uso da epinefrina (EpiPen) pelo paciente ou pelo pai deve ser imediatamente seguido pelo cuidado na emergência.

Anafilaxia induzida pelo exercício. Esta é uma rara forma de anafilaxia. Ela somente acontece quando o exercício segue a ingestão de um alimento ao qual o paciente é alérgico. O paciente exercita-se dentro de 3-4 horas depois de ingerir o alimento. Foram descritas duas formas de anafilaxia induzida por alimento dependente de exercício: reações depois da ingestão de alimentos específicos e, raramente, reações depois da ingestão de qualquer alimento. Quando o paciente ingere o alimento sem se exercitar, não acontece nenhuma reação. A patologia está associada à asma e a outros distúrbios atópicos, sendo que, com freqüência, os testes de punção cutânea são positivos. As mulheres são afetadas com freqüência duas vezes maior que os homens. Os alimentos que foram incriminados englobam trigo, peixe e mariscos, frutas, leite e aipo. O tratamento envolve a prevenção do alimento. O tratamento imediato envolve a disponibilidade de adrenalina e de um anti-histamínico.

Alérgenos alimentares transmitidos pelo ar. Muitos pacientes alérgicos a alimentos podem reagir durante o cozimento ou a outros meios de aerossolização do antígeno, como acontece com as pessoas que mastigam amendoins. As outras etiologias comuns incluem peixe, moluscos, crustáceos e ovos. É aconselhável que os pacientes gravemente alérgicos tenham cautela quando ficar perto de alimentos que possam ser aerossolizados.

Hipersensibilidade Alimentar não Mediada por IgE

Hipersensibilidade Alimentar Gastrointestinal

Doença celíaca. Esta condição é uma enteropatia extensa que leva à má absorção. A incidência é reportada como de 1 para 4.000, porém pode ser tão alta quanto 1/300 em algumas populações. A etiologia reside na sensibilidade à gliadina, que é uma porção fortemente alergênica do glúten. O glúten é encontrado no trigo, aveia, centeio e cevada. O resultado da ingestão é que existe atrofia vilosa total e extenso infiltrado celular na lâmina própria. Os pacientes apresentam altos níveis de IgA direcionada contra a gliadina. Quando o trigo é ingerido, uma reação de imunocomplexo ocorre na mucosa e submucosa do intestino delgado. Com freqüência os sintomas incluem diarréia ou esteatorréia franca, distensão abdominal e flatulência, perda de peso e, ocasionalmente, náusea e vômito.

Fisiopatologia. Noventa por cento dos pacientes com doença celíaca são HLA-B8-positivos, sendo que quase 80% apresentam o antígeno HLA-Dw3. A atrofia das vilosidades do intestino delgado é uma manifestação característica dos pacientes celíacos depois de ingerir glúten e há um infiltrado proeminente com células citotóxicas/supressoras CD8+. Existe um aumento nas células B contendo IgM e IgA. A IgA sérica mostra-se aumentada, com anticorpos específicos para a gliadina. Os anticorpos IgA para o glúten estão presentes em mais de 80% dos adultos e crianças com doença celíaca não-tratada. Os mecanismos celulares do tipo IV são proeminentes na patologia. As concentrações séricas de imunocomplexos correlacionam-se bem com a atividade da doença.

Diagnóstico. O diagnóstico baseia-se em um procedimento de provocação-nova provocação. Após a evidência de atrofia vilosa e infiltrado inflamatório por biópsia (necessário para o diagnóstico), o glúten é retirado da dieta por 6-12 semanas. Então, o paciente é novamente desafiado com glúten com recidiva das alterações da biópsia. Os títulos de anticorpos IgA antigliadina podem ser utilizados para a triagem com anticorpos IgA antiendomísio e, possivelmente, anticorpos antijejunais nos pacientes com mais de 2 anos de idade.

Terapia. A terapia consiste na eliminação total pelo restante da vida dos alimentos portadores de glúten. Um risco a longo prazo da ingestão continuada de glúten é o desenvolvimento de malignidade intestinal.

Síndrome da enterocolite. Este é um distúrbio de lactentes jovens, em sua maioria entre 1 semana e 3 meses de idade. Os lactentes se apresentam com vômito e diarréia protraídos. Com maior freqüência, o leite de vaca e a proteína da soja são os responsáveis.

A apresentação clínica é, principalmente, por vômito e diarréia dentro de 1-3 horas da ingestão. O choque pode ocorrer em aproximadamente 15% dos casos. Os adultos podem desenvolver um quadro similar, porém menos grave, aos frutos do mar. Com freqüência, as fezes contêm sangue oculto, neutrófilos polimorfonucleares e eosinófilos, mostrando, freqüentemente, a presença de substâncias redutoras a partir dos açúcares mal absorvidos. Os testes de punção cutânea são caracteristicamente negativos. As amostras de biópsia jejunal revelam, classicamente, vilosidades achatadas, edema e quantidades aumentadas de linfócitos, eosinófilos e mastócitos. A causa desta síndrome permanece desconhecida. A provocação com alimento confirmará o diagnóstico, mas somente deve ser realizada em um ambiente onde a assistência esteja imediatamente disponível.

Colite eosinofílica. A apresentação acontece nos primeiros meses de vida. A etiologia é a hipersensibilidade à proteína do leite de vaca ou da soja. Podem ocorrer em lactentes aleitados ao seio. As crianças mostram-se assintomáticas, apresentando-se com perda de sangue, levando, ocasionalmente, à anemia.

O diagnóstico baseia-se em uma resposta perante a prevenção do alimento. Em seguida, os sintomas desaparecem dentro de 72 horas.

Enteropatia. Este é um grupo de respostas alérgicas não mediadas por IgE que se apresentam nos primeiros meses de vida com diarréia ou, até mesmo, esteatorréia. O retardo do desenvolvimento é proeminente. A sensibilidade ao leite de vaca é a causa mais freqüente desta síndrome. Ela também ocorre com sensibilidade a soja, ovos, trigo, arroz, frango e peixe. Os anticorpos IgA e IgG específicos para as proteínas do leite de vaca mostram-se elevados. A terapia consiste em identificar o alimento gerador e eliminá-lo.

Hemossiderose Pulmonar (Síndrome de Heiner)

Há controvérsia em relação à síndrome de episódios recorrentes de pneumonia associados a infiltrados pulmonares, hemossiderose, perda sanguínea gastrointestinal e anemia ferropriva estar realmente relacionada com reações ao leite de vaca. O diagnóstico é sustentado ao se encontrar macrófagos repletos de hemossiderina a partir de aspirados gástricos no início da manhã ou a partir da biópsia pulmonar. A eliminação das proteínas do leite e de ovos da dieta está associada à resolução da patologia. A presença de dados laboratoriais característicos, incluindo os anticorpos precipitantes para o leite de vaca e a proliferação de células T *in vitro* para o antígeno do leite de vaca, sustentam o diagnóstico.

Dermatite Herpetiforme

Esta patologia é freqüentemente confundida com a dermatite atópica. O *rash* é extremamente pruriginoso e está associado à enteropatia sensível ao glúten. O *rash* vesicopapular está simetricamente distribuído pelas superfícies extensoras. Cerca de 85% dos pacientes apresentam enteropatia para o glúten e um elevado percentual tem HLA-B8. A biópsia de pele demonstra depósito granular de IgA.

As sulfonas produzem rápida resolução do prurido e uma resposta das lesões cutâneas, mas não têm efeito sobre as manifestações gastrointestinais semelhantes à doença celíaca.

Outras Patologias Ligadas ao Alimento

Rinite gustativa. Nesta afecção, os pacientes desenvolvem rinorréia após a ingestão de pimenta do tipo chili. A reação é colinérgica e é inibida por agentes anticolinérgicos. O ingrediente ativo que provoca a reação é, provavelmente, a capsaicina.

Doença intestinal inflamatória. Há pouca evidência para ligar de maneira convincente a doença de Crohn e a colite ulcerativa à alergia por leite de vaca.

Comportamento. O distúrbio de hiperatividade e déficit de atenção foi associado a várias "reações" alimentares. Existe pouca base científica para esta ligação. Os pacientes que sofrem de privação do sono decorrente da obstrução nasal ou de sintomas da asma podem ter problemas de comportamento ou atenção secundários.

Também há pouca evidência para sustentar que a ingestão de alimentos contendo açúcar ou corantes ou substâncias semelhantes ao salicilato provoca a "hiperatividade". Ainda existe pouca evidência para sustentar as dietas da moda, como a dieta Feingold, no tratamento dos distúrbios da hiperatividade.

Artrite. Existe apenas a sugestão anedótica de que a artrite é agravada por determinados alimentos. Estudos de provocação alimentar cegos não sustentam isto e não existem estudos científicos que dêem sustentação a esta alegação.

Sistema nervoso central

Enxaquecas. As cefaléias migranosas verdadeiras podem ser deflagradas por alimentos que contenham tiraminas e outras monoaminas específicas. No entanto, existem poucos estudos com dados para ligá-las às alergias alimentares.

Convulsões. Alguns estudos empregando a provocação cega implicaram as alergias alimentares como deflagradores para convulsões. Estes dados precisam de confirmação.

Autismo. Foi feita a asserção de que as alergias alimentares contribuem para o surgimento do autismo. Não existem dados científicos para ligar o autismo e as síndromes correlatas à alergia alimentar.

Síndrome da morte súbita infantil. Esta é uma condição em que um lactente, usualmente com 2-4 meses de idade, é encontrado morto em um berço. Não há motivo aparente, apesar de extensa pesquisa. Alguns estudos indicaram que há um aumento na triptase no soro destes lactentes. A triptase é um indicador da ativação recente do mastócito, podendo sugerir que ocorreu anafilaxia. Estes lactentes podem ter anticorpos IgE direcionados contra a β-lactoglobulina, aumentando a suspeita da alergia ao leite como uma causa de anafilaxia e morte nestes lactentes. É necessária confirmação adicional.

CONDUTA PARA O DIAGNÓSTICO

História

Início

A história é mais valiosa nas reações alimentares, principalmente porque existe uma estreita relação temporal entre a exposição e o início da reação. As reações alimentares mais agudas acontecem dentro de minutos, porém pode haver um retardo de até 30 minutos. Isto limita a estrutura de tempo que o paciente deve considerar (Tabela 8.5).

Padrão

O padrão das lesões geralmente não é específico ou valioso. As reações de contato tendem a se iniciar no local do contato. Pessoas que manuseiam camarão e são alérgicas a eles apresentarão lesões que começam nas mãos.

Os Aspectos Valiosos na História Incluem:

Uma suposição do alimento responsável a partir do pai ou paciente

TABELA 8.5
UMA REVISÃO DA CONDUTA PARA DIAGNÓSTICO DAS ALERGIAS ALIMENTARES

História
 Início
 Padrão
  Reação prévia
  Quantidade do alimento
  Fatores associados
 Diários de dieta
 Dietas de eliminação

Exames
 Testes de punção cutânea
 Intradérmicos
  Não recomendados para alimentos
 Testes radioalergoabsorventes (RASTs)
 Provocação alimentar duplo-cega controlada por placebo
  O "Padrão-Ouro"

Exames Diagnósticos Não-Comprovados
 Níveis de anticorpo IgG ou IgG4 alimento-específico
 Complexos anticorpo-antígeno alimentar
 Ativação de linfócito
 Provocação sublingual ou intracutânea

Nota: Discutido no texto.

Reação prévia ao alimento
Quantidade de alimento ingerido
Fatores associados
Intervalo entre a ingestão e o desenvolvimento dos sintomas
A presença de co-fatores, como o exercício
Intervalo de tempo desde a última reação
A história somente é tão confiável quanto a lembrança dos eventos pelo paciente ou pelo pai.
 Foram tentados outros métodos para aumentar a detecção das alergias

Monitorização

Diários de dieta. O uso de um diário é valioso, pois ele elimina a necessidade de lembrança. O paciente é solicitado a registrar a ingestão de alimentos em cada refeição por um período determinado, usualmente 2-4 semanas. O paciente ou o pai anota, então, as entradas com comentários sobre as reações alérgicas. Desta maneira, um padrão de reação ao alimento ou a combinações de alimento se torna óbvio. O problema com esta conduta é que a maioria dos diários é mal preenchida. No entanto, se o paciente for meticuloso, este será um instrumento muito valioso.

Dietas de eliminação. Esta é uma conduta direta para aumentar a história. Os alimentos suspeitos são escrupulosamente evitados. O paciente observa se os sintomas melhoram. Um exemplo fácil é o lactente suspeito de ter alergia ao leite de vaca poder ser colocado sob uma fórmula elementar que contenha apenas aminoácidos. Em seguida, podem ser monitorizados os sintomas.

A situação é mais complexa com a criança com mais idade ou com o adulto. Não é fácil evitar por completo um antígeno comum, como o trigo ou amendoins. Este problema é composto quando a doença apresenta uma relação mais sutil, ou mesmo controversa com o alimento, como é o caso na dermatite atópica ou asma. Desta maneira, as dietas de eliminação apenas raramente confirmam o diagnóstico da alergia alimentar.

Exames Diagnósticos

Testes de Punção Cutânea

Os testes de punção cutânea podem ser realizados de maneira padronizada (ver os Exames Diagnósticos de Alergias). Esses testes são fracos, pois o valor preditivo positivo global é de 50-65%. O teste deve ser correlacionado com a história. Por outro lado, um teste negativo comporta um valor preditivo negativo de 95%. Isto é valioso para excluir os alimentos como uma causa dos sintomas.

Por exemplo, um paciente que suspeita de alergia a camarão pode ser tranqüilizado por um teste de punção cutânea negativo. A exatidão do teste é proporcional à pureza do antígeno no extrato do teste. Onde há discordância entre o teste cutâneo e a história, a decisão deve favorecer a história, principalmente quando há uma forte resposta clínica a um teste de alergia negativo. O teste deve ser repetido com o antígeno fresco.

Intradérmico

O teste intradérmico não é recomendado para alimentos. Existe uma freqüência ainda mais elevada de falso-positivos, sendo que existe um risco grave de o paciente ter uma reação alérgica.

Testes Radioalergoabsorventes (RASTs)

O RAST e os exames correlatos são menos sensíveis que os testes cutâneos, mas algumas limitações se aplicam na interpretação. Um negativo é mais significativo que um positivo. Quando há um risco de reação grave, o RAST é mais seguro que um teste cutâneo. Em geral, as medições *in vitro* da IgE sérica alimento-específica, realizadas em laboratórios de alta qualidade, proporcionam informações similares àquelas dos testes de punção cutânea. O teste é útil em crianças jovens, naqueles com dermografismo e naqueles com doença cutânea grave.

O "Padrão-Ouro"

O teste de provocação alimentar controlado por placebo e duplo-cego (DBPCFC) tem sido empregado com sucesso na alergia alimentar. A seleção dos alimentos a serem testados no DBPCFC baseia-se, em geral, na história ou nos resultados do teste cutâneo (RAST). Os alimentos suspeitos devem ser eliminados por 7-14 dias antes da provocação. Os anti-histamínicos devem ser interrompidos por tempo suficiente para estabelecer um teste cutâneo normal para a histamina, sendo que outros medicamentos devem ser minimizados até níveis suficientes para evitar o surgimento de sintomas agudos. Nos pacientes asmáticos, o VEF1 deve ser mantido em mais de 70% do valor predito antes da provocação. Séries curtas de corticosteróides podem ser necessárias para satisfazer estes critérios.

A provocação alimentar é administrada no estado de jejum, começando com uma dose improvável de provocar sintomas (25-500 mg do alimento liofilizado). Em seguida, a dose é duplicada a cada 15-60 minutos, dependendo do tipo de reação suspeitado. Em um teste negativo, o paciente tolera 10 g de alimento liofilizado em cápsula ou líquido sem saber. No entanto, quando a provocação cega é negativa, ela deve ser confirmada por uma alimentação sabida sob observação, a fim de excluir a rara provocação falso-negativa. Uma quantidade igual do antígeno alimentar e as provocações com placebo devem ser empregados. No geral, este é um instrumento muito exato para confirmar a alergia alimentar.

Testes Diagnósticos Não-Comprovados

Não existe evidência clínica para sustentar a utilização de níveis de anticorpo IgG ou IgG4 alimento-específicos, complexos anticorpo-antígeno alimentar, evidência de ativação de linfócitos ou provocação sublingual ou intracutânea. Estes testes possuem pouco valor quando realizados de maneira controlada.

TERAPIA

Prevenção

Essencialmente, a terapia da alergia alimentar consiste na prevenção do alimento. Esta medida pode ser de difícil realização. A consulta com uma nutricionista é útil para que o paciente desenvolva um cardápio que elimine o alimento e ainda permaneça nutritivo. Alguns alimentos são ubíquos e difíceis de evitar por completo, como o trigo ou a soja. Existem vários endereços eletrônicos que podem ajudar o paciente com receitas e conselhos. *A Food Allergy Network* (http://www.foodallergy.org/index.html), a *American Academy of Allergy, Asthma and Immunology* (http://www.aaaai.org/) e o *American College of Allergy, Asthma and Immunology* (http://allergy.mcg.edu/) são excelentes sites para informações confiáveis (Tabela 8.6).

TABELA 8.6
REVISAO DA TERAPIA ESSENCIAL DA ALERGIA ALIMENTAR

Prevenção
Medicamento
Epinefrina
Epinefrina 1/1.000 – 0,01 mL/kg até um máximo de 0,5 mL
EpiPen 0,15 e 0,3 mL de solução a 1/1.000
Anti-histamínicos
Difenidramina
Hidroxizina
Esteróides
Hidrocortisona
50-100 mg imediatos
1 mg/kg até um máximo de 80 mg diários por 5 dias
Prevenção
Cromolin
Xolair

Nota: A prevenção é a principal conduta terapêutica.

Medicamentos

Epinefrina

O tratamento imediato de um episódio agudo deve consistir no uso da epinefrina, solução de 1/1.000 em uma dose de 0,01 mL/kg até um máximo de 0,5 mL. É injetado por via subcutânea. Estudos recentes indicaram que a via intramuscular pode ser preferível.

Os pacientes que tiveram um episódio com risco de morte potencial ou que podem estar em risco para tal episódio precisam ter disponibilidade imediata da epinefrina. A forma mais fácil que está atualmente disponível é a EpiPen, que é uma seringa de injeção automática. O paciente remove a tampa e pressiona a extremidade contra a porção carnosa da coxa. Não há necessidade de perder tempo removendo as roupas. Existem duas potências, 0,15 e 0,3 mL da solução a 1/1.000.

Anti-Histamínicos

Difenidramina ou hidroxizina, 25-50 mg, devem ser administrados imediatamente e, em seguida, 3 a 4 vezes ao dia durante 4-5 dias, dependendo da resposta.

Esteróides

Os pacientes portadores de envolvimento respiratório devem receber hidrocortisona, 50-100 mg, imediatamente e, em seguida, 1 mg/kg até um máximo de 80 mg diários por 5 dias. A dose inicial deve ser fornecida por via intravenosa quando o paciente apresenta dificuldades respiratórias. Os líquidos IV e a hospitalização estão indicados quando o paciente exibe uma queda na pressão arterial ou está em choque.

Prevenção

Cromolin

O uso do cromolin, 100-200 mg, 4 vezes ao dia, é útil para reduzir a reação aos alimentos alergênicos.

Xolair

Este é um anticorpo monoclonal direcionado contra a IgE. Sua utilização na alergia alimentar teve estudo limitado, mas uma pesquisa nos pacientes com reações graves a amendoins mostrou que eles tinham tolerância aumentada após uma série do agente biológico. É administrado como uma injeção intramuscular, 1 a 2 vezes por mês. O medicamento é extremamente caro, sendo que um custo anual pode ser mais alto que $10.000.

RESUMO

As reações alimentares são complexas. O diagnóstico permanece como um exercício clínico, dependente de uma história cuidadosa, testes de alergia seletivos quando se suspeita de um distúrbio IgE-mediado, e da dieta de exclusão apropriada.

Leitura Sugerida

Al-Muhsen, S., A. E. Clarke, *et al.* (2003). Peanut allergy: an overview. *CMAJ* **168**(10): 1279-85.

Bahna, S. L. (2003). Clinical expressions of food allergy. *Ann Allergy Asthma Immunol* **90**(6 Suppl. 3): 41-4.

Bahna, S. L. (2003). Diagnosis of food allergy. *Ann Allergy Asthma Immunol* **90**(6 Suppl. 3): 77-80.

Bernstein, J. A., I. L. Bernstein, *et al.* (2003). Clinical and laboratory investigation of allergy to genetically modified foods. *Environ Health Perspect* **111**(8): 1114-21.

Bock, S. A. (2003). Diagnostic evaluation. *Pediatrics* **111**(6 Pt. 3): 1638-44.

Burks, W. (2003). Skin manifestations of food allergy. *Pediatrics* **111**(6 Pt. 3): 1617-24.

Crespo, J. F. and J. Rodriguez (2003). Food allergy in adulthood. *Allergy* **58**(2): 98-113.

Eigenmann, P. A. (2002). T lymphocytes in food allergy: overview of an intricate network of circulating and organ-resident cells. *Pediatr Allergy Immunol* **13**(3): 162-71.

Hubbard, S. (2003). Nutrition and food allergies: the dietitian's role. *Ann Allergy Asthma Immunol* **90** (6 Suppl. 3): 115-6.

Sampson, H. A. (2003). 9. Food allergy. *J Allergy Clin Immunol* **111**(2 Suppl.): S540-7.

Sampson, H. A. (2003). The evaluation and management of food allergy in atopic dermatitis. *Clin Dermatol* **21**(3): 183-92.

Sicherer, S. H. (2003). Advances in anaphylaxis and hypersensitivity reactions to foods, drugs, and insect venom. *J Allergy Clin Immunol* **111**(3 Suppl.): S829-34.

Tang, A. W. (2003). A practical guide to anaphylaxis. *Am Fam Physician* **68**(7): 1325-32.

Teuber, S. S. and C. Porch-Curren (2003). Unproved diagnostic and therapeutic approaches to food allergy and intolerance. *Curr Opin Allergy Clin Immunol* **3**(3): 217-21.

Wuthrich, B. (1998). Food-induced cutaneous adverse reactions. *Allergy* **53**(46 Suppl.): 131-5.

CAPÍTULO 9

UMA CONDUTA PARA O LACTENTE SIBILANTE

O PROBLEMA DO SIBILO NA FASE DE LACTENTE

Apesar de ser freqüentemente observada nos lactentes, a sibilância é, na realidade, um sinal inútil.

Ela indica apenas que existe uma obstrução que está provocando turbulência nas vias aéreas, sem sugerir a localização da obstrução, a gravidade ou sua etiologia. Isto é particularmente verídico nos lactentes. O fluxo aéreo normal é laminar nas vias aéreas, sendo que existe uma relação direta entre a pressão e o fluxo de ar (Figura 9.1). O fluxo laminar é quase silencioso. Se há uma obstrução na via aérea ou fora dela, comprimindo um brônquio, o fluxo laminar se rompe e o fluxo de ar torna-se audível como um sibilo. A relação de fluxo e pressão se modifica, sendo que agora é necessário o quadrado da pressão para manter a mesma taxa de fluxo.

Um importante paradoxo clínico é que o paciente deve manter uma taxa de fluxo de ar razoável para gerar um sibilo. Quando o paciente está cansando ou está gravemente obstruído, eles não conseguem mover ar suficiente para sibilar por causa do aumento acentuado nos requisitos de pressão. Estas mecânicas de fluxo são ainda mais acentuadas em um lactente de pequeno porte, cujas vias aéreas são mais estreitas na linha de base. Por estes motivos, é importante considerar o amplo diagnóstico diferencial em pequenos lactentes que se apresentam com sibilos.

Apresentação de Caso

Estes dois cenários similares representam o problema essencial de um lactente portador de sibilância

1. Um menino de 8 meses de idade que se apresenta com
   - Tosse e sibilos por 2 semanas
   - Primeira apresentação
2. Menino de 8 meses de idade
   - Tosse, sibilos por 2 semanas
   - Terceira apresentação

No primeiro exemplo, é provável que a causa seja uma infecção viral aguda, principalmente um vírus inflamatório pulmonar, como o vírus sincicial respiratório (RSV) ou adenovírus.

Explicação

No caso 2 existe um elemento recorrente, com a reversibilidade implicada. Isto levanta muitas outras possibilidades, incluindo a asma e os processos mecânicos. Nem sempre é fácil chegar a estas considerações, pois nem sempre fica óbvio que o lactente pode desenvolver asma ou ter sibilância pós-viral e resolver.

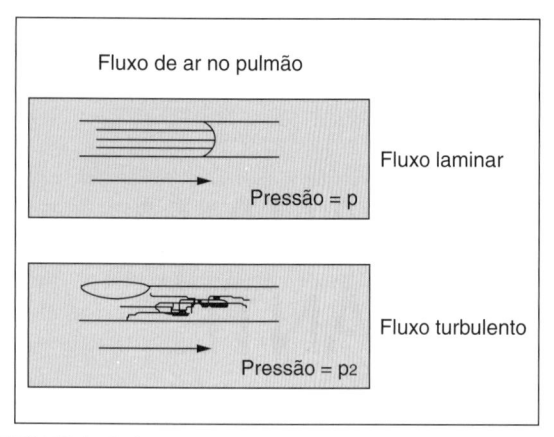

CONSIDERAÇÕES DIFERENCIAIS NO LACTENTE SIBILANTE

Há um grande diagnóstico diferencial a considerar para o lactente que se apresenta com sibilos. A sibilância é comum com menos de 1 ano de idade e pode decorrer de problemas mecânicos transitórios ou pode ser o primeiro indicador de um processo patológico a longo prazo.

A fonte dos sibilos pode advir da porção superior, média ou inferior do trato respiratório. Estas causas estão listadas na Tabela 9.1.

As condições comuns na lista na Tabela 9.1, que ocorrem freqüentemente na fase de lactente e devem ser consideradas, são as seguintes:

Asma

Esta patologia é discutida no Capítulo 6. É difícil diagnosticar esta patologia com menos de 6 meses de idade. Em geral, outras causas devem ser excluídas, sendo que o paciente recebe uma série de terapia com broncodilatador. Uma boa resposta ao albuterol indica a reversibilidade da condição, mas não indica a asma definida. Observar a criança com o passar do tempo ajudará a fazer esta determinação, pois a asma persistirá e demonstrará sintomas recorrentes, enquanto ficar clara uma resposta prolongada a uma infecção viral.

FIGURA 9.1
FLUXO DE AR NO PULMÃO.

O fluxo de ar no pulmão é representado pelos dois diagramas nesta figura. O diagrama ao alto demonstra o fluxo laminar. Nesta modalidade, que é o fluxo desobstruído normal, existe uma relação direta entre a pressão nas vias aéreas e a velocidade do fluxo. O diagrama inferior indica a ruptura do fluxo laminar que acontece no fluxo turbulento. O fluxo turbulento é provocado por uma obstrução parcial da luz, como acontece na asma. Este fluxo turbulento é ouvido, clinicamente, como sibilo. Nesta modalidade, a velocidade do fluxo é proporcional ao quadrado da pressão exercida nas vias aéreas. Isto significa que um paciente com vias aéreas parcialmente obstruídas deve exercer uma pressão muito maior nas vias aéreas para manter o mesmo fluxo, como ocorre no estado do fluxo laminar. Este fenômeno é experimentado como falta de ar pelo paciente.

TABELA 9.1
CAUSAS DE SIBILOS

Trato respiratório superior	Trato respiratório médio	Trato respiratório inferior
Rinite alérgica	Traqueomalacia	Asma
Rinite infecciosa	Fístula traqueoesofágica	Bronquiolite viral
Hipertrofia adenoidal/tonsilar	Estenose traqueal	Fibrose cística
Corpo estranho	Estenose brônquica	Displasia broncopulmonar
Epiglotite	Anel vascular	Corpo estranho
Laringotraqueobronquite	Linfonodos aumentados	Refluxo gastroesofágico com asma
Disfunção da corda vocal	Tumor	Aspiração crônica
Redes laríngeas	Corpo estranho	Bronquiectasia
Laringomalacia	Laringotraqueobronquite	Tumor

Nota: As causas da sibilância foram divididas de acordo com o nível da via aérea obstruída. Sob ponto de vista clínico, a obstrução da via aérea superior provoca um estridor inspiratório, a obstrução da via aérea média causa sibilos inspiratórios e expiratórios, e a obstrução da via aérea inferior gera sibilos expiratórios.

Laringotraqueomalacia

Nesta condição, existe amolecimento do anel cartilaginoso na traquéia e brônquios. Pode ser o resultado das infecções virais, nascimento prematuro ou intubação prolongada. Os aspectos essenciais que sugerem que esta é uma causa são os seguintes:

- O lactente não se mostra angustiado.
- A sibilância inspiratória e expiratória está presente. Este sinal é uma indicação de que a obstrução se encontra em uma grande via aérea central.

Esta condição não é perigosa para o lactente, sendo que há pouco risco de angústia respiratória significativa. Os pais podem ser tranqüilizados de que a sibilância do lactente não indica um risco de comprometimento respiratório.

Displasia Broncopulmonar

Esta condição é uma conseqüência do nascimento prematuro e ventilação assistida prolongada com um alto nível de O_2 inspirado. O resultado desta combinação é que há lesão que resulta na cicatrização dos pulmões com formação bolhosa e edema intersticial. Há retardo do desenvolvimento e uma dependência prolongada do O_2 suplementar.

Os principais aspectos são:

- Prematuridade extrema, ventilador e dependência de O_2.
- Cicatrização, alterações císticas e doença pulmonar obstrutiva.
- Estas crianças freqüentemente apresentam um quadro, a longo prazo, semelhante à asma.

O tratamento é complicado. Os fundamentos consistem em manter O_2 e nutrição. Estes pacientes ainda sofrerão hiperplasia pulmonar e desenvolverão novos tecidos pulmonares. Eles também requerem broncodilatadores e são ajudados por esteróides inalados. As seqüelas, a longo prazo, da asma na DBP é indistinguível de outras formas de asma, mas estas crianças podem ser refratárias à terapia e, com freqüência, apresentam sintomas graves.

Aspiração de Mecônio

Esta condição é um problema nos lactentes que apresentam angústia no momento do parto e eliminam mecônio. O resultado é que, com a primeira respiração, o lactente inalará mecônio. É uma causa de reações graves. Os principais aspectos são:

- A pneumonite química que pode ser muito grave, com edema pulmonar, exsudação e transudação de líquido e proteína para dentro do espaço alveolar e desenvolvimento de um elevado requisito de O_2. Na forma aguda, estes pacientes podem requerer O_2 e terapia de cuidados intensivos. A oxigenação por membrana extracorpórea (ECMO) pode ser necessária para fornecer os níveis de oxigênio adequados.
- As seqüelas a longo prazo incluem um quadro semelhante à asma que é, usualmente, grave.

Fibrose Cística

Esta condição é aquela onde existe uma proteína anormal no ápice das células caliciformes. Há transporte de água e cloro anormal que leva ao muco espessado e infecções recorrentes. Os lactentes que exibem fibrose cística têm uma apresentação pleiomórfica, que pode variar desde sutil até o óbvio. Os aspectos usuais são os seguintes:

- Gastrointestinal
  - Íleo meconial
  - Esteatorréia
  - Icterícia prolongada
- Pulmonar
  - Freqüentemente se apresenta como sibilos recorrentes em crianças com menos de 6 meses de idade e esta condição é freqüentemente confundida com a asma e outras doenças respiratórias crônicas
  - Atelectasia
  - Pneumonia recorrente
  - Tosse crônica

A fibrose cística é freqüentemente confundida com outras patologias. É prudente avaliar uma criança com menos de 6 meses de idade que apresenta sibilos persistentes ao medir o cloreto no suor através da iontoforese do suor.

Cardiopatia

As cardiopatias crônica e congênita podem ser confundidas com a asma e outras causas de doença obstrutiva no período neonatal.

- A congestão venosa pulmonar acontece como parte de inúmeras cardiopatias congênitas e pode se apre-

sentar como sibilância. Os exemplos incluem drenagem venosa pulmonar anômala, coração triatriado *(cor triatriatum)* e estenose da válvula mitral.
- A terapia para esta causa de obstrução da via aérea é a da cardiopatia subjacente.

Bronquiolite

A bronquiolite é uma conseqüência da infecção pelo RSV, que leva à inflamação peribrônquica e à frouxidão das vias aéreas. A patologia pode ser grave.

Os aspectos principais são os seguintes:

- Infecção por vírus inflamatórios pulmonares, principalmente o RSV.
- Obstrução mecânica da via aérea com sibilos na expiração.
- Há uma resposta deficiente aos broncodilatadores porque as vias aéreas estão colabáveis e os broncodilatadores reduzem o tônus dos músculos lisos. Isto resulta em colapso aumentado da via aérea e mais sintomas.
- O tratamento é de suporte, sendo que a patologia é autolimitada.

Quando Ocorre a Asma?

Fazer a diferenciação entre asma e uma resposta viral prolongada é, com freqüência, muito difícil. Em muitas crianças que apresentam bronquiolite, há inflamação peribrônquica, que é indistinguível da asma. Estas crianças têm repetidos episódios de obstrução da via aérea que são similares à asma.

Diversos pesquisadores tentaram definir os preditores da asma em crianças que se apresentam com bronquiolite. Alguns critérios que emergiram incluem:

- Crianças hospitalizadas com uma doença semelhante à asma com menos de 18 meses de idade.
- A presença de manifestações alérgicas, principalmente a rinite alérgica.
- Uma história familiar de asma e alergias.
- Exposição ao fumo passivo.
- Exposição à nicotina *in utero*, que Martinez *et al.* demonstraram poder levar ao estreitamento pulmonar ao nascimento.
- Uma das melhores correlações com o risco de asma é a IgE específica elevada em resposta ao RSV. Welliver *et al.* demonstraram que 70% dos lactentes com alto titulo de IgE específica tinham sibilos persistentes e um risco aumentado de asma.

Bronquiolite versus Asma

A diferenciação entre asma e bronquiolite pode ser difícil de ser feita com exatidão. A Tabela 9.2 mostra alguns dos aspectos principais que podem ajudar a diferenciar entre as duas patologias. Na bronquiolite, estes são a causa da patologia, enquanto são deflagradores na asma aguda, em lugar dos agentes etiológicos. Clinicamente, ambas as condições parecem idênticas, com hiperinsuflação, expiração prolongada e sibilância. A regulação temporal do sibilo é mais tardia na expiração na bronquiolite que na asma, e é de natureza mais musical. O mecanismo subjacente é diferente nas duas patologias. Na asma, existe inchação e edema das vias aéreas com broncoespasmo. Na bronquiolite, as vias aéreas estão frouxas

TABELA 9.2
COMPARAÇÃO DA APRESENTAÇÃO AGUDA DA ASMA E A BRONQUIOLITE

	Bronquiolite	*Asma*
Vírus	Causa	Deflagrador
Aparência	Hiperinsuflação	Hiperinsuflação
	Expiração prolongada	Expiração prolongada
	Sibilos término-expiratórios	Sibilos mesoexpiratórios
Broncodilatador	Ruim	Excelente
Esteróides	Ruim	Excelente
Mecanismo	Via aérea frouxa	Inflamação

Nota: As diferenças essenciais são no momento do sibilo, no papel do vírus e na resposta aos broncodilatadores e esteróides.

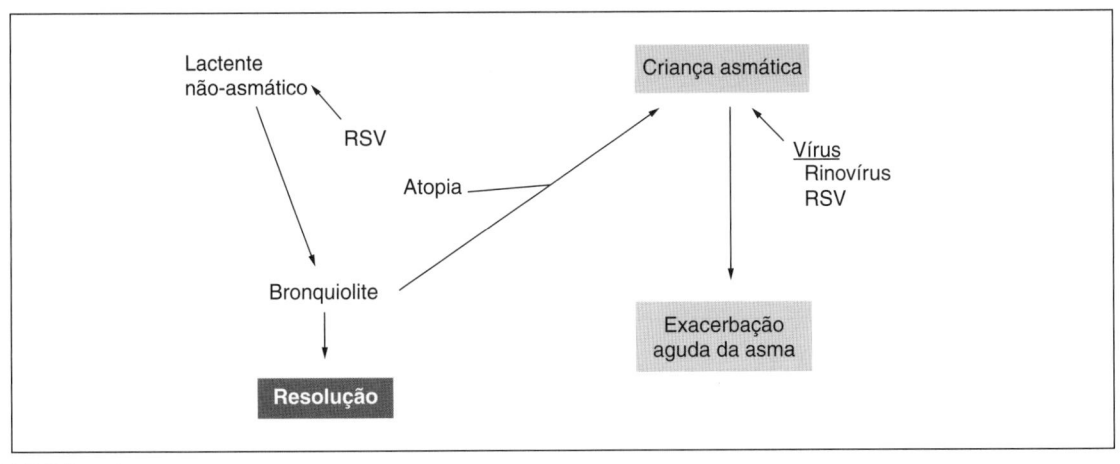

FIGURA 9.2
O PAPEL MUTÁVEL DOS VÍRUS NA BRONQUIOLITE EM OPOSIÇÃO À ASMA.
Na bronquiolite, o RSV ou outro vírus pulmonar inflamatório causam esta condição. A bronquiolite será resolvida na maioria dos casos. Na presença de fatores genéticos e de atopia, o lactente pode desenvolver asma. A subseqüente exposição viral provocará um episódio asmático agudo.

e se colapsam com facilidade, provocando a obstrução. Por este motivo, os lactentes com bronquiolite não respondem bem aos broncodilatadores, o que pode provocar aumento na frouxidão e colapso adicional. Como a inflamação não é um aspecto desta doença, em oposição à asma, os corticosteróides também não são efetivos. Esta comparação está resumida na Tabela 9.2.

Papel dos Vírus

As infecções virais têm um papel no início do desenvolvimento da asma. Esta fisiopatologia é discutida no Capítulo 3, Hipótese da Higiene. A exposição a vírus respiratórios provoca o desenvolvimento da inflamação peribrônquica nos lactentes que são geneticamente suscetíveis para desenvolver asma, que persiste, provavelmente, pelo resto da vida. A exposição subseqüente aos vírus inflamatórios pulmonares causa um episódio asmático agudo, sem provocar, necessariamente, pneumonia ou bronquiolite. Esta resposta é ilustrada na Figura 9.2. O papel das infecções virais na iniciação da bronquiolite ou na deflagração de um episódio asmático é dependente da predisposição genética e de outros fatores. A exposição subseqüente em uma criança portadora de asma dá origem a uma exacerbação da asma.

A inter-relação destes fatores genéticos e atópicos é sucintamente resumida na Figura 9.3. Muitos fatores diferentes dos vírus podem influenciar se uma criança com predisposição genética à asma desenvolve a doença. Estes incluem a exposição precoce a alérgenos, como pêlos de animais, ácaros da poeira domiciliar e mofo. Atualmente consideram-se outras possibilidades, conforme discutido no capítulo sobre Hipótese da Higiene.

Contribuição da IgE para o Sibilo em Lactentes

Há um forte componente genético para o desenvolvimento da asma. Os alelos que contribuem para o desenvolvimento da IgE são particularmente fortes em associação com o desenvolvimento da asma. Estes padrões genéticos podem ser a diferença entre pacientes com bronquiolite que desenvolvem asma e aqueles que não desenvolvem. A exposição precoce aos alérgenos aumenta o risco de desenvolvimento da asma nestes lactentes suscetíveis. O resultado foi explorado por diversos pesquisadores. Em termos gerais, dentre todos os lactentes que desenvolvem sibilos com menos de 5 anos de idade, 50% não mais exibirão sintomas depois de 5-6 anos de idade. O restante das crianças continuará a ter sintomas de asma. Embora isto não tenha sido confirmado, é uma suposição razoável que estas sejam as crianças que possuem uma predisposição genética para desenvolver asma. As crianças que desenvolvem sintomas de sibilân-

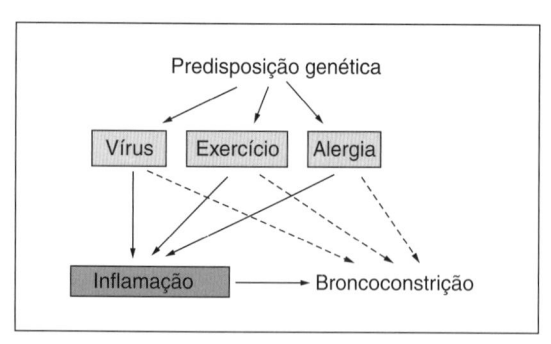

FIGURA 9.3
MODELO-PADRÃO DA ASMA EM UM LACTENTE APÓS INFECÇÃO VIRAL OU POR OUTRO AGENTE, COMO EXPOSIÇÃO ALÉRGICA INICIAL.

O efeito destes agentes é superposto a uma predisposição genética, originando a inflamação peribrônquica a longo prazo. A broncoconstrição subseqüente é, então, superposta a esta base inflamatória.

cia e obstrução da via aérea depois de 5 anos de idade continuam a ter sintomas e episódios de asma. Martinez *et al.* mostraram que as crianças que têm sintomas persistentes depois de 6 anos de idade apresentam atopia e uma história familiar de asma e alergias. Visto por outra perspectiva, nas crianças com sibilos recorrentes, uma história de asma e a presença da atopia são preditivos de sintomas de asma por toda a vida.

CONDUTA DIAGNÓSTICA

História

Existem várias manifestações clínicas apresentadas em lactentes e crianças que sugerem que o problema pode ser a asma, e não outra patologia. Na asma as crianças freqüentemente se apresentam com tosse em lugar do sibilo. A tosse acontece com o exercício e a atividade. No entanto, a manifestação mais proeminente é a tosse noturna. Devemos levantar mais suspeita para a criança que é acordada pela tosse nas primeiras horas da manhã, com freqüência 3 ou mais vezes por semana. Estes achados podem estar associados a uma sensação de pressão no tórax. Os aspectos importantes são as exposições e as atividades que deflagram a tosse. As associações comuns estão listadas na Tabela 9.3. Estes são deflagradores que comumente iniciarão um episódio asmático agudo. A associação dos sintomas com os eventos deflagradores usualmente associados

TABELA 9.3
INDICADORES DA POSSÍVEL ASMA

Tosse
Com o exercício
À noite
Dificuldade Respiratória Recorrente
Pressão Torácica Recorrente
Sintomas Noturnos
Falta de ar
Sibilos
Tosse
Associações
Infecções virais
Exposição a alérgeno
Atividade vigorosa
Alterações do tempo
Poluição
Emoção forte

Nota: A asma apresenta-se como tosse e angústia respiratória em lactentes e crianças. São típicos os sintomas durante a noite, principalmente no início da manhã.

à asma sugere, com bastante intensidade, que a asma está presente.

Outros Exames

Detecção do Vírus

Esfregaços nasais para a detecção do RSV, adenovírus, vírus *influenza* e vírus *parainfluenza* podem ajudar a detectar a presença da infecção viral. A presença de um vírus não diferencia entre a asma e a bronquiolite.

Radiografia de Tórax

A radiografia deve ser empregada para confirmar as impressões clínicas nos lactentes sibilantes. Qualquer criança que se apresente com sibilos pela primeira vez deve se submeter a uma radiografia de tórax. A aparência radiográfica é típica em muitas das patologias no diagnóstico diferencial da criança sibilante, conforme notado anteriormente. Por exemplo, um corpo estranho em um brônquio pode produzir hiperinsuflação de um pulmão; a fibrose cística pode se apresentar com atelectasia subsegmentar dos lobos superiores e perda de volume; pode haver cardiomegalia na doença cardíaca.

Por outro lado, uma radiografia de tórax não é necessária para todo episódio em um asmático diagnosticado. A radiografia deve ser obtida apenas se houver uma dúvida específica a ser solucionada. Um exemplo seria a criança que deteriora subitamente e que a radiografia é necessária para excluir um pneumotórax. Outro exemplo é a criança portadora de asma e que se apresenta com achados pulmonares localizadores e febre, onde a radiografia confirmará ou excluirá a pneumonia.

Cloreto no Suor

Quando se suspeita de fibrose cística, um teste de cloreto no suor adequadamente realizado é diagnóstico ou excludente. O teste deve ser feito em um centro onde ele é utilizado com freqüência, como em um Centro de Fibrose Cística.

Exames Radiológicos Especializados

Estes exames especializados devem ser empregados para indicações específicas.

Esofagografia

Este exame é útil para detectar a presença de compressão do esôfago, como seria encontrado nas anormalidades vasculares. Ele também é útil para descobrir anormalidades da deglutição. As fístulas traqueoesofágicas podem ser sutis, principalmente quando elas são do tipo "H", sendo que uma esofagografia cuidadosa detectará o defeito.

TC e RM

A TC ou RM do tórax deve ser usada para resolver um dilema diagnóstico. Alguns exemplos consistiriam em detectar uma massa peribrônquica ou confirmar uma anomalia vascular.

Exames Adicionais

A pesquisa diagnóstica especializada adicional depende da apresentação e deve ser aplicada quando indicada.

- Exames cardíacos.
- Pesquisa imunes (ver o Capítulo 13)

TRATAMENTO

O tratamento do lactente sibilante é essencialmente aquele da doença subjacente. A correção cirúrgica está indicada para os defeitos cardíacos, fístulas esofágicas e anéis e alças vasculares que comprimem os brônquios ou a traquéia.

Papel dos Broncodilatadores

O uso de um broncodilatador como uma tentativa de terapia pode diferenciar a asma da bronquiolite. Embora não seja infalível, a asma responderá ao albuterol, enquanto que o mesmo não acontece com a bronquiolite. Este teste na cabeceira do leito pode ser valioso para fazer uma diferenciação primária.

Papel dos Esteróides

Os esteróides têm pouco efeito nas doenças virais e devem ser reservados para as patologias inflamatórias.

CONCLUSÃO

A etiologia da sibilância nos lactentes é complexa, sendo necessária história e exame físico minuciosos para diferenciar a etiologia. Devem ser utilizados testes específicos, sendo que, essencialmente, a terapia é o tratamento da condição subjacente. Devemos lembrar que o sibilo é apenas um sintoma, e não a doença.

Leitura Sugerida

Balfour-Lynn, I. M. (2003). Asthma in cystic fibrosis. *J R Soc Med* **96**(Suppl. 43): 30-4.

Bancalari, E., N. Claure, *et al.* (2003). Bronchopulmonary dysplasia: changes in pathogenesis, epidemiology and definition. *Semin Neonatol* **8**(1): 63-71.

Cleary, G. M. and T. E. Wiswell (1998). Meconium-stained amniotic fluid and the meconium aspiration syndrome. An update. *Pediatr Clin North Am* **45**(3): 511-29.

Faubion, W. A., Jr. and N. N. Zein (1998). Gastroesophageal reflux in infants and children. *Mayo Clin Proc* **73**(2): 166-73.

Klingner, M. C. and J. Kruse (1999). Meconium aspiration syndrome: pathophysiology and prevention. *J Am Board Fam Pract* **12**(6): 450-66.

Orenstein, S. R. (2001). An overview of refluxassociated disorders in infants: apnea, laryngospasm, and aspiration. *Am J Med* **111**(Suppl. 8A): 60S-63S.

Sarani, B., M. Gleiber, *et al.* (2002). Esophageal pH monitoring, indications, and methods. *J Clin Gastroenterol* **34**(3): 200-6.

Vaucher, Y. E. (2002). Bronchopulmonary dysplasia: an enduring challenge. *Pediatr Rev* **23**(10): 349-58.

Wagener, J. S., M. K. Sontag, *et al.* (2003). Newborn screening for cystic fibrosis. *Curr Opin Pediatr* **15**(3): 309-15.

Wang, L. and S. D. Freedman (2002). Laboratory tests for the diagnosis of cystic fibrosis. *Am J Clin Pathol* **117**(Suppl.): S109-15.

CAPÍTULO 10

INFECÇÕES RECORRENTES E DEFEITOS IMUNES

INFECÇÕES RECORRENTES

As infecções recorrentes ou persistentes são ocorrências comuns. A principal indicação clínica de uma anormalidade imunológica é um padrão de infecções repetidas ou persistentes. Estas infecções são prováveis de acontecer em múltiplos locais, em lugar de um único sítio.

Sítio

O sítio usual das infecções repetidas é uma víscera oca: cavidades sinusais, orelha média, pulmões e trato gastrointestinal. Embora o trato urinário seja um órgão oco, ele é autolavável, de modo que as infecções recorrentes do trato urinário se devem, mais amiúde, a causas mecânicas, como o refluxo vesicoureteral, em lugar de um defeito imune.

Conduta Geral

A causa das infecções recorrentes reside no organismo ou no hospedeiro.

Organismo

Uma escolha inadequada de antibiótico é o motivo mais usual para as infecções persistentes. Muito comumente, o organismo é resistente ou tratado de maneira inadequada (Tabela 10.1).

Resistente. Cada vez mais os organismos se tornam resistentes aos antibióticos comumente utilizados. Este problema poderia dar a impressão de um defeito imune.

Seqüestrado. As bactérias podem ser isoladas em uma região que possui um suprimento sanguíneo deficiente, é circundada por tecido necrótico ou é do tipo cística. Um exemplo é o seqüestro de uma parte do pulmão, usualmente o lobo inferior. Nesta situação, o lobo apresenta tênues conexões com os brônquios, sendo suprido apenas pelos vasos sanguíneos brônquicos. Esta área não propicia a troca gasosa, estando propensa a repetidas infecções por causa da drenagem ruim. Outro sítio seqüestrado comum é o osso.

Incomum ou inesperado. Um organismo que não é, usualmente, a causa da infecção no local, como a otite média por espécies de *Pseudomonas*, pode causar confusão e uma resposta ruim aos antibióticos.

Erros de antibióticos. Esta é, provavelmente, a causa mais freqüente de infecções persistentes e recorrentes.

TABELA 10.1
CAUSAS DE INFECÇÃO RECORRENTE

Organismo
  Resistente
  Seqüestrado
  Incomum ou insuspeito
  Erros de antibiótico
    Medicamento errado
    Dose errada
    Série incompleta

Hospedeiro
  Causas locais – obstrução
    Na luz
    Na parede
    Fora da parede
  Sistêmicas
    Defeitos imunes
    Defeitos cardíacos
    Fibrose cística

Nota: As causas de infecção recorrente residem no agente etiológico ou no hospedeiro. Em geral, as causas locais relacionam-se com a obstrução de uma víscera oca.

- Medicamento errado
- Dose errada
- Série incompleta

Hospedeiro

O mecanismo subjacente é a obstrução da luz e a estase distal com subseqüente crescimento bacteriano excessivo.

Causas Locais

- Na luz
Em crianças, um corpo estranho é uma causa provável. Nos adultos este é, mais amiúde, um problema entre aqueles que exibem comprometimento (como no consumo de drogas e álcool).

- Na parede
A etiologia comum é uma massa benigna ou maligna.

- Fora da parede
Pode haver compressão do brônquio por fora por uma massa benigna ou maligna, ou por uma anomalia vascular, como uma alça ou anel vascular.

Sistêmicas
- Defeitos imunes
- Defeitos cardíacos
- Fibrose cística

ELABORAÇÃO DIAGNÓSTICA DE INFECÇÕES RECORRENTES

História

Existem várias perguntas que podem ajudar a delinear a etiologia das infecções recorrentes.

- Sítio da infecção
  - Mesmo local
  As infecções que acontecem no mesmo sítio anatômico implicam em um processo mecânico que gera obstrução com estase distal ao sítio obstruído, levando ao crescimento bacteriano excessivo. A otite média e a sinusite são exemplos comuns de mecanismos mecânicos.
  - Múltiplos locais
  A implicação deste cenário é que existe um defeito sistêmico, principalmente quando os sítios são afetados em diferentes momentos.
  Exceção: Trato urinário
  As infecções neste sítio causam um problema mecânico, pois o trato urinário é um sistema autolavável. As infecções repetidas do trato urinário indicam um problema mecânico, como um refluxo vesicoureteral.

- A infecção é bacteriana?
A infecção bacteriana é sugestiva de um defeito na produção de imunoglobulina. Esta é uma forma mais comum de defeito imune que os problemas do eixo célula T/macrófago, que se apresentam com infecções virais, bem como bacterianas.

- Desaparece por completo?
Esta pergunta diferencia as infecções persistentes das recorrentes. É mais provável que as infecções persistentes sejam causadas por um problema com o organismo, como estes serem resistentes aos antibióticos.
  - História de viagem
  Sempre há o potencial para um organismo inesperado quando os pacientes viajam para países es-

tranhos que apresentam más condições sanitárias ou que sejam mais tropicais.

- História familiar
Existe um forte padrão familiar e genético nos defeitos imunes congênitos. A história familiar pode revelar irmãos ou outros familiares que tiveram infecções recorrentes, ou mesmo que morreram em uma idade muito jovem por infecções.

- Anormalidades associadas
Muitos defeitos imunes congênitos estão associados a anormalidades do desenvolvimento. Um exemplo típico é a síndrome de Di George, onde os defeitos tímicos estão associados a anormalidades faciais, defeitos aórticos e ausência da glândula paratireóide. A disfunção imune é freqüentemente observada como parte de síndromes específicas, como a Ataxia-Telangiectasia (AT) e a síndrome de Wiskott-Aldrich.

Laboratório

Radiografia

Cloreto no suor

Exames imunológicos

DEFEITOS DA FUNÇÃO IMUNE

Os princípios da função imune e do desenvolvimento do sistema imune são apresentados no Capítulo 1. Os defeitos da função imune são, essencialmente, erros no desenvolvimento ou uma ruptura na ação celular normal ou na comunicação intercelular.

Suspeita de Defeitos Imunes

A via final comum em um padrão sistêmico de infecções recorrentes é um defeito ou bloqueio imune. Um defeito sistêmico é sugerido por:

- Múltiplos sítios envolvidos em momentos diferentes.
- Infecções recorrentes em lugar de persistentes; o paciente parece ficar normal entre os episódios.
- As infecções bacterianas são mais prováveis como um indicador do defeito imune subjacente.
- Pode haver uma história familiar de defeito imune ou de infecções recorrentes.

- Com freqüência, notam-se outros defeitos, principalmente as anormalidades congênitas.
- O início pode acontecer em qualquer idade, porém é mais usual entre os lactentes e crianças jovens.

Manifestações Clínicas

Alguns cenários poderiam indicar as seguintes síndromes:

- *Agamaglobulinemia de Bruton:* Um lactente com 8 meses de idade que teve 5 episódios de otite média e 1 episódio de pneumonia. A velocidade de crescimento está retardada.
- *Defeito imune variável comum:* Uma menina de 6 anos de idade que estava previamente bem teve, agora, 4 episódios de otite média e pneumonia no último ano. Ela também teve 2 episódios de sinusite e pneumonia.
- *Síndrome de Di George:* Um menino de 6 semanas de idade apresenta hipocalcemia persistente, defeitos cardíacos que incluem um arco aórtico interrompido e teve 2 episódios de sepse bacteriana.
- *Pan-hipogamaglobulinemia secundária ao linfoma:* Uma mulher de 20 anos de idade se apresenta com início recente de sinusite recorrente, pneumonia e otite média. Observa-se a presença de linfonodos cervicais e supraclaviculares aumentados. Anteriormente ela estava bem.
- *Hipogamaglobulinemia e deficiência de complemento:* Um adulto jovem de sexo masculino em um campo de treinamento de recrutas dos fuzileiros apresenta-se com sinais e sintomas clássicos de meningite aguda. A punção medular revela grandes números de meningococos com pouquíssimas células polimorfonucleares. A proteína no LCR está elevada.

DEFEITOS DA FUNÇÃO IMUNE

Princípios Gerais

Manifestações Clínicas

As infecções recorrentes são a principal manifestação de um defeito imune. Freqüentemente existem padrões distintos de infecção que sugerem a possibilidade de função imune desordenada. Estes padrões são debatidos adiante. Há uma correlação entre o tipo de defeito imune e o padrão dos sintomas e sinais.

Vários grupos amplos de sintomas levantam a suspeita de um defeito imune:

- Infecções bacterianas patogênicas, freqüentemente infecções das vias aéreas superiores e inferiores, sepse e meningite.
- Infecções oportunistas por organismos que usualmente não são patogênicos ou invasivos em hospedeiros saudáveis. Os exemplos incluiriam os seguintes:
  - *Mycoplasma pneumoniae*
  - *Pneumocystis carinii*
  - Micobactérias atípicas
- Infecções virais – avassaladoras, em lugar de recorrentes.
- Os pacientes com defeitos da célula T podem ter sepse viral e infecções disseminadas com vírus que são usualmente localizadas, como as infecções por herpes simples.

As infecções recorrentes tendem a ocorrer em vísceras ocas, por exemplo, a orelha média, pulmão e intestino. O trato urinário é uma exceção. Embora os ureteres sejam órgãos ocos e os rins constituam um sítio para infecções recorrentes, estas raramente estão associadas à deficiência imune. Em geral, as infecções recorrentes do trato urinário são causadas por problemas mecânicos, como o refluxo ureteral.

Apresentações dos Defeitos Imunes

Em termos gerais, a maneira pela qual as infecções recorrentes se apresentam podem indicar onde poderia se localizar o defeito subjacente da função imune (Tabela 10.2).

Defeitos da Célula B

Para pacientes que se apresentam com sinusite, otite média, pneumonia, meningite e sepse bacteriana recorrente, deve ser considerado um defeito da célula B. As tonsilas e as adenóides são ricas em células B e proporcionam a primeira linha de barreira contra a infecção. Desta maneira, os organismos que ocorrem em déficits da célula B são a causa predominante de infecção respiratória: espécies de *Pneumococcus, Haemophilus,*

TABELA 10.2
PADRÃO DE INFECÇÃO PARA DIFERENTES DEFEITOS CELULARES

Defeito	Tipos de organismos	Tipos de infecções
Células B	Bacteriana recorrente/persistente	Otite média
		Penumonia
		Meningite
		Septicemia
Células T	Recorrentes/incomuns/oportunistas	Sepse
	Viral/bacteriana	*Pneumocystis*
		Mycoplasma
		Micobactérias atípicas
		Pneumonite intersticial
		Infecções incomuns
		Infecções avassaladoras
Células polimorfonucleares	Bacterianos	Abscesso frio
		Sepse
		Sepse fúngica
Complemento	Bacterianos	Meningite
		Abscesso
		Sepse

Nota: O padrão de infecções recorrentes reflete o possível defeito imune.

TABELA 10.3
PADRÕES DE DEFICIÊNCIA DE IgA E A PROBABILIDADE DE QUE CADA PADRÃO LEVA À INFECÇÃO

IgA sérica	IgA secretora	Freqüência	Causa infecção
Ausente	Presente	Comum	Raramente
Ausente	Ausente	Menos comum	Sim
Presente	Ausente	Rara	Sim

Staphylococcus e *Moraxella*. A conseqüência da disfunção da célula B é um defeito na produção de anticorpo. Em uma perspectiva fisiopatológica, as anormalidades no desenvolvimento da célula B podem acontecer em qualquer ponto ao longo da via embriológica normal (ver o Capítulo 1). Estes defeitos incluem as células B maduras, a presença de células T que suprimem a função da célula B, uma incapacidade de as células B se transformarem em plasmócitos ou de os plasmócitos secretarem imunoglobulinas.

Defeitos do Anticorpo

Os defeitos da produção de anticorpo podem ser parciais, afetando apenas uma classe ou subclasse de imunoglobulina, ou envolver todas as classes principais (IgG, IgM e IgA) na pan-hipogamaglobulinemia.

Parciais

Deficiência de IgA. A IgA sérica baixa ou ausente é o defeito de imunoglobulina sérica mais comum com uma freqüência pediátrica geral de 1 em 600. A maioria destas crianças não exibe evidência de defeito imune, sendo que este achado é de significado clínico questionável. A IgA funciona, predominantemente, como um anticorpo secretor, sendo que é mais provável que a ausência desta forma tenha uma associação com as infecções. Existem três padrões de deficiência de IgA, conforme demonstrado na Tabela 10.3.

Embora mais difícil de estabelecer, é mais provável que a ausência de IgA secretora tenha uma associação com infecções dos seios paranasais, orelha média e trato GI que uma ausência de anticorpo sérico com anticorpo secretor presente.

Os níveis de IgG2 baixos ou ausentes no soro foram encontrados em crianças com deficiência de IgA. Estes pacientes tendem a ser suscetíveis a infecções recorrentes por espécies de *Haemophilus* e *Pneumococcus*. Estas crianças comumente fracassarão em formar anticorpos em resposta à imunização com *Haemophilus influenzae*.

Subclasses de IgG. Existem quatro subclasses de IgG (Tabela 10.4).

A maior parte da IgG está na classe G1. A IgG3 e a IgG4 constituem uma pequena fração da imunoglobulina total, sendo incerta a contribuição destas imunoglobulinas para a resposta imune. Existe evidência para sugerir que a IgG4 pode estar envolvida nas reações alérgicas (reagentes), porém este conceito é controverso. A IgG2 parece evitar a infecção por organismos que possuem uma cápsula polissacarídica, a saber, as espécies de *Haemophilus* e *Pneumococcus*.

TABELA 10.4
SUBCLASSES 1-4 DE IgG SÃO MOSTRADAS COM SUA FUNÇÃO ANTIBACTERIANA PRESUMIDA

Classe	Percentual do total	Função
G1	80	Bacteriana geral
G2	12	Organismos encapsulados
G3	5	Geral
G4	2	Efeito reagínico positivo

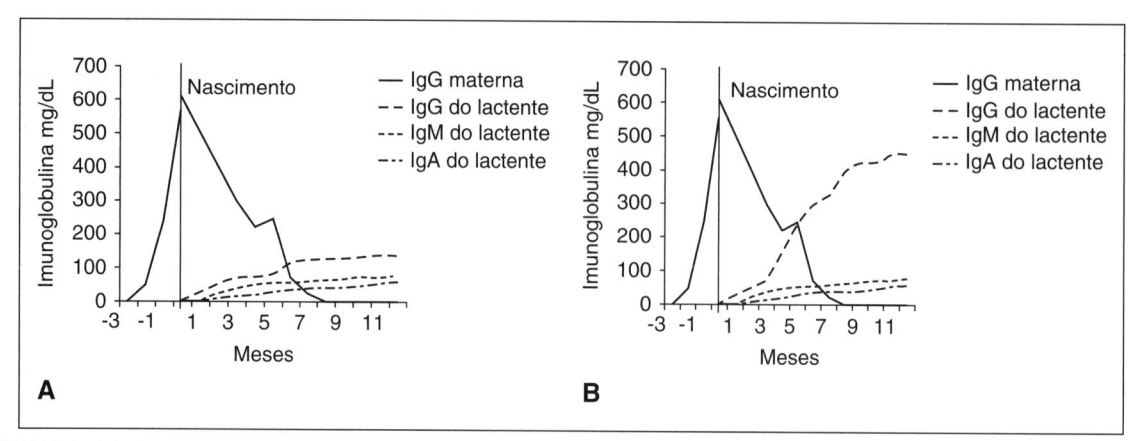

FIGURA 10.1
PADRÃO DE IMUNOGLOBULINA EM UM NEONATO.
O padrão de imunoglobulina em um neonato com hipogamaglobulinemia transitória é mostrado no gráfico **A**, à esquerda. A IgG se eleva lentamente depois do nascimento, enquanto diminui a IgG materna adquirida por via transplacentária. A IgM e a IgA são normais. Para comparação, o padrão pós-natal normal é apresentado no gráfico **B**, à direita, evidenciando a curva da IgG normal.

Por este motivo, a associação mais evidente de um defeito imune em subclasse de IgG é aquela da deficiência de IgG2 que foi ligada à rinossinusite recorrente e à otite média causadas por infecção por *Haemophilus* ou *Pneumococcus*.

Hipogamaglobulinemia transitória da infância.
Esta é uma patologia benigna em que existe um retardo na mudança da produção de IgM para a de IgG durante os primeiros 15-18 meses de vida. A causa para o retardo não é conhecida.

Tipicamente, o lactente apresenta-se com infecções das vias aéreas superiores e, em geral, não exibe infecções importantes ou com risco de morte. Comumente, o crescimento e o desenvolvimento se mostram normais. A linfadenopatia é incomum, sendo que o tecido tonsilar está normal.

As medições da imunoglobulina sérica exibem um padrão típico. Existem níveis normais de IgM e IgA, com IgG baixa ou normal baixa. A imunização resultará em uma resposta de anticorpos normal (Figura 10.1).

Amiúde, estas crianças produzem IgG normalmente em torno de 18 meses.

Esta patologia provavelmente não comporta significado clínico e, normalmente, não requer a terapia de reposição de gamaglobulina.

Pan-Hipoglobulinemia

Neste grupo de afecções, as IgG, IgA e IgM séricas estão em níveis baixos ou ausentes, sem exceção. Estas crianças tendem a apresentar infecções graves, principalmente do trato respiratório e das vias aéreas superiores. A pneumonia é comum e, com o passar do tempo, estes pacientes freqüentemente desenvolvem bronquiectasia sacular, apesar da terapia regular.

Agamaglobulinemia de Bruton. Estas crianças tendem a se apresentar com 4 a 6 meses de idade. Esta é uma patologia recessiva ligada ao X, onde o defeito foi rastreado até o locos genético que codifica a tirosinacinase da célula B. A afecção ocorre com uma freqüência de 1/75.000 nascidos vivos. Esta enzima é necessária para a maturação das células B. Em sua ausência, as células B não amadurecem além do estágio precursor. As células resultantes não são capazes de se desenvolver em plasmócitos ou de sintetizar anticorpos. Portanto, estes pacientes apresentam níveis muito reduzidos de IgG, IgM e IgA no plasma. Eles estão propensos a infecções por bactérias, com freqüência por patógenos respiratórios.

As manifestações físicas incluem. Infecções bacterianas recorrentes afetam seios paranasais, orelha média, pulmão e, freqüentemente, apresentam disseminação sistêmica.

Comumente, o tecido linfóide está ausente, sendo que as tonsilas não estão visíveis, apesar das repetidas infecções das vias aéreas superiores. Um achado de pus que contenha muitos agentes agressores, mas poucas células polimorfonucleares, é particularmente sugestivo de um defeito opsônico da imunoglobulina ou do complemento.

Doenças de imunodeficiência variável comum (CVID). Este grupo de patologias engloba uma ampla variedade de defeitos subjacentes na função da célula B. Estes incluem as células que suprimem a função da célula B, incapacidade das células B para se transformar em plasmócitos, e a falta de glicosilação da imunoglobulina.

O início varia desde o primeiro ano até a vida adulta. Quando o início acontece na fase adulta, existe uma preocupação de que o paciente possa ter uma malignidade linfóide subjacente.

Como a doença de Bruton, estes pacientes apresentam-se com infecções recorrentes, usualmente das vias aéreas superiores, afetando os seios paranasais e a orelha média.

Com freqüência, a linfadenopatia está presente. Muitos dos defeitos subjacentes na função da célula B envolvem mecanismos de *feedback* inadequados. Como conseqüência, as células B continuam a se proliferar. Ainda que a imunoglobulina esteja sendo produzida, existe uma ruptura dos mecanismos de desligamento de *feedback* específicos. O tecido tonsilar pode estar presente ou não.

Muitos pacientes apresentam-se com artralgia, ou mesmo artrite. Os pacientes que estão sob reposição de gamaglobulinas podem perceber a artralgia antes que a dose seja administrada.

Síndrome da hiper-IgE (síndrome de Buckley). Esta é uma afecção incomum que apresenta uma incidência sexual igual, sendo herdada como um traço autossômico recessivo. Estas crianças apresentam-se com abscessos recorrentes, que envolvem a pele e as vísceras. Os abscessos viscerais podem ser pulmonares, hepáticos, renais, perianais ou ocorrer dentro de cavidades sinusais. Por causa das infecções cutâneas recorrentes, estes pacientes desenvolvem, sem exceção, traços faciais grosseiros. O agente etiológico mais usual é o *Staphylococcus*, mas alguns pacientes são infectados por outras bactérias e fungos.

O uso de medula óssea compatível foi curativo.

Defeitos Celulares

Nota: Com algumas exceções, as células B funcionam mal em seres humanos na ausência das células T. Desta maneira, as células T não-funcionantes, ou com funcionamento ruim, resultam em deficiência secundária de anticorpos ou na produção de imunoglobulina que não se liga, especificamente, ao antígeno e que não possui função de anticorpo.

Manifestações Clínicas

Os defeitos congênitos das células T apresentam-se no início da vida. Estes lactentes usualmente estão doentes, com uma combinação de suscetibilidade às infecções graves e anormalidades congênitas. Os defeitos da célula T fazem parte, freqüentemente, das síndromes congênitas reconhecidas.

As características dos defeitos das células T são mostradas na Tabela 10.5.

Comumente, existe um início precoce da infecção, dentro dos primeiros 6 meses a 1 ano de vida. Os organismos que estão envolvidos não são freqüentemente patogênicos em indivíduos normais. A pneumonia por *Pneumocystis carinii* é considerada como patognomônica de células T afuncionais ou com mau funcionamento, da mesma forma que ocorre com a pneumonia causada por citomegalovírus fora do período neonatal imediato. Com freqüência estas infecções pulmonares são de natureza intersticial. Outros organismos que provocam problemas são patógenos normalmente fracos, como espécies de *Klebsiella* e *Pseudomonas*. Os organismos oportunistas, como as micobactérias atípicas, também surgem raramente em indivíduos com células T com funcionamento normal. Muitas formas de defeitos congênitos das células T estão associadas a anomalias congênitas que chamam, precocemente, a atenção à patologia. Estes lactentes e as crianças jovens estão freqüentemente muito doentes e são facilmente acometidas por infecção, principalmente a sepse.

A gama de defeitos da célula T é mostrada na Tabela 10.6. Eles podem ser considerados em duas categorias amplas: defeitos da célula T com função normal da célula B e a combinação de defeitos das células T e B.

TABELA 10.5
PADRÕES TÍPICOS DE INFECÇÃO QUE SÃO ENCONTRADOS EM PACIENTES QUE CARECEM DE CÉLULAS T FUNCIONAIS

Defeito	Tipos de organismo	Tipos de infecções
Células T	Recorrente	Sepse
	Incomum	*Pneumocystis*
	Oportunista	*Mycoplasma*
	Viral	Micobactérias atípicas
	Bacteriana	Pneumonite intersticial
		Infecções incomuns
		Infecções avassaladoras

Com Células B Normais

Síndrome de DiGeorge. Esta síndrome é uma tríade de defeitos imunes, com células T ausentes, defeitos do arco aórtico e hipoparatireoidismo se apresentando com hipocalcemia persistente. O defeito subjacente pertence a uma família mais ampla de defeitos cromossomais baseados em deleções no cromossoma 22q11 – a região 22q11.2 está ligada à síndrome de Di George. Existem aspectos faciais característicos com um filtro curto do lábio superior, hipertelorismo, uma inclinação antimongólica dos olhos, hipoplasia mandibular e orelhas com implantação baixa, arredondadas e, com freqüência, incisadas. Também podem ser percebidas anormalidades nas mãos. Os defeitos cardíacos incluem anomalias dos grandes vasos (arco aórtico direito, arco aórtico interrompido, tronco arterial e defeitos septais atriais e ventriculares). Também podem surgir atresia de esôfago e úvula bífida.

TABELA 10.6
DEFEITOS DAS CÉLULAS T PODEM OCORRER COM DEFICIÊNCIAS DAS CÉLULAS B OU ISOLADAMENTE. AS SÍNDROMES QUE ESTÃO ASSOCIADAS A CADA GRUPO SÃO APRESENTADAS NESTA TABELA

Defeito da célula T	Tipo	Sinais
Com células B normais	Síndrome de Di Goerge (família do cromossoma 22q11)	Ausência de células T maduras
		Infecções graves
	Anormalidades do desenvolvimento	Arco aórtico interrompido
		Hipoparatireoidismo com hipocalcemia
		Infecções virais e bacterianas graves
Com células B reduzidas	Imunodeficiência combinada grave	Virais graves
	Subtipos	Bacterianos graves
	Deficiência de ADA	Infecções oportunistas
	Deficiência de Jak3	Organismos incomuns
	Deficiência de RAG	
	Deficiência de PNP	

Os defeitos imunes resultam da ausência do timo durante o período crítico da embriogênese inicial. O resultado é a ausência completa de células T maduras e imunodeficiência grave. Apesar do risco de infecções avassaladoras, os lactentes são mais detectados por causa da hipocalcemia persistente ou do defeito cardíaco.

A terapia consiste em transplante de medula óssea. O enxerto de epitélio tímico teve algum sucesso com a restauração das células T, mas há um risco muito elevado de desenvolvimento de linfoma.

A ampla categorização dos defeitos complexos da célula T é mostrada na Tabela 10.6. Estas são patologias raras onde estão ausentes as células T e B. O resultado da ausência de células T e B funcionais é a suscetibilidade a vírus, bactérias e organismos que geralmente não sejam patogênicos.

Com Células B Anormais

Wiskott-Aldrich. Esta é uma condição ligada ao X (mapeada em Xp11.22-11.23) que é uma tríade de sintomas. Este loco codifica a proteína da síndrome de Wiskott-Aldrich, que bloqueia a GTPase. Existe uma mistura de defeitos da imunoglobulina e deficiências da célula T. Estes pacientes apresentam eczema extenso, trombocitopenia com plaquetas caracteristicamente pequenas, e um defeito imune que exibe um padrão característico na imunoglobulina; a IgG é normal, a IgM é muito lenta e a IgA e a IgE estão elevadas. A síntese e o catabolismo das imunoglobulinas estão acelerados. Estes pacientes exibem manifestações de defeitos da imunoglobulina com infecção, predominantemente, por organismos encapsulados desde a tenra idade. Eles desenvolvem defeitos da célula T mais adiante, pois há perda progressiva da função da célula T e diminuição numérica. Os títulos de anticorpos para antígenos protéicos caem com o passar do tempo, uma vez que deterioram as respostas de memória.

Doenças de imunodeficiência combinada grave (SCID). Existem diversas formas deste tipo de defeito imune raro. Há um defeito das células T e células B comum a todos os tipos que resulta em uma perda profunda da função imune. A forma mais freqüente é ligada ao X (42% dos casos). O início dos sintomas se dá dentro dos primeiros 2-3 meses depois do nascimento. Usualmente, os lactentes têm episódios freqüentes de diarréia, pneumonia, otite, sepse e infecções cutâneas. Apesar do crescimento inicialmente normal, há acentuado retardo do desenvolvimento. As infecções persistentes por organismos oportunistas e por patógenos quase sempre fracos, como *Candida albicans, Pneumocystis carinii* e vírus varicela-zóster, podem levar à morte precoce, como geralmente é observado na deficiência grave de célula T.

O efeito mais evidente é que estes lactentes se mostram profundamente linfopênicos. Na pesquisa imune existe uma ausência de respostas linfocitoproliferativas aos mitógenos, antígenos e células alogênicas *in vitro*. A contagem de linfócitos no sangue de cordão abaixo de 4.000/mm^3 deve ser considerada como linfopênica. As concentrações séricas de imunoglobulina estão profundamente deprimidas, sendo que não há resposta à imunização. Paradoxalmente, apesar da carência grave de linfócitos, pode haver elevação das células B não produtoras de imunoglobulina. Estas células B são deficientes sob o ponto de vista funcional e não se recuperam mesmo depois do transplante de medula bem-sucedido. Estes pacientes também demonstram mau desenvolvimento do timo. Há ausência de estruturas linfóides esplênicas e tonsilares, incluindo os centros germinativos. Um defeito definido é a incapacidade de produzir uma cadeia gama$_c$ comum às citocinas.

Como carecem de células imunes competentes, estes lactentes estão em risco para a doença do enxerto-*versus*-hospedeiro (GVHD). A GVHD é uma patologia em que as células imunes competentes, aplicadas em um hospedeiro imunodeficiente, rejeitam o hospedeiro imunodeficiente, destruindo-o por fim. É um problema sempre presente no transplante de medula óssea. Ele também pode resultar de células T maternas que atravessam para a circulação fetal, enquanto o feto SCID está no útero. De forma mais convencional, esta doença pode resultar de linfócitos T infundidos no lactente com derivados sanguíneos não-irradiados, ou mesmo quando se realiza o transplante de medula óssea alogênico.

Deficiência de adenosina desaminase. Este defeito contribui com aproximadamente 15% dos pacientes com SCID. Foram reportadas formas mais brandas da doença que se apresentam na vida adulta. O defeito reside no cromossoma 20q13-ter, resultando no acúmulo de adenosina, 2'-desoxiadenosina e 2'-*O*-metiladenosina nas células com divisão rápida, como as células T. Estes metabólitos deflagram a morte celular programada (apoptose) quando se acumulam nas células. Estes pacientes apresentam-se de maneira similar a todos os pacientes com SCID, com infecções graves e oportunistas de origem viral e bacteriana. Ademais, existem anormalidades características do gradil costal semelhantes ao rosário raquítico com condrodisplasia. Esta patologia caracteriza-se por linfopenia profunda, sem células B elevadas, como é notado em outras formas de SCID. Pode haver função normal das células *natural killer* (NK). Também existe evidência de parada tímica em lugar de ausência do timo.

Tratamento específico para ADA. O transplante de medula óssea depletada em células T compatível constitui o tratamento de escolha. Nesta doença, onde há um defeito enzimático definido, foram feitas tentativas de repor a adenosina desaminase. A ADA bovina modificada por polietilenoglicol (PEG-ADA) foi administrada por injeção subcutânea semanalmente, com melhoria clínica e imunológica. A terapia com PEG-ADA não é tão eficiente quanto o transplante de medula, devendo ser considerada apenas quando o transplante não é possível. A terapia genética foi tentada, mas logrou muito pouco sucesso.

Deficiência da cinase 3 de Janus. Clinicamente, este defeito é uma variante da SCID ligada ao X. Os pacientes apresentam-se de uma maneira idêntica, com a mesma gama de infecções. Diferente do defeito da ADA, as células B estão aumentadas, enquanto que as células T e as células NK estão ausentes. Assim como a forma ligada ao X, existe uma incapacidade de produzir uma cadeia gama$_c$ comum. Na realidade, Jak3 é a molécula associada a esta cadeia gama$_c$.

Deficiências do gene ativador da recombinase (RAG-1 ou RAG-2). Embora os lactentes com deficiências de RAG-1 e RAG-2 sejam clinicamente indistinguíveis de outros pacientes com SCID, eles apresentam um perfil linfocitário distinto. Estes pacientes carecem de células T e de células B. Seus principais linfócitos circulantes são as células NK. Na falta das enzimas RAG, estes linfócitos apresentam uma incapacidade funcional para formar receptores antigênicos através de recombinação genética.

Deficiência da purina nucleosídio fosforilase (PNP). Esta é uma patologia rara, tendo sido descobertos apenas 40 pacientes portadores de deficiência de PNP. Eles exibem função da célula T baixa, mas não ausente e, em geral e usualmente se apresentam mais tardiamente que os pacientes com SCID. As infecções manifestadas são as infecções por vacínia e varicela generalizada, linfossarcoma e doença do tipo enxerto-*versus*-hospedeiro a partir da transfusão de sangue. Um elevado percentual de pacientes apresenta anormalidades neurológicas ou doenças auto-imunes. Há linfopenia profunda de células T, mas as imunoglobulinas estão aumentadas. O defeito genético localiza-se na região 14q13.1.

Candidíase mucocutânea crônica (CMCC). Esta patologia incomum pode ser um exemplo clínico da tolerância imune. É a coleção de síndromes de imunodeficiência caracterizadas por infecções persistentes ou recorrentes da pele, unhas e mucosas por *Candida*. Em geral, o início ocorre durante os primeiros 3-5 anos de vida. A endocrinopatia auto-imune comumente acompanha a patologia. Esta assume a forma de hipoparatireoidismo (70% dos pacientes), doença de Addison (37%). Também foram descritos hipotireoidismo, diabetes e anemia perniciosa. As mucosas orais são mais afetadas. As lesões da pele e unha podem ser o *rash* macular eritematoso descamativo nitidamente demarcado ou, de modo mais raro, podem ser granulomatosas. As lesões permanecem superficiais e não se tornam sistêmicas. O envolvimento esofágico pode causar disfagia.

Alterações imunes na CMCC. De modo peculiar, a reatividade cutânea tardia à *Candida* está ausente. Linfócitos isolados não se proliferam em resposta ao antígeno da *Candida in vitro*. A produção de anticorpo a inúmeros antígenos, inclusive a *Candida*, é normal. Muitos pacientes apresentam um defeito celular seletivo contra a *Candida*, enquanto que outros podem ter uma deficiência imune de células T mais variável. Foram descritos os fatores plasmáticos que inibem as respostas linfocitoproliferativas ao antígeno da *Candida*. Curiosamente, esta atividade inibidora é resolvida com o tratamento da infecção por *Candida* e o retorno da reatividade cutânea tardia positiva e da resposta proliferativa *in vitro* à *Candida*. Também foram relatadas células T supressoras antígeno-específicas.

Tratamento da CMCC. A terapia antifúngica sistêmica com certos agentes orais, como cetoconazol, fluconazol, itraconazol ou anfotericina B parenteral, é necessária para controlar esta afecção. A terapia antifúngica deve ser acompanhada por reconstituição imunológica. A melhoria imunológica pode ser conseguida ao se usar o fator de transferência. Foi bem-sucedida uma combinação de fator de transferência e transplante de timo fetal.

Condições muito Raras

- Deficiência de proteína associada à cadeia zeta (zap-70) – resulta em depleção CD8.
- Incapacidade de expressar o complexo receptor de célula T-CD3 – deficiência de célula T grave.
- Receptor-1 de interferon gama anormal – incapacidade de controlar micobactérias.
- Deficiência de MHC de classe II – apresenta-se como uma variante mais branda da SCID com diarréia grave.
- Deficiências de molécula de adesão leucocitária.

DEFEITOS NAS CÉLULAS POLIMORFONUCLEARES

Existem duas formas de deficiência de PMN, numérica e funcional

Defeitos Numéricos

Em geral, os defeitos no número de PMNs resulta em sepse, primeiramente com semeadura dos organismos para provocar infecções crônicas em múltiplos sítios, em particular no osso.

Os defeitos numéricos são os mais freqüentes e resultam da neutropenia de qualquer etiologia. Grande parte das causas se deve à produção diminuída de granulócitos, que acontece em conseqüência de uma reação a medicamentos, infecções ou condições neoplásicas. Em alguns pacientes, a etiologia permanece obscura.

Neutropenia Cíclica

A neutropenia cíclica é uma patologia que se caracteriza por diminuição profunda nos neutrófilos circulantes, com freqüência até níveis tão reduzidos quanto 50/mm³. A afecção apresenta uma periodicidade de aproximadamente 21 dias, com uma ampla variação no intervalo de tempo. Existe uma parada maturacional na linha mielóide durante os períodos neutropênicos. O diagnóstico é feito ao se coletar hemogramas diários durante um período de 4-6 semanas.

Pode haver destruição aumentada, conforme é notado nos distúrbios auto-imunes, como o lúpus eritematoso.

Neutropenias Congênitas

A neutropenia congênita é, predominantemente, uma condição autossômica recessiva, mas foram descritas formas autossômicas dominantes. Os pacientes apresentam-se com infecções bacterianas graves no início da fase de lactente.

A síndrome de Shwachman consiste em neutropenia com insuficiência pancreática. Estes pacientes apresentam infecções recorrentes com falha do crescimento e esteatorréia no início da infância.

Defeitos Funcionais

Quando os PMNs são incapazes de matar os organismos, mas não apresentam problema com a fagocitose, os pacientes desenvolvem um *abscesso "frio"*. Nesta lesão existe uma incapacidade de matar o agente agressor, mas os polimorfonucleares o ingerem, confinando-o, assim, em algum local. Ele continua a se multiplicar no PMN, provocando a destruição tecidual significativa. Como os PMNs não são ativados, não existe liberação de mediadores inflamatórios. Embora possa haver extensa destruição tecidual local, não existem reações locais típicas da formação de abscesso: calor, rubor e dor. Os organismos que são, usualmente, os agentes etiológicos para estas lesões são catalase-positivos. Os exemplos comuns são *Staphylococcus aureus,* espécies de *Pseudomonas* e *Serratia. Pneumococcus* e *Haemophilus* são catalase-negativos e não são causas da infecção.

Doença granulomatosa crônica. Este é o mais freqüente dos distúrbios que afetam a via respiratória, mas ainda é raro, incidindo em aproximadamente 1/500.000 nascidos vivos. O defeito reside na via do *shunt* da pentose fosfato das células fagocíticas, especificamente na conversão de NADP em NADPH, durante a qual o H_2O_2 é produzido com a NADPH oxidase. O H_2O_2 é importante na morte das bactérias ingeridas. O NADPH interage com quatro componentes do citocromo b245, sendo que qualquer um deles pode estar baixo ou ausente no CGD: gp91phox (57%, ligado ao X), p47phox (33%, recessivo), p33phox (5%, recessivo) e p67phox (5%, recessivo) (phox: fagócito oxidase). O resultado destes defeitos é a morte intracelular defeituosa de bactérias e fungos que produzem catalase, e, desta maneira, remove o H_2O_2 produzido pelas bactérias.

A formação de *abscesso frio* é característica, podendo ocorrer considerável dano tecidual. As lesões são encontradas na pele, linfonodos, fígado, pulmões ou em outras vísceras. A osteomielite pode ser causada por bactérias e fungos, como o *Aspergillus*. A idade do início da CGD geralmente é na fase de lactente, porém pode ocorrer mais adiante. As infecções crônicas parcialmente controladas levam aos característicos granulomas no intestino, fígado, trato urinário, pulmão, pele e outras vísceras.

Os hemogramas revelam contagens de neutrófilos normais. Estas células apresentam produção reduzida de íon superóxido (O_2^-) em resposta à fagocitose ou à estimulação artificial por acetato de forbol-miristato (PMA). A adesão quimiotáxica medida e as funções fagocíticas destas células são normais. O diagnóstico de CGD é feito quando podemos demonstrar uma incapacidade dos neutrófilos do paciente para empreender um surto respiratório depois da fagocitose ou estimulação por PMA, isto é, de gerar íons superóxido. Um instrumento de medição emprega o nitroazul de tetrazólio (NBT), o qual é relativamente insensível. O diagnóstico definitivo envolve demonstrar a falta de gp91phox ou de p47phox.

Tratamento

Antibióticos: Cefalosporinas, sulfametoxazol-trimetoprima e aminoglicosídeos são úteis no controle das infecções. Sempre há um risco de desenvolver resistência aos antibióticos β-lactâmicos, mas medicamentos como a vancomicina devem ser reservados para indicações específicas, como organismos meticilina-resistentes. Muitos pacientes morrem por infecções fúngicas, que são de difícil tratamento e resistem à terapia.

Terapia combinada: A anfotericina B tem sido usada em combinação com as infusões de granulócito com algum sucesso na depuração da infecção. A adição de IFN-γ por via subcutânea, 3 vezes por semana, também se mostrou eficaz.

Transplante: O transplante de medula HLA-idêntico é o único procedimento curativo. Ele deve ser realizado o mais precocemente possível no curso da doença.

Ataxia-Telangiectasia

A ataxia-telangiectasia (AT) é uma condição autossômica recessiva que pertence ao grupo das síndromes neurocutâneas. Este grupo de doenças inclui a neurofibromatose e a esclerose tuberosa. A principal manifestação clínica é a ataxia cerebelar progressiva com telangiectasias oculocutâneas proeminentes. A deficiência imune manifesta-se na doença sinopulmonar crônica, com outras infecções e uma elevada incidência de malignidade por causa da suscetibilidade aumentada dos cromossomas ao dano e resultantes rupturas, principalmente nos cromossomas 7 e 14.

Defeitos imunológicos na ataxia-telangiectasia. O defeito imune mais óbvio é a deficiência de IgA seletiva, encontrada em 50-80%, e uma IgM anormal que tem baixo peso molecular. A IgG total e, em particular, a IgG2 podem estar diminuídas. Existe perda do teste cutâneo retardado (mediado pela célula T) e da sobrevida prolongada do enxerto. Os testes *in vitro* da função do linfócito demonstraram, em geral, respostas proliferativas deprimidas. O timo está hipoplásico, exibe má organização e carece de corpúsculos de Hassall.

Síndrome de Chediak-Higashi

Esta é uma rara síndrome autossômica recessiva que se caracteriza por albinismo oculocutâneo e suscetibilidade às infecções recorrentes, especialmente do trato respiratório. A doença caracteriza-se por grânulos lisossomais gigantes nas células de muitos órgãos, mas, em particular, nos neutrófilos. O funcionamento ruim dos neutrófilos é causado por estes lisossomas anormais, que são incapazes de se fundir com os fagossomas e lisar as bactérias ingeridas. Os linfócitos T citotóxicos e as células NK estão ausentes. Oitenta e cinco por cento dos pacientes entram em uma fase acelerada, caracterizada por febre, icterícia, hepatoesplenomegalia, linfadenopatia, pancitopenia, diátese hemorrágica e alterações neurológicas. Esta afecção é quase sempre fatal. A única terapia é o transplante de medula óssea HLA-compatível.

TABELA 10.7
MANIFESTAÇÕES CLÍNICAS DE DEFICIÊNCIAS DE COMPLEMENTO

Defeito do complemento	Padrão da doença
Inibidor da C1 esterase	Angioedema hereditário
C1, C2, C3, C4, C8, C9	Doenças reumatóides
C3, C5, C6, C8, C9	Infecções recorrentes

Nota: As manifestações clínicas dos defeitos do complemento caem em categorias, dependendo dos componentes que estão carentes.

DEFEITOS DO COMPLEMENTO

Os defeitos primários do complemento que estão associados a defeitos imunes são condições relativamente raras.

As manifestações clínicas das deficiências do complemento são mostradas na Tabela 10.7.

Os defeitos em C3 e C5 estão predominantemente associados às infecções bacterianas, incluindo *Pneumococcus* e *Haemophilus*, mas outras infecções, como a *Neisseria*, também podem acontecer.

Os defeitos nos componentes finais do complemento, como C6 e C8, estão particularmente associados a infecções por *Neisseria meningitidis* e gonorréia. As infecções sistêmicas e as infecções repetidas por estes organismos levantam a suspeita de um possível defeito do complemento.

DEFEITOS IMUNES SECUNDÁRIOS

AIDS

A síndrome da imunodeficiência adquirida foi descrita em 1981, quando o *Centers for Disease Control* (CDC) observou uma alta freqüência de relatos de homens com pneumonia por citomegalovírus (CMV). Fora do período neonatal, a pneumonia por CMV é altamente indicativa de deficiência da célula T. Um retrovírus, vírus da imunodeficiência humana (HIV), é a causa desta síndrome. O vírus é transmitido predominantemente por contato sexual, em particular o contato homossexual masculino. A transmissão sangüínea também foi reportada, sendo que a triagem dos produtos de banco de sangue consistiu em uma medida muito importante no controle da disseminação da doença. Atualmente reconhece-se que pode haver um período de latência prolongado, sendo que a progressão da doença pode ser lenta. Isto se deve, em parte, ao fato de que existe o diagnóstico mais precoce e a consciência da doença e que os pacientes são detectados antes que tenham infecções pulmonares graves.

Prevalência

Desde o início da AIDS até 2001, quase 60 milhões de pessoas foram infectadas pelo vírus e se estima que 40 milhões de pessoas vivam com o HIV. A pior área no mundo é a África subsaariana, onde mais de 28 milhões nesta região vivem com o HIV, uma prevalência de 8%. A região é a única onde mais mulheres que homens estão infectadas pelo vírus. Sem o problema da AIDS, a expectativa de vida prevista na África subsaariana seria de 62 anos; atualmente, ela fica em 47 anos. A AIDS matou 2,3 milhões de pessoas em 2001 e ocorreram 3,4 milhões de novas infecções por HIV.

A velocidade de aumento mais rápida é no Leste da Europa e na Rússia, com uma elevação de 15 vezes nas infecções de 1999 a 2001. O uso de drogas injetadas é o principal culpado. A China teve um aumento de 67% em 2001, e a Índia também experimentou um rápido aumento da doença.

Nos dois países onde a doença era predominante, Cambodja e Tailândia, programas de prevenção em larga escala estão mostrando algum sucesso.

Imunologia

O HIV é um retrovírus (um vírus RNA que utiliza uma transcriptase reversa para formar o DNA a partir do RNA). O principal alvo do HIV é a célula CD4. A proteína do envelope viral, gp120, liga-se diretamente à molécula CD4 de superfície e, em seguida, expressa a gp41. O vírus penetra na célula por causa da interação da superfície celular e a gp41. O CCR5 é um receptor de quimiocina que age como um co-receptor que possibilita que o HIV tenha acesso ao interior dos macrófagos. Como o CD4, o CCR5 é um receptor para diversos imunomediadores normais. A infecção inicial pode se dar através do macrófago ao ligar o CD4 às moléculas de superfície CCR5. A célula T CD4+ torna-se infectada pelo HIV por meio das moléculas de superfície celular CD4 e CXCR4. Especulou-se outro mecanismo de entrada nas células, pois nem todas as células que se tornam infectadas pelo HIV tinham CD4 identificado em suas superfícies.

O efeito do vírus é o de destruir as células CD4. Isto resulta em um defeito progressivo de células T, com um espectro de infecções que é similar àquele percebido em defeitos congênitos da célula T. As infecções oportunistas e os patógenos mais fracos são organismos típicos que provocam infecção. Há regulação e depuração deficientes das células malignas. Os tumores, que geralmente são de crescimento lento ou benignos, como o sarcoma de Kaposi, tornam-se rapidamente malignos.

Aspectos Clínicos

Gerais. A doença pode permanecer latente durante muitos anos.

A perda de peso é uma manifestação comum da infecção por HIV. Por causa da doença gastrointestinal, a diarréia é freqüentemente a causa de perda de peso mais lenta.

Infecções. A principal manifestação na AIDS é um padrão de infecções que é similar ao de outras patologias deficientes em células T. Organismos incomuns como o *Pneumocystis carinii* ou micobactérias atípicas são a causa de pneumonia refratária. A pneumonia bacteriana deve-se, comumente, ao *Pneumococcus* e ao *Haemophilus influenzae*. O *Mycobacterium tuberculosis* é freqüentemente encontrado nesta população. Um PPD positivo pode estar presente mas, com freqüência, os indivíduos são anérgicos. O MAC consiste em um grupo de micobactérias que pode provocar doença disseminada, com febre, sudorese noturna, diarréia, perda de peso e dor abdominal em pacientes com AIDS. A diarréia é comum por inúmeros motivos, como parasitas (*Isospora belli, Giardia lamblia,* e *Entamoeba histolytica*), infestações (*Giardia lamblia*) ou infecções (rotavírus). Espécies de *Cryptosporidium* provocam cólicas abdominais e diarréia aquosa e com odor fétido. Também devem ser considerados os enteropatógenos mais comuns, *Salmonella, Shigella* e *E. coli*.

A esofagite por *Candida* persistente é observada, principalmente, em crianças e lactentes.

Neoplasias. Existe um aumento no risco de malignidades, possivelmente por causa da ativação de oncogenes e de vírus latentes. As malignidades que são percebidas incluem sarcoma de Kaposi, linfoma não-Hodgkin e carcinoma cervical, o que também pode definir a patologia. Os carcinomas cervicais são particularmente freqüentes em adolescentes do sexo feminino.

Manifestações neurológicas. A meningite (ou encefalite viral) e as neuropatias periféricas podem acontecer em qualquer estágio da doença. A meningite oportunista pode ocorrer com o *Toxoplasma* ou *Cryptococcus*. O linfoma nervoso central também é notado com maior freqüência que nos indivíduos não-infectados. A leucoencefalopatia desmielinizante multifocal progressiva é uma conseqüência da infecção por papilomavírus humano. As respostas auto-imunes ao vírus nos macrófagos, a infecção por CMV, a terapia com inibidores da transcriptase reversa de nucleosídeo ou o HIV podem provocar a neuropatia periférica. Vinte por cento dos pacientes com infecção por HIV avançada desenvolvem demência por AIDS, que inclui a má concentração, problemas com a memória de curto prazo, lentificação do processo de raciocínio, incoordenação motora, incoordenação da marcha e isolamento social.

Síndrome do consumo. A perda de peso grave é uma manifestação comum da infecção por HIV tardia. A caquexia está relacionada com a infecção secundária ou com a doença gastrointestinal, mas a anorexia é comum durante as infecções secundárias. A ingestão calórica reduzida é um motivo importante para a perda de peso grave. Os efeitos colaterais a partir da medicação também constituem um problema grave.

Parâmetros imunes

Imunoglobulinas. No início da doença os pacientes apresentam imunoglobulinas elevadas e células B hiperativas. Os níveis típicos podem ser tão altos quanto IgG = 2.000 mg/dL (nível normal no adulto, 600 mg/dL). Grande parte desta imunoglobulina é específica para o HIV ou é anormal e não possui função específica.

Linfócitos. A linfopenia acontece de modo progressivo e é um reflexo da gravidade da doença.

A avaliação do marcador de superfície do linfócito por citometria de fluxo demonstrou perda de células CD4, com reversão da proporção normal de CD4:CD8 de 2:1 para 1:1 ou 0,5:1. A contagem absoluta de CD4+ inferior a 200/μL, < 14% dos linfócitos totais, é diagnóstica de AIDS.

Transmissão

A principal via de transmissão é o contato íntimo com sangue e líquidos orgânicos, mais comumente por contato sexual e compartilhamento de agulhas por usuários de drogas intravenosas. A transmissão sexual pode acontecer através do contato hetero e homossexual. A princípio, a transmissão predominante era na relação homossexual masculina mas, atualmente, a modalidade de transmissão predominante no mundo é a heterossexual. Pessoas em risco para a transmissão parenteral incluem os trabalhadores em saúde e pessoas que recebem transfusões de sangue sem triagem.

O risco para os trabalhadores em saúde é, na realidade, baixo, e o risco médio de infecção por uma punção por agulha é de aproximadamente 0,3%, dependendo da carga viral no material contaminado. A combinação de zidovudina, malivudina e indinavir é recomendada para exposição percutânea ao sangue infectado como uma medida profilática.

A terapia profilática para a mãe infectada com a terapia com zidovudina mostrou reduzir a taxa de transmissão de 25% para 8%.

Terapia

Terapia geral. Como para qualquer defeito da célula T, as infecções ativas devem ser tratadas com vigor. A profilaxia para evitar as infecções por PCP é essencial para impedir a pneumonia grave. A conduta recomendada consiste em utilizar o sulfametoxazol-trimetoprima (150 mg de trimetoprima/m²/dia com 750 mg de sulfametoxazol/m²/dia), administrado por via oral em doses divididas, 2 vezes ao dia, 3 vezes por semana em dias consecutivos. A pentamidina aerossolizada (300 mg mensais por inalador Respigard II) para aqueles com 5 anos de idade ou mais ou a dapsona oral diária (2 mg/kg, não excedendo a 100 mg) constituem alternativas.

Medicamentos específicos. Os principais grupos de medicamentos que estão em uso para restringir a proliferação do HIV são demonstrados. O uso específico destes medicamentos e de medicamentos correlatos é complexo, estando além do âmbito deste capítulo.

Agentes antivirais

Inibidores da fusão: Estes medicamentos impedem que o vírus penetre nas células T ao bloquear a fusão do receptor.

- Enfuvirtida (Fuzeon, T-20)

Inibidores da transcriptase reversa não-nucleosídica (NNRTIs): Esta classe de medicamentos age por bloquear a transcriptase reversa não-nucleosídica. A transcriptase reversa é uma enzima essencial para que o HIV produza mais cópias de si mesmo.

- Delavirdina (Rescriptor)
- Efavirenz (Sustiva)
- Nevirapina (Viramune)

Inibidores da transcriptase reversa nucleosídica/nucleotídica (NNRTIs): Como o HIV é um retrovírus, ele precisa da transcriptase reversa para produzir uma cópia de DNA de si próprio e se replicar na célula. Estes medicamentos reduzem a replicação do vírus.

- Abacavir (Ziagen)
- Abacavir + lamivudina + zidovudina (Trizivir)
- Didanosina (Videx, ddI)
- Emtricitabina (Emtriva, FTC)
- Lamivudina (Epivir, 3TC)
- Lamivudina + Zidovudina (Combivir)
- Estavudina (Zerit, d4T)
- Tenofovir DF (Viread)
- Zalcitabina (HIVID, ddC)
- Zidovudina (Retrovir, AZT, ZDV)

Inibidores da protease (IPs): Esta categoria de agentes antivirais consiste, especificamente, em um inibidor da protease do HIV. Eles se ligam ao sítio ativo da protease do HIV-1 e impedem o processamento dos precursores poliprotéicos virais, resultando na formação de partículas virais não-infecciosas imaturas.

- Amprenavir (Agenerase)
- Atazanavir (Reyataz)
- Fosamprenavir (Lexiva, 908)
- Indinavir (Crixivan)
- Lopinavir + Ritonavir (Kaletra)
- Nelfinavir (Viracept)
- Ritonavir (Norvir)
- Saquinavir (Fortovase, Invirase)

TABELA 10.8
DOENÇAS CRÔNICAS QUE APRESENTAM DEFEITOS IMUNES INCIDENTAIS

	CMI	CH50	Ig	Baço	PMN	Mucosa
Diabetes	↓↓	–	–	–	–	↓
Doença falciforme	–	–	–	↓↓↓	–	–
Imunossupressão	↓↓	–	↓	↓	↓↓	↓
Uremia	↓	–	–	↓	–	–
Síndrome nefrótica	–	↓	↓	–	–	–

Nota: A alteração imune nas doenças crônicas comuns envolve inúmeros aspectos da função imune. Estes são: CMI: imunidade celular (função da célula T); CH50 é uma medida da função do complemento; Ig: imunoglobulina; PMN: células polimorfonucleares; a mucosa representa a função imune cutânea e de mucosa.

DEFEITOS IMUNES SECUNDÁRIOS MISTOS

Muitas condições crônicas demonstram a função imune reduzida. Estas são mostradas na Tabela 10.8.

Baço

Pacientes que perdem a função esplênica por esplenectomia cirúrgica ou auto-esplenectomia na doença falciforme estão propensos a infecções por *Haemophilus* e *Pneumococcus*. Quando o baço é perdido por trauma, não há aumento no risco de infecção, mas, por doença falciforme ou esplenectomia por malignidade, o risco é muito elevado.

DEFEITOS GENÉTICOS CONHECIDOS

Foi delineada a base genética para vários defeitos imunes. Estes são apresentados na Tabela 10.9. Para muitos destes defeitos é conhecida a proteína ou a enzima que é afetada pelo gene anormal.

TABELA 10.9
A BASE GENÉTICA CONHECIDA PARA OS DEFEITOS IMUNES É APRESENTADA, COM O DEFEITO DA PROTEÍNA OU ENZIMA ONDE É CONHECIDO

Doença	Loco do cromossoma	Defeito da proteína
Agamaglobulinemia de Bruton	Xq22	Tirosina cinase específica da célula B
Hiper-IgM	Xq26-27	Qp39
Comum variável	76p21.3	Desconhecido
IgA seletiva	76p21.3	Desconhecido
IgG seletiva	2p11;14q32.3	Desconhecido
XLP	Xq25-26	Desconhecido
Di George	22q11	Deleções submicroscópicas
SCIDS	Xq13.1-21.1	Desconhecido
ADA	20qter	Adenosina desaminase
PNP	14q3.1	Nucleosídio fosforilase
Wiskott-Aldrich	Xp11-11.3	Desconhecido
Ataxia-Telangiectasia	11q22.3	Desconhecido
LAD	21q22.3	CD18 anormal

Leitura Sugerida

Bonilla, F. A. and R. S. Geha (2003). 12. Primary immunodeficiency diseases [erratum appears in J Allergy Clin Immunol 2003 Aug;112(2):267]. *J Allergy Clin Immunol* **111**(2 Suppl.): S571-81.

Buckley, R. H. (2002). Primary cellular immunodeficiencies. *J Allergy Clin Immunol* **109**(5): 747-57.

Elder, M. E. (2000). T-cell immunodeficiencies. *Pediatr Clin North Am* **47**(6): 1253-74.

Fischer, A. (2001). Primary T-lymphocyte immunodeficiencies. *Clin Rev Allergy Immunol* **20**(1): 3-26.

Fischer, A. (2002). Primary immunodeficiency diseases: natural mutant models for the study of the immune system. *Scand J Immunol* **55**(3): 238-41.

Frank, M. M. (2000). Complement deficiencies. *Pediatr Clin North Am* **47**(6): 1339-54.

Sorensen, R. U. and C. Moore (2000). Antibody deficiency syndromes. *Pediatr Clin North Am* **47**(6): 1225-52.

CAPÍTULO

11

PROVAS PRÁTICAS DE FUNÇÃO PULMONAR

FUNÇÕES DOS PULMÕES

Os pulmões estão envolvidos em funções vitais, que estão disponíveis para avaliação através de exames especializados.

- Troca gasosa
- Remoção de toxina
- Função enzimática
- Efeitos cardiovasculares
- Enchimento cardíaco
- Volume sistólico
- Pulso paradoxal
- Função imune

As provas de função pulmonar, como a única medição objetiva, constituem o meio mais valioso para se avaliar gravidade, controle e cronicidade das doenças pulmonares. Existem três parâmetros principais que são medidos nas provas de função pulmonar (PFPs):

- Fluxo de ar
- Volumes pulmonares
- Capacidade de difusão

METODOLOGIA BÁSICA

Uma capacidade vital forçada (CVF) é a base de todas as funções pulmonares. Este teste é realizado ao se fazer com que o paciente realize uma inspiração plena e, em seguida, expire o mais rápido e pelo maior tempo possível. O paciente deve expirar com vigor e prender a expiração por 6 segundos. A expiração presa garante que o paciente atinge a capacidade residual funcional (CRF) (ver adiante). A expiração é registrada como o volume em litros e a velocidade do fluxo em litros por segundo. As medições principais são demonstradas nas Figuras 11.1 e 11.2. É valioso ter em mente que as PFPs são muito dependentes do esforço.

Detecção do Fluxo

O aparelho mais comumente empregado é o pneumotacógrafo. Este instrumento é um sensor de fluxo que detecta alterações na pressão através de uma membrana. A mudança na pressão é proporcional à velocidade do fluxo. Existem diversas variações neste método. Algumas baseiam-se na queda da temperatura através de uma guia aquecida ou no movimento de uma turbina. Os avanços na eletrônica melhoraram a exatidão destes métodos. Com as correções eletrônicas refinadas, as flutuações inevitáveis no sistema podem ser removidas dos cálculos.

Medição do Fluxo

O fluxo é medido e expresso em dois tipos de curva. A primeira plota o tempo em segundos contra o volume

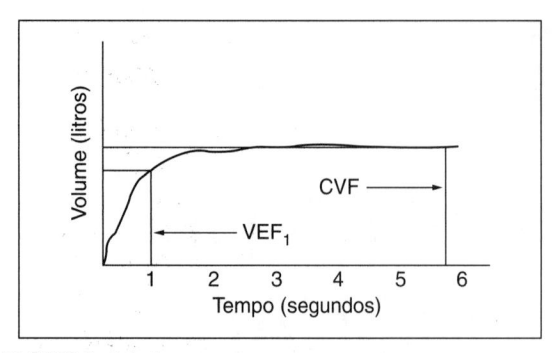

Curva Tempo-Volume

Um exemplo deste tipo de curva é mostrado na Figura 11.1.

Existem duas medições principais derivadas deste gráfico.

A CVF é o volume corrente de ar que é expirado desde a inspiração máxima até a expiração máxima. Esta medição é a base para a maioria das avaliações pulmonares descritas.

O volume expiratório forçado em 1 segundo (VEF1) é uma medida sensível do fluxo de ar para fora do pulmão. É o volume de ar que é expirado no primeiro segundo, conforme ilustrado na Figura 11.1. O VEF1 normalmente é maior que 85% da VCF.

A proporção do VEF1/CVF é usada como medida-padrão da obstrução da via aérea. Ela é expressa como um percentual (Figura 11.1).

Curva Fluxo-Volume

Um exemplo deste tipo de curva é mostrado na Figura 11.2.

Neste tipo de gráfico a CVF aparece no eixo X. O formato da curva representa a velocidade do fluxo em diferentes volumes pulmonares. Desde o início, o eixo Y mostra a velocidade de fluxo mais rápida que representa o fluxo máximo (FM). Esta região é marcada na Figura 11.2. Em seguida, a velocidade do fluxo cai à medida que o volume dos pulmões diminui. Então, as pequenas vias aéreas esvaziam-se ao mesmo tempo, gerando uma breve elevação na velocidade de fluxo, produzindo um aspecto peculiar da curva. O VEF1 é mostrado nesta curva na Figura 11.2. O fluxo expiratório forçado (FEF) de 25-75% é uma medição que reflete o fluxo a partir de pequenas vias aéreas e integra as velocidades de fluxo de 75 a 25% da CVF. O FEF 25-75% é a única porção da curva que é esforço-independente. A relação VEF1/CVF está indicada na curva na Figura 11.2 (Tabela 11.1).

Volume

A base da avaliação dos volumes pulmonares é a capacidade pulmonar total (CPT). A CPT e as subdivisões de volume são ilustradas na Figura 11.3.

FIGURA 11.1
GRÁFICO DE TEMPO *VERSUS* VOLUME REPRESENTANDO A EXPIRAÇÃO FORÇADA.

O paciente expira a partir da inspiração máxima até a expiração máxima da maneira mais forçada possível. A expiração deve ser presa por 6 a 8 segundos. O significado destas medições é apresentado na Tabela 11.1 e no texto.

em litros (tempo-volume) e é uma medição da parte da capacidade vital que é expirada desde a inspiração máxima até a expiração máxima nos pontos de tempo. A segunda plota o volume em litros contra a velocidade do fluxo em litros por segundo e é um reflexo da velocidade do fluxo em diferentes volumes pulmonares.

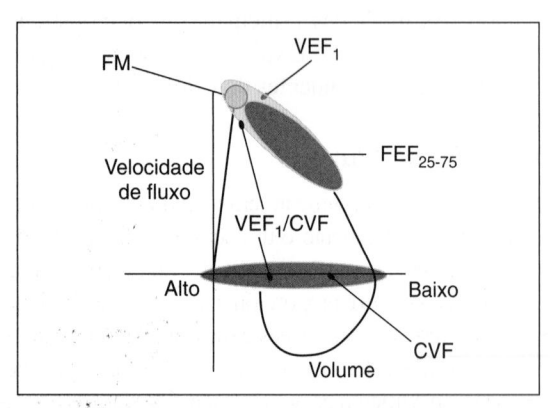

FIGURA 11.2
TRAÇADO ESPIROMÉTRICO MOSTRANDO OS COMPONENTES DA ALÇA DE FLUXO-VOLUME NORMAL.

O espirômetro destes componentes é explicado na Tabela 11.1 e no texto. A origem do eixo X representa a inspiração máxima e, por conseguinte, os altos volumes pulmonares, sendo que o final da escala do eixo X é o volume pulmonar baixo, representativo da CRF. Esta alça é a base para avaliar os parâmetros de fluxo da função pulmonar. FM = fluxo máximo, representando as grandes vias aéreas; FEF 25-75 = volume expiratório forçado de 25% a 75% da CVF, representando as vias aéreas de pequeno e médio calibre.

TABELA 11.1
COMPONENTES DA ALÇA DE FLUXO-VOLUME QUE CONSTITUEM A ESPIROMETRIA

Volume expiratório forçado em 1 segundo (VEF_1)	Volume que é expirado no primeiro segundo em litros por segundo. Esta região da curva representa as vias aéreas de grosso e médio calibres
Proporção VEF_1/CVF	Esta é uma medida importante do fluxo de ar para fora dos pulmões. Normalmente é maior que 85%
Velocidade de fluxo expiratório máximo (VFEM) (ou fluxo máximo – FM)	Mede o fluxo de ar mais rápido e reflete as vias aéreas mais calibrosas
Fluxo expiratório forçado de 25 a 75% da CVF (FEF 25-75%)	Mede a velocidade de fluxo na porção média da CVF; reflete o fluxo nas vias aéreas de pequeno a médio calibre

Nota: Estes valores são reflexos do fluxo de ar. Eles são mostrados por meio de ilustrações também no gráfico na Figura 11.2. Eles são derivados pelo paciente que expira vigorosamente no sensor de fluxo. O volume e o fluxo são obtidos desde a inspiração máxima até a expiração máxima.

Medições de Volume São Feitas Usando-se Três Métodos

Pletismografia Corporal

Um pletismógrafo é uma câmara que é hermeticamente selada e que pode detectar pequenas alterações no volume. O paciente respira dentro de um bocal e são empregadas diversas manobras, como a expiração forçada e arquejar. As medições derivam da curva de fluxo e direcionam as medições de volume. Esta técnica é dependente de esforço, exigindo compreensão por parte do paciente para entender as solicitações do teste.

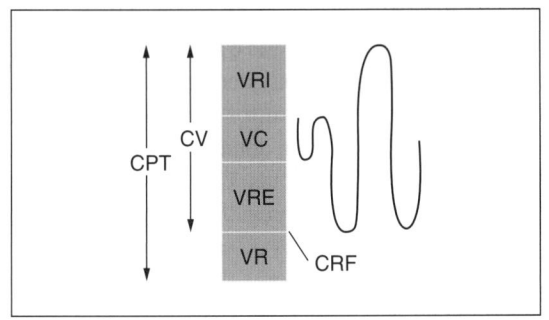

Teste da Lavagem de Nitrogênio

O paciente respira através de uma válvula unidirecional que está acoplada, mas não ainda conectada a um reservatório cheio com O_2 a 100% ou a uma válvula de demanda conectada a uma fonte de O_2 pressurizada. No final de uma expiração em repouso normal, a válvula é aberta, permitindo que o paciente respire através da válvula unidirecional. O nitrogênio expirado é medido na boca. As ventilações inspirada ou expirada por minuto são medidas continuamente. O teste prossegue até que as concentrações de N_2 expiradas caiam a menos de 2%, indicando uma "lavagem" das vias aéreas comunicantes e alvéolos. O volume inspirado total e a concentração de N_2 final podem ser empregados para calcular a CRF. Sistemas computadorizados calculam a CRF a cada respiração e ajustam o valor calculado depois de cada respiração subseqüente. Este teste apresenta a vantagem adicional por ele também medir o volume alveolar.

Teste de Diluição de Hélio

Para este teste, o paciente respira através de uma válvula que é aberta para o ar do ambiente, mas está conectada a um reservatório (espirômetro) contendo hélio a 5-10%. No final de uma expiração normal em re-

FIGURA 11.3
REPRESENTAÇÃO DAS SUBDIVISÕES DO VOLUME PULMONAR.

O significado é discutido na Tabela 11.2 e no texto.
CPT: capacidade pulmonar total; CV: capacidade vital; VR: volume residual; VRE: volume residual expiratório; VRI: volume residual inspiratório; VC: volume corrente; CRF: capacidade residual funcional.

TABELA 11.2
APRESENTAÇÃO DOS COMPONENTES DAS MEDIÇÕES DO VOLUME PULMONAR

Capacidade vital forçada (CVF)	Volume em litros desde a inspiração máxima até a expiração forçada máxima
Capacidade vital lenta (CVL)	Volume em litros desde a inspiração máxima até a expiração lenta máxima. Na presença de obstrução, a CVL é mais elevada que a CVF porque as vias aéreas se fecham mais precocemente com a CVF
Capacidade pulmonar total (CPT)	Mede o volume pulmonar total
Volume residual (VR)	O volume de ar que permanece nos pulmões depois da expiração máxima, usualmente 20%
Relação VR/CPT	Aumentada na asma por causa do aprisionamento de ar

Nota: Estes valores refletem o fluxo de ar. Eles são mostrados com ilustração também no gráfico na Figura 11.3.

pouso (CRF), a válvula é aberta, permitindo que o paciente respire a partir do reservatório. O dióxido de carbono é quimicamente retirado a partir do circuito de reinalação e o oxigênio é adicionado para manter constante o nível expiratório final. O teste continua até que a concentração de hélio no sistema seja constante (alteração < 0,02% na concentração de hélio) por um mínimo de 15 segundos. As concentrações inicial e final de Hélio, o volume de Hélio e ar adicionado ao sistema, e o espaço morto do sistema podem, então, ser empregados para calcular o volume adicionado ao sistema para atingir aquela diluição (CRF).

Significado das Medições de Volume

A capacidade pulmonar total (CPT) representa o volume intratorácico total. Ela está reduzida na doença restritiva.

A *capacidade vital lenta* (CVL) possui a mesma medição que a CVF, porém é medida em uma velocidade de expiração confortável. A discrepância entre a CVF e a CVL é indicativa da distribuição gasosa desigual no pulmão e da obstrução da via aérea.

O *volume residual* (VR) é uma medição do volume que permanece nos pulmões ao final da expiração. É essencial para a respiração normal. Está aumentado nas doenças pulmonares obstrutivas.

A *proporção VR/CPT* é útil para expressar o grau de aprisionamento do ar presente. Normalmente, o VR é 20% da CPT.

Os componentes das medições do volume pulmonar e seus significados são apresentados na Tabela 11.2.

PROVOCAÇÃO BRÔNQUICA

Nos casos em que o diagnóstico de asma pode ser duvidoso, utiliza-se um teste de provocação. A metacolina é considerada como o "padrão-ouro" para diagnosticar a asma quando o diagnóstico for duvidoso. A metacolina é um análogo da acetilcolina que provocará a broncoconstrição. Os asmáticos são 10 ou mais vezes mais sensíveis que os controles. A metacolina é inalada em dose total crescente, usando um dosímetro exato, sendo monitorada a espirometria. Uma queda no VEF1 de 20% ou mais é diagnóstica. O resultado é apresentado como CP20, que é a dose cumulativa necessária para provocar uma queda de 20% no VEF1.

Podem ser utilizados outros agentes broncodilatadores, inclusive histamina, adenosina, antígeno específico, ar frio e água destilada. O exercício é uma provocação comumente empregada, fornecido de uma maneira controlada através de esteira ou bicicleta ergométrica.

ESTUDOS DA DIFUSÃO

As medições da difusão são, essencialmente, uma avaliação da velocidade de transferência do O_2 através do hiato capilar alveolar. O monóxido de carbono é usado como um substituto do O_2, pois ele possui capacidades de ligação e transferência similares.

Existem duas diferenças principais que devemos nos lembrar quando interpretamos os resultados da difusão do CO. Em primeiro lugar, o CO é aproximadamente 25 vezes mais solúvel que o O_2, sendo que sua difusão não é limitada pela velocidade. Em segundo lugar, o CO apresenta um coeficiente de ligação maior com a hemoglobina que o O_2. A técnica real empregada é semelhante à diluição do hélio. O paciente inspira a partir de uma bolsa que contém uma concentração conhecida de CO. A diferença entre as concentrações inicial e final é calculada como litros/minuto e corrigida para o volume pulmonar.

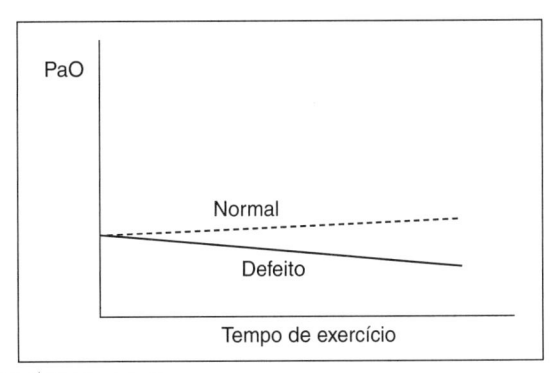

Avaliação Clínica da Difusão

Uma boa avaliação clínica da difusão de O_2 pode ser obtida por dois métodos. Ambos exigem que a gasometria arterial seja determinada a partir do paciente.

Respirando O_2 a 100%

Quando um paciente recebe O_2 a 100% para respirar ao nível do mar, a PaO_2 (oxigênio sanguíneo) deve ser de 630 torr. Quando o paciente apresenta uma PaO_2 menor, existe um gradiente de difusão presente. Este método é útil para crianças de pequeno porte e lactentes, que são incapazes de realizar as provas de função pulmonar. Encontrar um gradiente indica que existe presença de doença que afeta o espaço capilar alveolar. Este intervalo normalmente é de apenas alguns Angstroms de largura. Quando ele está aumentado, o O_2 leva muito tempo para atravessar e não se liga a um eritrócito. Este tipo de doença pulmonar intersticial pode ser causado por infecção, doenças inflamatórias, como as doenças reumáticas, e malignidades.

A Figura 11.4 ilustra a aplicação clínica deste teste.

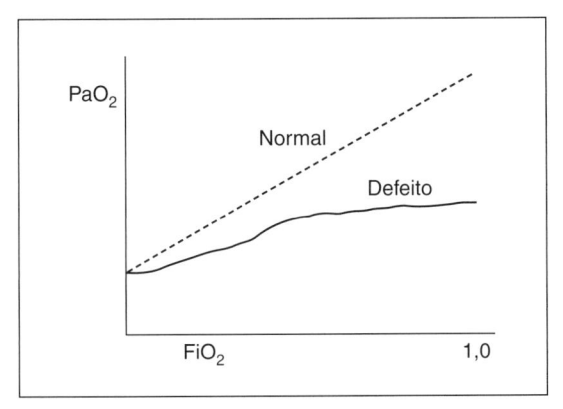

Exercício

O paciente é solicitado a se exercitar, medindo-se a PaO_2. Normalmente a PaO_2 deve ser mantida mesmo com o exercício vigoroso. Quando existe um defeito de difusão presente, a PaO_2 cai (Figura 11.5).

SIGNIFICADOS CLÍNICOS DAS PFPs

Essencialmente, existem três tipos de defeitos que podem ser observados nos pulmões. Todos três são detectáveis por provas de função pulmonar. Estes são obstrutivos, restritivos e difusionais.

Obstrutivos

Estas são patologias que bloqueiam a passagem do ar na expiração.

A Figura 11.6 apresenta uma típica alça de fluxo-volume na obstrução, sendo que a Tabela 11.3 mostra os típicos valores deste grupo de patologias.

FIGURA 11.4
AVALIAÇÃO CLÍNICA DE UM PACIENTE COM UM DEFEITO DE DIFUSÃO.
Em uma FiO_2 de 1,0 (100% O_2), a PaO_2 é metade da normal, indicando um defeito de difusão grave.

FIGURA 11.5
AVALIAÇÃO CLÍNICA DE UM PACIENTE COM UM DEFEITO DE DIFUSÃO.
Quando o paciente faz exercícios, existe uma queda na PaO_2 em comparação com o controle, indicando um defeito de difusão.

FIGURA 11.6
TÍPICA ALÇA DE FLUXO-VOLUME NA OBSTRUÇÃO.
Um padrão obstrutivo típico é mostrado na linha cheia. A linha tracejada é normal para a comparação. A alça de fluxo mostra um típico aspecto "em concha", refletindo uma CVF menor no eixo X. A Tabela 11.3 mostra os valores de compatibilização para esta alça.

Os exemplos de doença obstrutiva incluem:

- Asma
- Displasia broncopulmonar
- Doença pulmonar obstrutiva crônica
- Doenças reumatóides
- Fibrose cística

Patologias Restritivas

Estas afecções causam uma redução na capacidade pulmonar total.

A Figura 11.7 apresenta uma típica alça de fluxo-volume na restrição e a Tabela 11.4 mostra os valores típicos neste grupo de patologias.

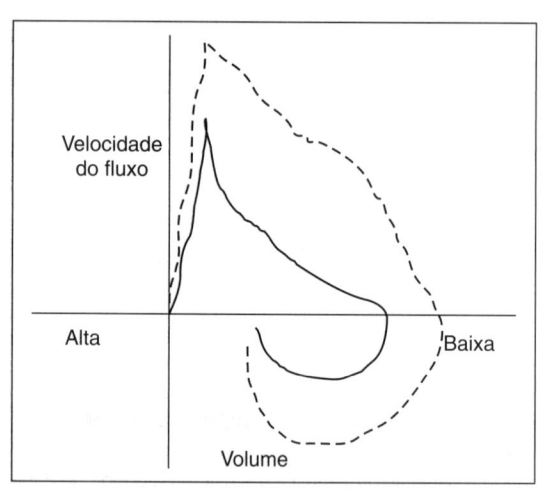

Os exemplos desta condição incluem os seguintes:

- Fibrose pulmonar
- Doença vascular do colágeno
- Fibrose cística
- Doença de hipersensibilidade pulmonar
- Hemorragia pulmonar
- Fraqueza muscular

TABELA 11.3
VALORES DOS PARÂMETROS DAS PROVAS DE FUNÇÃO PULMONAR COMUMENTE OBSERVADOS NA *DOENÇA OBSTRUTIVA*

	% do predito	Interpretação
CVF	75	Reduzida
CVL	85	Menos reduzida
FTEM	70	Reduzido
VEF1	60-70	Reduzido
VEF1/CVF	70	Reduzido
FEF $_{25-75\%}$	55	Reduzida
CPT	100	Normal
VR	35	Aumentado

Nota: Esta tabela complementa a Figura 11.6. Existe uma redução da CVF, enquanto que a CVL está menos reduzida e quase normal. Este padrão indica que há distribuição gasosa desigual por todo o pulmão. O volume residual mostra-se aumentado, refletindo o aprisionamento de ar a partir da doença obstrutiva. O FTEM está reduzido, bem como o VEF1, refletindo o grau de obstrução. Há redução mais intensa no fluxo nas pequenas vias aéreas. No FEF 25-75%, a relação VEF1/CVF mostra-se reduzida.

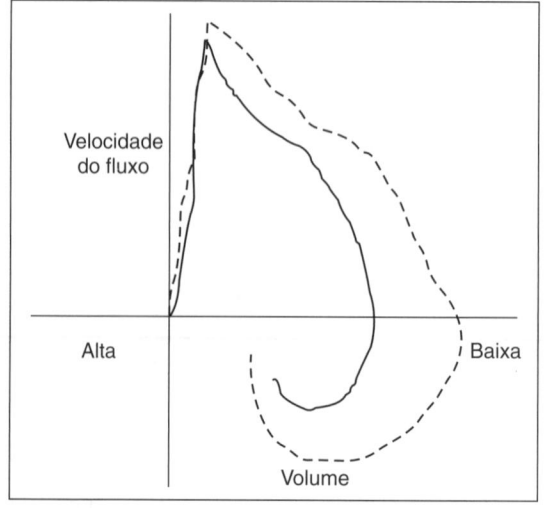

FIGURA 11.7
TÍPICA ALÇA DE FLUXO-VOLUME EM RESTRIÇÃO.
O padrão restritivo típico é mostrado na linha cheia. A linha tracejada é a normal para comparação. Observe a CVF baixa, representada pela alça de fluxo-volume estreita. O contorno da alça é semelhante ao padrão normal, indicando o fluxo de ar normal.

TABELA 11.4
VALORES NAS PROVAS DE FUNÇÃO PULMONAR COMUMENTE OBSERVADOS NA *DOENÇA RESTRITIVA*

	% do predito	Interpretação
CVF	70	Reduzida
CVL	70	Reduzida
FTEM	100	Normal
VEF1	> 95	Normal
VEF1/CVF	> 90	Normal
FEF 25-75%	80-100	Normal
CPT	70	Reduzida
VR	100	Normal

Nota: A CVF e a CVL estão igualmente reduzidas. A CPT também está diminuída, mas o volume residual se mostra normal em proporção à redução da CPT. Os parâmetros de fluxo, VEF1, VEF1/CVF e FEF 25-75%, estão normais.

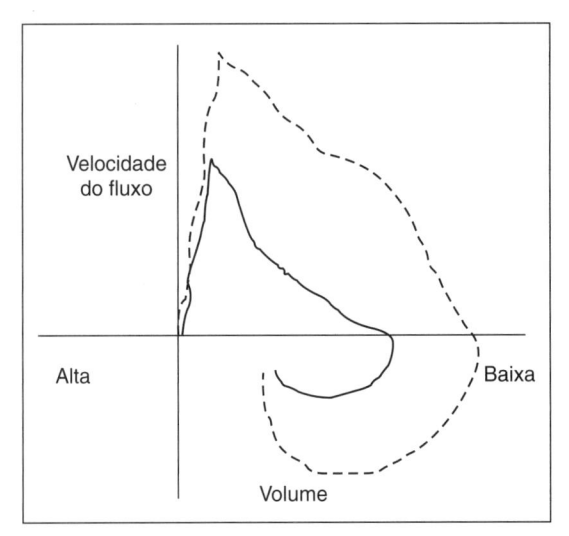

Padrão Misto

Uma combinação de doenças, como asma e artrite reumatóide, pode produzir um quadro misto na função pulmonar. Um exemplo é percebido na Figura 11.8 (Tabela 11.5).

Difusional

Nestas condições existe transferência reduzida de oxigênio através do intervalo capilar alveolar e resultante hipoxemia.

Os exemplos deste tipo de defeito são os seguintes:

- Doença pulmonar intersticial
- Doença da membrana hialina
- Altitude elevada
- Fibrose pulmonar

PFP NO LACTENTE

Não é possível realizar as PFPs padronizadas em lactentes e crianças jovens. Existem quatro métodos que foram criados para investigá-las no lactente.

FIGURA 11.8
PADRÃO OBSTRUTIVO E RESTRITIVO MISTO TÍPICO.

O padrão obstrutivo e restritivo misto típico é mostrado na linha cheia. A linha tracejada é a normal para a comparação. Observe o aspecto de "concha" para a alça de fluxo-volume, indicativo de obstrução. Além disso, a CVF, conforme representado no eixo X, está reduzida. As medições de volume são necessárias para determinar se está presente uma doença restritiva concomitante. Estes valores são mostrados na Tabela 11.5.

TABELA 11.5
VALORES DAS PROVAS DE FUNÇÃO PULMONAR COMUMENTE OBSERVADOS NA *DOENÇA OBSTRUTIVA E RESTRITIVA MISTA*

	% do predito	Interpretação
CVF	70	Reduzida
CVL	75	Reduzida
FTEM	65	Reduzido
VEF1	65	Reduzido
VEF1/CVF	70	Reduzido
FEF 25-75%	45	Reduzida
CPT	75	Reduzida
VR	40	Aumentado

Nota: Os parâmetros de fluxo estão todos reduzidos (FTEM, VEF1, VEF1/CVF e FEF 25-75%), diferente da doença restritiva pura (Tabela 11.4). Os volumes pulmonares estão todos reduzidos, exceto o VR, indicando o aprisionamento de ar. Isto é típico das doenças pulmonares obstrutivas crônicas.

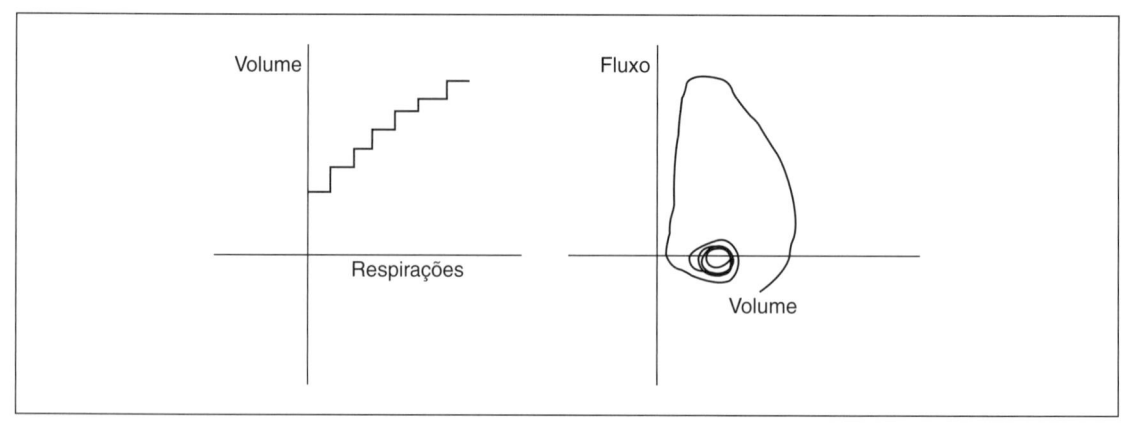

FIGURA 11.9
ALÇA DE DEFLAÇÃO EM UM LACTENTE.
O empilhamento da respiração é mostrado à esquerda e a alça resultante à direita.

Método da Deflação

Este método envolve fazer com que o lactente use uma máscara apertada. Quando o lactente expira, um obturador é fechado, obstruindo as respirações e forçando um aumento no volume residual. Na inspiração máxima, o obturador é aberto, criando uma pseudo-alça positiva (Figura 11.9).

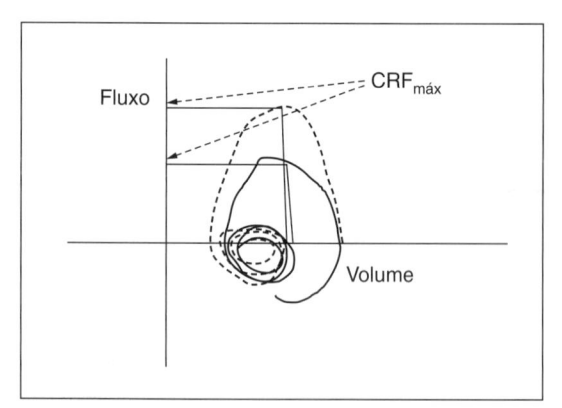

FIGURA 11.10
ALÇA DE APERTO.
O controle normal é mostrado como uma linha pontilhada, e um lactente com DBP e obstrução do fluxo de ar em uma linha cheia. As duas curvas são comparadas na CRF$_{máx}$.

Alça de Aperto

Um colete apertado é colocado em um lactente sedado, sendo o colete insuflado no máximo da inspiração, forçando uma alça de expiração. A CRF$_{máx}$ é uma medição que é empregada para comparar as alças de fluxo (Figura 11.10).

Passiva

Uma alça passiva é medida com o lactente respirando os volumes correntes. Esta não é uma técnica útil, pois pode passar despercebida até mesmo a obstrução grave. Ela não é recomendada.

Pletismografia

Foram desenvolvidos pletismógrafos para lactentes. Eles possibilitam a medição dos volumes pulmonares nestes lactentes.

MEDIÇÕES DINÂMICAS

- Resistência pulmonar
  Mede a obstrução para o fluxo de ar
- Complacência pulmonar
  Mede a elasticidade dos pulmões
- Condutância pulmonar
  Mede a facilidade do fluxo de ar

Leitura Sugerida

Anees, W. (2003). Use of pulmonary function tests in the diagnosis of occupational asthma. *Ann Allergy Asthma Immunol* **90**(5 Suppl. 2): 47-51.

Crapo, R. O. and R. L. Jensen (2003). Standards and interpretive issues in lung function testing. *Respir Care* **48**(8): 764-72.

Evans, S. E. and P. D. Scanlon (2003). Current practice in pulmonary function testing. *Mayo Clin Proc* **78**(6): 758-63; quiz 763.

Fauroux, B. (2003). Respiratory muscle testing in children. *Paediatr Respir Rev* **4**(3): 243-9.

Ferguson, G. T., P. L. Enright, *et al.* (2000). Office spirometry for lung health assessment in adults: a consensus statement from the National Lung Health Education Program. *Respir Care* **45**(5): 513-30.

Frey, U., J. Stocks, *et al.* (2000). Specifications for equipment used for infant pulmonary function testing. ERS/ATS Task Force on Standards for Infant Respiratory Function Testing. European Respiratory Society/American Thoracic Society [comment]. *Eur Respir J* **16**(4): 731-40.

Gruffydd-Jones, K. (2002). Measuring pulmonary function in practice. *Practitioner* **246**(1635): 445-9.

Klug, B. H. (2002). Evaluation of some techniques for measurements of lung function in young children. *Dan Med Bull* **49**(3): 227-41.

Sharp, J. K. (2002). Monitoring early inflammation in CF. Infant pulmonary function testing. *Clin Rev Allergy Immunol* **23**(1): 59-76.

Weiner, D. J., J. L. Allen, *et al.* (2003). Infant pulmonary function testing. *Curr Opin Pediatr* **15**(3): 316-22.

Winkelman, J. W. and M. J. Tanasijevic (2002). Noninvasive testing in the clinical laboratory. *Clin Lab Med* **22**(2): 547-58.

CAPÍTULO 12

ELABORAÇÃO DIAGNÓSTICA DAS ALERGIAS

A história dos sintomas e um padrão de reações alérgicas são essenciais ao se avaliar uma possível patologia alérgica. Os instrumentos de investigação apresentam validade limitada a menos que sejam correlacionados com a história. Um teste positivo que não tem sustentação nas respostas clínicas do paciente deve ser desconsiderado, independente do método empregado. As técnicas disponíveis dependem da detecção das conseqüências de uma reação alérgica.

CONSEQÜÊNCIAS MENSURÁVEIS DE UMA REAÇÃO ALÉRGICA

Eosinofilia

Os eosinófilos aumentarão em resposta a um estímulo alérgico, pois ocorre a liberação de quimioatratores eosinofílicos durante uma resposta alérgica. Este aumento é local nos tecidos e no sangue periférico. Há uma grande lista de causas de eosinofilia (Tabela 12.1), de modo que a descoberta de eosinófilos elevados não é particularmente valiosa quando vista isoladamente. A presença da eosinofilia deverá ser observada no contexto da história do paciente. O significado da elevação dos eosinófilos sangüíneos é incerto.

Pode acontecer um aumento local nos eosinófilos, por exemplo, secreções nasais, lavados brônquicos ou em amostras de biópsia. A eosinofilia nasal é valiosa para diferenciar a rinite alérgica de outras etiologias. A única outra patologia que causa um aumento nos eosinófilos nasais é a rinite eosinofílica. A técnica consiste em coletar uma amostra plena, fazendo um esfregaço do muco e corando com um corante leucocitário (Wright-Giemsa). Mais de 20% dos eosinófilos (alguns autores usaram 10%) são considerados como um teste positivo em adultos. Nas crianças, mais de 4% é considerado como positivo.

Os eosinófilos teciduais acumulam-se por diversas razões, sendo que sua presença não é diagnóstica para alergias. Os eosinófilos pulmonares são encontrados na pneumonia eosinofílica, eosinofilia idiopática e síndromes hipereosinofílicas, malignidades, principalmente o linfoma de Hodgkin, e as infecções parasitárias. Nas crianças, a *larva migrans* visceral, provocada pela infestação por *Toxocara*, provoca infiltrados pulmonares eosinofílicos, que são transitórios, e desvios. Os infiltrados eosinofílicos podem acontecer no estômago e esôfago. A etiologia pode se relacionar com alergias alimentares, porém, com maior freqüência, é idiopática (Tabela 12.2).

TABELA 12.1
CAUSAS DE EOSINOFILIA

Atópica
  Rinite
    Alérgica
    Eosinofílica
  Asma
  Alergias alimentares e medicamentosas

Malignidade
  Síndromes hipereosinofílicas (pré-malignas)
  Leucemia
  Linfomas (principalmente de Hodgkin)
  Mastocitose

Infecções
  Infecções parasitárias
    Ascáris
    Toxocara
  Infecções fúngicas

Reumatológicas
  Lúpus eritematoso
  Artrite reumatóide
  Vasculite de Churg-Strauss
  Poliarterite nodosa

Imunológica
  Doenças de imunodeficiência específicas
    Wiskott-Aldrich
  Rejeição de transplante

Nota: Esta é uma lista parcial contendo as causas mais comuns.

TABELA 12.2
ANTÍGENOS COMUMENTE UTILIZADOS NO TESTE ALÉRGICO CUTÂNEO

Domiciliares
  Pêlo de animal
    Gato
    Cão
    Roedores
    Camundongo
    Rato
    Hamster
  Ácaros da poeira domiciliar
    Dermatophagoides farinae
    Dermatophagoides pteronyssinus
  Barata
  Esporos de mofo e mofos

Externos
  Polens
    Específicos da região
  Árvores
  Grama
  Ervas
    Erva-de-santiago
  Mofos e esporos de mofo

Alimentares
  Produtos diários
    Ovos
    Leite de vaca
  Frutos do mar
    Camarão
    Caranguejo
    Mariscos
    Ostras
  Peixe
  Amendoins
    Nozes
    Pecãs
    Castanha de caju
    Amêndoas
  Carnes
  Batatas

Medição da IgE

A IgE pode ser detectada por técnicas *in vivo* e *in vitro*. As avaliações *in vivo* são mais confiáveis.

In vivo

Teste alérgico cutâneo. Este teste detecta a presença da IgE que está ligada aos mastócitos. Ele possui a vantagem de testar se a IgE específica está presente, se ela fará com que os mastócitos se desgranulem e se produzirá uma resposta de pápula e rubor. Como o teste é realizado na pele, supõe-se que os mastócitos na pele respondem da mesma maneira que os mastócitos no pulmão, mucosa nasal e intestino. Este é o menos dispendioso dos métodos para detectar a IgE. Ele deve ser interpretado por um médico experiente e correlacionado com a história do paciente. O paciente deve estar sem ingerir anti-histamínicos para realizar o teste alérgico cutâneo. Os anti-histamínicos sedantes de primeira geração (difenidramina, hidroxizina) devem ser interrompidos por 72 horas antes do teste. Medicamentos não-sedantes de ação prolongada (desloratadina, cetirizina, fexofenadina) devem ser interrompidos por 1 semana antes que o teste seja realizado.

Métodos. Existem três métodos de introduzir um antígeno na pele:

Arranhadura: superficial até 1 mm dentro da epiderme.
Punção cutânea: 1-2 mm dentro da epiderme.
Intradérmica: injeção de 20 µL na epiderme; 500-1.000 vezes mais sensível que os métodos de arranhadura ou punção.

Técnica. O antígeno é dissolvido em uma solução de glicerol a 50% para os testes de arranhadura e punção. Tradicionalmente, uma gota de 20 µL é colocada sobre o antebraço e a pele é escarificada sob a gota. Uma agulha de escarificação é empregada para fazer as arranhaduras.

Utilizar um método de punção é mais fácil e não exige tanta habilidade e treinamento para se conseguir resultados uniformes. Existem duas condutas: colocar a gota sobre a pele e puncionar através dela, da mesma forma que o teste de arranhadura, ou usar um dispositivo para carregar a gota e puncionar a pele em um movimento.

- Agulha bifurcada: este é o método padrão para o teste de punção, mas é difícil de usar de maneira consistente e de se obter resultados uniformes. O técnico deve ser cuidadosamente treinado em sua utilização.
- Multiteste: uma unidade com oito ramos com tenazes de 2 mm em cada ramo. Cada antígeno é carregado em uma das tenazes. A unidade é então pressionada uniformemente sobre o antebraço ou nas costas (nas crianças pequenas). Quando são empregadas duas unidades, podemos testar 14 antígenos comuns e um controle positivo e negativo. Este é o método ideal, principalmente para crianças. É quase indolor e rápido. Pode ser uniformemente aplicado com treinamento mínimo. O aparelho também acomodará reservatórios de enchimento em uma bandeja de carga com os antígenos e controles. Então, o multiteste é totalmente carregado ao colocá-lo nos reservatórios. Isto permitirá o teste rápido em um consultório de alergia com muitos pacientes.

Intradérmica. 20µL de uma solução aquosa do antígeno são injetados na epiderme no antebraço, levantando uma pequena área. Para o teste intradérmico, a solução não contém glicerina.

Controles

Positivo: histamina.
Negativo: solvente do antígeno.

Antígenos

Existem três grupos principais de antígenos que são comumente utilizados, embora haja sobreposição entre eles. Podem ser considerados como alérgenos domiciliares, externos e alimentares. Eles são mostrados na Tabela 12.2.

Interpretação

O teste é avaliado pela presença de uma resposta de pápula e rubor no sítio de aplicação do antígeno.

Um teste positivo é lido como 3 mm maior que o controle negativo; um tamanho igual ao controle positivo é considerado como positivo 3+. Para um exame mais exato, uma pápula é marcada e a área é calculada. O tamanho da pápula também pode ser registrado como os dois diâmetros máximos.

Este teste é apenas semiquantitativo, sendo que o tamanho da pápula não se correlaciona rigorosamente com a gravidade da reação alérgica, diferente do fato de que existe uma probabilidade maior que uma reação grande esteja associada a uma reação clínica mais grave.

Os testes intradérmicos são excessivamente sensíveis, aumentando o risco de um falso-positivo. Em geral, eles são usados para detectar outras sensibilidades nos pacientes que receberão imunoterapia (Capítulo 16).

A interpretação deve ser cuidadosamente correlacionada com a história. Teste para antígenos ambientais é sensível, havendo boa correlação com a história. Alguns antígenos disponíveis são mostrados na Tabela 12.2. Há um forte padrão sazonal na parte norte dos Estados Unidos. O padrão fica obscuro no sul, pois as estações do ano tendem a se sobrepor mais. As árvores tendem a polinizar na primavera, a grama cresce e se

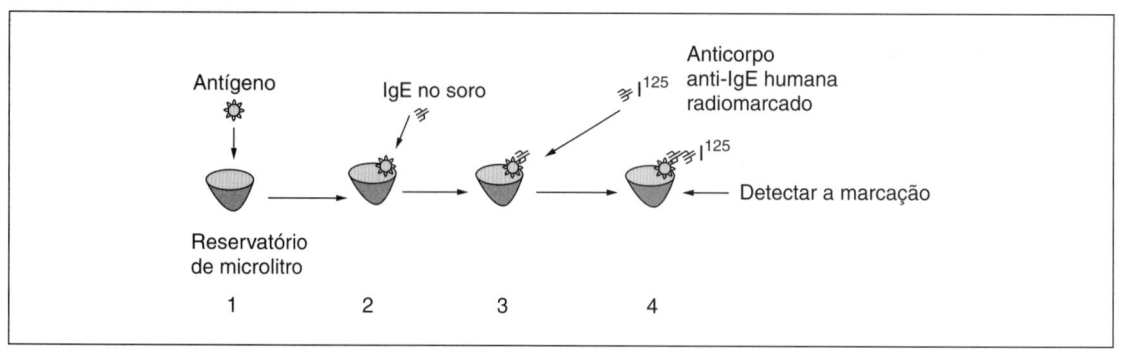

FIGURA 12.1
MÉTODO RAST.
(1) O antígeno é adicionado ao meio sólido, neste caso uma depressão de microtítulo. (2) O soro do paciente é acrescentado e a IgE específica se liga ao antígeno adsorvido. (3) Acrescenta-se a anti-IgE marcada. A marcação pode ser uma radiomarcação, ELISA ou quimioluminescência. Este anticorpo liga-se à IgE do paciente, que está ligada ao antígeno adsorvido. (4) A concentração do marcador é examinada pelo método apropriado. A quantidade de IgE específica presente no soro do paciente está em concordância com a contagem da quantidade de marcador presente.

poliniza durante todo o verão, e as ervas, principalmente a erva-de-santiago, poliniza no outono. Os mofos externos são também mais prevalentes no outono, sendo que as folhas desprendidas proporcionam um grande reservatório de hifas e esporos de mofo.

Os testes para alimentos são de interpretação mais difícil. Existe uma alta freqüência de testes falso-positivos, sendo que um teste positivo sem uma história de sustentação das reações a alimentos não é significativo. Existe um valor preditivo de 55-65% dos testes alimentares para um resultado positivo, o que não é muito melhor que uma distribuição de possibilidade ao acaso. Por outro lado, há um valor preditivo de 95% para um resultado negativo. Os testes alérgicos para alimentos são valiosos para excluir um alimento como uma causa de uma reação, como a urticária. Um teste negativo excluirá um alimento suspeito, como o leite, como uma causa da resposta alérgica. O paciente pode ingerir cautelosamente o alimento quando há um teste de alergia alimentar negativo.

In Vitro

IgE total. A medição do IgE total no soro é de valor limitado. Ter um aumento na IgE total implica que existe a presença da atopia, mas a confirmação clínica é necessária para um título elevado.

IgE específica. Existem diversas versões de testes *in vitro*, mas todos eles se baseiam no mesmo princípio; apenas o método de detecção se altera (Figura 12.1).

O antígeno é ligado a uma superfície absortiva, como um papel ou plástico. O antígeno é adsorvido sobre a superfície, sendo que a ligação inespecífica é evitada com a albumina ou outra proteína que não venha a reagir com a IgE. Em seguida, a placa é incubada com o soro do paciente, quando a IgE específica se liga ao antígeno. A IgG de coelho ou camundongo que exibe especificidade anti-IgE humana é então adicionada e incubada. A quantidade de anti-IgE que se liga à placa reflete a concentração de IgE específica no soro dos pacientes. O complexo IgE-anti-IgE no disco de papel é medido através de um sistema de detecção que é acrescentado ao anticorpo anti-IgE. Os sistemas de detecção que têm sido empregados incluem sistemas de radiomarcação com I^{125}, quimioluminescência ou de ensaio imunoabsorvente ligado à enzima (ELISA). Em seguida, há uma correlação direta entre o nível de IgE no soro do paciente e o grau de positividade do ensaio (desintegração/min para a radiomarcação; intensidade da cor para ELISA). O método original é o teste radioalergoabsorvente (RAST), que emprega a radiomarcação com I^{125}. Outros sistemas de detecção estão em uso,

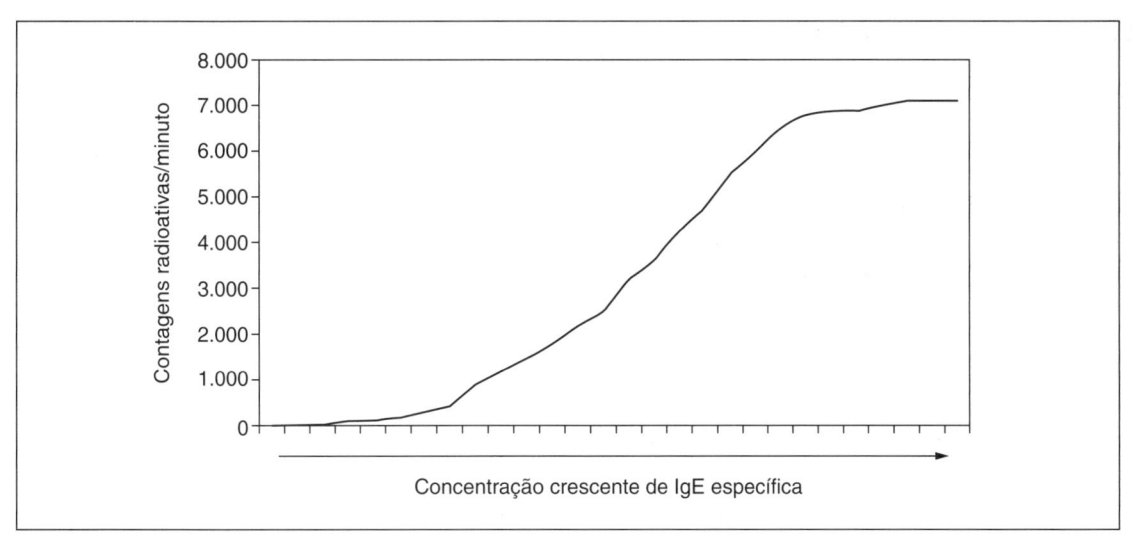

FIGURA 12.2
CURVA DE TITULAÇÃO TÍPICA PARA UM RAST USANDO I[125] PARA DETECTAR A IgE ESPECÍFICA, DEMONSTRADO NO EIXO X.
As contagens radioativas são apresentadas no eixo Y, mas as unidades apropriadas podem ser substituídas, dependendo do sistema de detecção.

sendo que o ELISA e a quimioluminescência são exemplos freqüentes.

Uma curva de titulação representativa é mostrada na Figura 12.2. Alguns sistemas mais modernos, como o CAP-RAST, são melhores para crianças, pois empregam menos soro e são mais sensíveis.

Este ensaio é realmente limitado em seu significado clínico, embora meça de maneira sensível a IgE específica em concentrações séricas baixas.

Desvantagens do teste *in vitro*. O teste avalia apenas o anticorpo circulante, sendo que ele não verifica se há ligação clinicamente relevante aos mastócitos. A IgE só é clinicamente ativa quando fixada aos mastócitos ou basófilos. O RAST (ou equivalente) apenas indica que a IgE está presente na circulação. Não mostra se ela irá se ligar aos mastócitos ou se ela poderá deflagrar a desintegração do mastócito ou basófilo. Teoricamente, poderiam surgir duas situações extremas. Um falso-negativo poderia resultar da maior parte da IgE específica, se ligando aos mastócitos, reduzindo o nível de anticorpo circulante abaixo do limiar de detecção. De modo igual, um RAST fortemente positivo pode ter pouco significado clínico porque a IgE está, em sua totalidade, na circulação e não se ligou aos mastócitos.

Indicações para os testes *in vitro*. A principal indicação para usar os testes *in vitro* ocorre na situação em que o paciente apresenta uma história de forte reação a um antígeno, por exemplo, a anafilaxia ao antígeno do amendoim, e seria perigoso aplicar o antígeno na pele. A outra situação onde o teste sanguíneo é preferível ao teste de punção cutânea é onde existe pele anormal, por causa da dermatite atópica. Nas crianças jovens (abaixo de 18 meses de idade), o teste de punção cutânea pode não ser confiável. Outra situação em que o teste cutâneo deve ser utilizado é se o paciente for incapaz de interromper os anti-histamínicos por causa dos sintomas continuados.

Um teste *in vitro* está indicado onde o teste cutâneo não seja confiável ou seja perigoso:

- Com menos de 18 meses de idade.
- Patologia cutânea extensa, por exemplo, eczema.
- Para antígenos que possam provocar uma reação sistêmica, por exemplo, alimento ou veneno de insetos onde se evidencia uma história de uma reação forte.

TESTES DE PROVOCAÇÃO

Nasal

Os pacientes podem ser provocados com antígeno por via intranasal. A resposta é avaliada clinicamente, por meio da impressão subjetiva de rinorréia e congestão nasal. A medição objetiva é feita por rinomanometria, que quantifica o fluxo aéreo nasal. Uma reação positiva demonstraria uma redução no fluxo aéreo.

Inalado

A provocação com o antígeno inalado é utilizada ocasionalmente nos pacientes portadores de asma de maneira a adequar uma reação a um antígeno. No entanto, este instrumento é mais utilizado para pesquisa. A medição é a dose que provoca uma queda de 20% no VEF1, conhecido como a PD20. Os pacientes que são alérgicos ao antígeno alcançarão a PD20 mais cedo que aqueles que não são alérgicos. Há uma boa correlação entre o grau de sensibilidade ao antígeno e com que rapidez o paciente atingirá a PD20.

Oral

O padrão-ouro para a alergia alimentar é a provocação alimentar cega. O paciente ingere uma dieta branda não-alérgica durante vários dias antes do teste. O alimento agressor é fornecido em uma cápsula opaca e o paciente é observado para o desenvolvimento de sintomas gastrointestinais, urticária ou agravamento do eczema. Esta técnica é quase sempre empregada como um instrumento de pesquisa, sendo realizado em um método duplo-cego, usando uma cápsula de controle com placebo, de aparência idêntica.

SIGNIFICADO DO TESTE ALÉRGICO

Uma história positiva é 60% preditiva de um resultado positivo no teste alérgico.

Uma história negativa é 70% preditiva de um resultado negativo.

A história é mais importante ao se decidir se realizamos ou não um teste alérgico cutâneo em um paciente. Outra interpretação é que é de pouco valor realizar o teste alérgico em pacientes que não fornecem uma história sugestiva de atopia.

Leitura Sugerida

Baatjes, A. J., R. Sehmi, *et al.* (2002). Anti-allergic therapies: effects on eosinophil progenitors. *Pharmacol Ther* **95**(1): 63-72.

Brito-Babapulle, F. (2003). The eosinophilias, including the idiopathic hypereosinophilic syndrome. *Br J Haematol* **121**(2): 203-23.

Chapman, M. D., A. M. Smith, *et al.* (2000). Recombinant allergens for diagnosis and therapy of allergic disease. *J Allergy Clin Immunol* **106**(3): 409-18.

Dombrowicz, D. and M. Capron (2001). Eosinophils, allergy and parasites. *Curr Opin Immunol* **13**(6): 716-20.

Emanuel, I. A. (1998). In vitro testing for allergy diagnosis. Comparison of methods in common use. *Otolaryngol Clin North Am* **31**(1): 27-34.

Kay, A. B. and A. Menzies-Gow (2003). Eosinophils and interleukin-5: the debate continues [comment]. *Am J Respir Crit Care Med* **167**(12): 1586-7.

Mogbel, R. and P. Lacy (2000). Molecular mechanisms in eosinophil activation. *Chem Immunol* **78**: 189-98.

Prussin, C. and D. D. Metcalfe (2003). 4. IgE, mast cells, basophils, and eosinophils [erratum appears in J Allergy Clin Immunol 2003 Aug;112(2):267]. *J Allergy Clin Immunol* **111**(2 Suppl.): S486-94.

Scadding, G. K. (2001). Non-allergic rhinitis: diagnosis and management. *Curr Opin Allergy Clin Immunol* **1**(1): 15-20.

Valenta, R., P. Steinberger, *et al.* (1996). Immunological and structural similarities among allergens: prerequisite for a specific and component-based therapy of allergy. *Immunol Cell Biol* **74**(2): 187-94.

Valenta, R., S. Vrtala, *et al.* (1998). Recombinant allergens. *Allergy* **53**(6): 552-61.

CAPÍTULO

13

TRATAMENTO DA IMUNODEFICIÊNCIA E DE INFECÇÕES RECORRENTES

Parte I. Investigação

GERAL

A gama de etiologias das infecções recorrentes é ampla. A investigação deve se basear na história e no padrão das infecções. As infecções que acontecem em um determinado local, como as cavidades dos seios maxilares, sugerem fortemente um problema mecânico. Neste caso, os procedimentos que delineiam o local será valioso no isolamento da patologia.

Radiografia

Em geral, os exames radiográficos são mais valiosos quando empregados para responder a uma dúvida específica. Nas infecções recorrentes as radiografias podem ajudar a diferenciar problemas agudos, como pneumonia, e sugerem uma origem crônica, como a bronquiectasia. É pouco provável que uma radiografia de tórax seja valiosa em um paciente que apresenta otite e nenhum sintoma pulmonar.

Simples

Radiografia de tórax

Aguda. Os aspectos agudos evidentes na radiografia de tórax podem ser pneumonia, infiltrado difuso ou lesões em placa. Pode haver estreitamento aparente em um brônquio principal, sugestivo de obstrução. A hiperinsuflação unilateral pode sugerir um corpo estranho na via aérea, geralmente um brônquio fonte. Pode haver pneumonia distal ao sítio de obstrução. Um exame contrastado com bário está indicado quando existe evidência para sugerir uma alça ou anel vascular ao redor da traquéia ou brônquio fonte.

Crônica. Os infiltrados difusos persistentes podem ser observados na infecção por *Pneumocystis* ou por CMV ou qualquer outro vírus inflamatório pulmonar. O padrão radiográfico isolado raramente é diagnóstico de um determinado organismo. Um infiltrado que é persistente em um determinado lobo, principalmente no lobo inferior esquerdo, é sugestivo de um segmento seqüestrado do pulmão. Esta é uma condição em que um lobo ou segmento de um lobo falha em se desenvolver da maneira apropriada. Existe uma tênue conexão com os brônquios, sendo que o segmento deriva seu aporte sanguíneo das artérias brônquicas, em lugar das artérias pulmonares. A troca gasosa não acontece nesta porção do pulmão, havendo estase por causa da conexão brônquica deficiente. O resultado consiste em infecções repetidas no mesmo local. A confirmação se faz com TC, empregando o contraste vascular.

A aspiração crônica origina um padrão típico de infiltrados persistentes nos lobos superiores dos pulmões. Isto acontece porque a aspiração tem lugar, em sua maioria, enquanto os pacientes estão em decúbito dorsal, sendo que o trajeto mais direto é para os lobos superiores.

Outro padrão típico que é percebido na radiografia de tórax é o aparecimento de infiltrados filamentares nos lobos superiores em um paciente com infecções persistentes e uma apresentação semelhante à asma. Esta aparência é notada no colapso do lobo superior e bronquiectasia, que é um critério diagnóstico para a fibrose cística.

A possibilidade de um corpo estranho no brônquio pode ser determinada por fluoroscopia do tórax. Esta mostra que existe um movimento desigual das partes do diafragma, um diafragma não se move, ou que existe movimento paradoxal de um folheto do diafragma. Uma TC do tórax é comprobatória, quando necessário. Uma história de sufocação com alimento tem o valor preditivo mais próximo para a aspiração de um corpo estranho. Nos adultos, existe risco aumentado de corpo estranho onde está presente o alcoolismo ou uso de droga. Nas crianças, há uma associação com retardo mental.

Seios paranasais. As incidências de seios paranasais com radiografias simples possuem valor limitado. Uma incidência em PA e a incidência de Water (com o queixo elevado para ter uma visualização clara dos seios maxilares) ajudarão no diagnóstico da sinusite aguda. Há o aparecimento de turvação dos seios paranasais ou opacificação completa. Um nível hidroaéreo indicará a possível presença de pus na cavidade sinusal.

Uma TC no plano coronal é a melhor conduta quando se suspeita de doença sinusal crônica. Este exame não apenas demonstrará a presença de líquido ou pus, mas também pode revelar anormalidades anatômicas subjacentes.

Cloreto no Suor

A medição dos níveis de cloreto no suor constitui um método estabelecido para diagnosticar fibrose cística e reflete o transporte anormal de água, que é característico da doença. O teste clássico se faz por iontoforese do suor, porém, métodos mais modernos estão sendo disponibilizados. Um mínimo de 100 mg de suor é necessário para um exame exato. É aconselhável realizar o teste em um centro de fibrose cística, onde ele seja feito com freqüência, pois existem muitas armadilhas na realização do exame.

Os pacientes portadores de infecções recorrentes envolvendo os pulmões, seios paranasais e orelha média, acompanhadas por perda de peso, esteatorréia e distensão abdominal, devem ser submetidos a uma medição do cloreto no suor. Os lactentes podem se apresentar com íleo meconial e obstrução intestinal. As manifestações clínicas podem ser mais sutis, sendo que os pacientes com fibrose cística podem se mostrar com pneumonia persistente, sem qualquer outra manifestação da doença.

Sonda de pH

O refluxo gastroesofágico pode ser uma causa silenciosa de pneumonia por aspiração. O padrão-ouro para detectar o refluxo é a sonda de pH, um cateter fino com um medidor de pH na extremidade e um segundo medidor em um ponto mais elevado no cateter. Quando adequadamente posicionada, a sonda de pH na extremidade fica acima do esfíncter da cárdia no estômago, enquanto que a sonda proximal se localiza exatamente abaixo do nível das cordas vocais. Em geral os pacientes neurologicamente íntegros não aspiram, mesmo durante o sono. A aspiração crônica deve ser considerada em pacientes portadores de retardo mental, com o uso de drogas recreacionais ou com consumo excessivo de álcool com um padrão sugestivo de pneumonia.

EXAMES DA FUNÇÃO IMUNE

A elaboração diagnóstica de um paciente com suspeita de defeito imune pode ser considerada em dois estágios. O estágio preliminar é uma avaliação geral. Quando este estágio se mostra normal, não havendo suspeita de infecção por HIV, é menos provável que o paciente apresente um defeito imune. O padrão de infecção deve ser utilizado como um guia para pesqui-

TABELA 13.1
INVESTIGAÇÃO DOS DEFEITOS IMUNES SUSPEITADOS

Investigação preliminar
Hemograma completo com contagem diferencial
Plaquetas
Imunoglobulinas quantitativas
Subclasses de IgG
IgA secretora
Anticorpos específicos
   Isoemaglutininas
   Antígenos imunizados
   Tétano, difteria, caxumba e *Haemophilus*
   Imunizações de reforço
Resposta cutânea retardada
   Derivado protéico purificado (PPD) – 50 U/mL
   Candida – 500 PNU/mL
   Trichophyton – diluição de 1:30
   Toxóide tetânico – 10 Lf/mL
   Caxumba – 40 ufc/mL
   Dinitroclorobenzeno (DNCB)

Exames Laboratoriais da Função Imune
Estudos das células T e B
   Marcadores de superfície
   Respostas da célula T *in vitro*
MHC de classe II

Nota: Quando a pesquisa preliminar é suspeitada, então está indicada uma pesquisa imune específica. Ver o texto para detalhes.

sas específicas. As infecções virais sistêmicas e as infecções por organismos incomuns sugerem um defeito celular e uma pesquisa das células T. A formação recorrente de abscesso indica a necessidade de uma pesquisa da função das células polimorfonucleares (PMNs) (Quadro 13.1).

Investigação Preliminar

A pesquisa preliminar para uma suspeita de defeito imune consiste em exames que tenham aplicabilidade geral.

Hemograma Completo com Contagem Diferencial

O número total de células e o número de linfócitos e células polimorfonucleares é valioso. Contagem de linfócitos totais baixas são observadas na infecção por HIV e em outros distúrbios das células T. A neutropenia pode acontecer por muitos motivos, inclusive por reações medicamentosas e pór vírus. A contagem total de leucócitos baixa é sugestiva de anemia aplásica, reação medicamentosa ou malignidade.

Pacientes portadores de um raro distúrbio da neutropenia cíclica apresentam-se com infecções recorrentes em uma base mensal ou de 6 semanas. Os hemogramas completos seriados detectarão a queda nas células polimorfonucleares.

Plaquetas

As plaquetas são pequenas e em número reduzido na síndrome de Wiskott-Aldrich. Pode haver trombocitopenia como parte de anomalias do desenvolvimento com defeitos na imunidade.

Imunoglobulinas Quantitativas

As imunoglobulinas totais podem ser prontamente medidas no soro ou no plasma, usando várias técnicas rápidas e exatas. Os resultados são relatados em mg/dL.

É importante usar os valores apropriados para a idade para os níveis de imunoglobulina no soro. Com 1 ano de idade, os níveis de IgG, IgM e IgA são de aproximadamente 60% dos valores do adulto. Um nível de IgG de 250-300 mg/dL é normal para um lactente com 3 meses de idade, mas está significativamente reduzido para um adulto.

Significado. Os níveis de imunoglobulina constituem uma indicação da função imune geral. Os valores baixos são uma indicação para a pesquisa adicional a fim de delinear o defeito original. Por si só, um nível de imunoglobulina baixo não indica um defeito imune. Podem ocorrer níveis baixos de IgG como parte de um quadro de hipogamaglobulinemia transitória em um neonato, com pouco significado clínico. Também podem ocorrer níveis de imunoglobulina baixos, mas a proteína que está presente pode ser o anticorpo funcional, em cujo caso o paciente pode não ter um defeito imune como uma explicação para as infecções recorrentes. No outro extremo da escala, a imunoglobulina pode estar acentuadamente elevada até 2.000 mg/dL, mas o paciente pode ter uma deficiência imune inicial. A causa mais comum para esta apresentação é a AIDS em fase inicial. Nesta situação, as células B estão sendo direcionadas a produzir anticorpo em resposta à presença do antígeno, mas carecem de orientação das células T CD4. Como conseqüência, elas produzem imunoglobulinas *"nonsense"*, que não comportam a codificação específica para o antígeno na região hipervariavel Fab. Desta maneira, não há *feedback* para desligar a função das células B, sendo que elas continuam a se proliferar. Estes pacientes sofrerão de linfadenopatia. Uma segunda causa para altos níveis de imunoglobulina diante do defeito imune é o mieloma múltiplo, onde os níveis de imunoglobulina estão elevados, mas são produzidas por células malignas e não possuem a função de anticorpo. Por este motivo é necessário medir a produção de anticorpo específico, bem como a imunoglobulina total.

Subclasses de IgG

Das quatro subclasses de IgG, apenas a IgG2 parece ter valor preditivo para infecções recorrentes quando está baixa ou ausente. O nível deve ser considerado no contexto total do paciente e com relação ao tipo de infecção que ele possui. A deficiência de IgG2 isolada está associada a infecções recorrentes das vias aéreas superiores por *Pneumococcus* e *Haemophilus*. Também está associado à deficiência de IgA.

IgA Secretora

É possível medir a IgA na saliva e em outras secreções. A relevância clínica não está definida. Os pacientes podem ter IgA sérica ausente ou baixa, mas a secretora pode estar presente. Neste caso, não está esclarecido se o paciente possui, na realidade, um defeito imune, pois a IgA funciona como um anticorpo secretor. Quando ambas estão ausentes, o paciente está propenso a desenvolver infecções. Raramente a IgA sérica poderá estar presente e a secretora ausente.

Anticorpos Específicos

Existem vários anticorpos específicos prontamente disponíveis que podem ser medidos como uma indicação da produção de anticorpo, em oposição à imunoglobulina, que pode não ser específica para um antígeno.

Isoemaglutininas. São anticorpos de ocorrência natural dirigidos contra os marcadores de membrana de eritrócitos dos grupos A e B. Elas são uma medida da produção de anticorpo específico intrínseca e, normalmente, estão presentes a partir de 3 meses de idade. Nos pacientes que apresentam o grupo sanguíneo 0, o anti-A e o anti-B são anticorpos IgG, enquanto que aqueles portadores do grupo A ou grupo B apresentam o anticorpo correspondente (anti-B para o grupo A e anti-A para o grupo B) no isotipo IgM. Para raros pacientes que são do grupo AB, o teste não é válido.

Antígenos imunizados. Os níveis séricos de anticorpos para tétano, difteria, caxumba e *Haemophilus* são úteis. Como a dúvida é se o paciente pode sustentar uma resposta imune, apenas os anticorpos IgG são relevantes. A IgM aumentará imediatamente após a imunização, mas ficará presente por longo prazo. O significado dos anticorpos séricos IgA é incerto, sendo que não há benefício em se medir a IgA específica para estes antígenos.

Quando os níveis estão baixos ou ausentes, o paciente deve receber vacinações de reforço. O teste é, então, repetido 2-3 semanas depois, a fim de permitir uma resposta secundária. Isto pode ser particularmente necessário nos adultos, onde os títulos sem reforço estarão baixos por causa do decaimento normal da produção de anticorpo com o passar do tempo. Uma falta de resposta após um reforço é fortemente sugestiva de um defeito imune. Também pode haver uma incapacidade selecionada para responder a apenas um ou dois antígenos, geralmente organismos contendo carboidrato, *Haemophilus* e pneumococo.

Uma resposta anormal ou baixa às medições de anticorpo específico consiste em uma indicação para a pesquisa adicional.

Resposta Cutânea Retardada

A resposta cutânea retardada é mediada pelas células T que interagem com os macrófagos. É o mecanismo para a regulação de organismos como o *M. tuberculosis*. É possível testar *in vivo* para esta resposta, que constitui um importante indicador da função imune celular.

Os antígenos são injetados por via intradérmica ou introduzidos por uma punção na derme. O sítio usual é a face anterior do antebraço. Um dispositivo de múltiplos testes pode ser empregado, estando comercialmente disponível com antígenos pré-carregados de células T. Os antígenos que são usados neste teste incluem:

- Derivado protéico purificado (PPD) – 50 U/mL
- *Candida* – 500 PNU/mL

- *Trichophyton* – diluição de 1:30
- Toxóide tetânico – 10 Lf/mL
- Caxumba – 40 ufc/mL

Os controles consistem no veículo empregado para dissolver os antígenos, comumente o soro fisiológico.

O teste é lido depois de 48 horas. Um teste positivo é uma reação de pápula, usualmente com 10 mm de diâmetro. Muitas pessoas devem ser positivas para a *Candida*, *Trichophyton* e caxumba, sendo que, com freqüência, estes antígenos são empregados como controles positivos quando se realiza um teste de PPD para diagnosticar a possível tuberculose.

Quando não há resposta a estes antígenos, está indicada a pesquisa adicional.

Dinitroclorobenzeno (DNCB). Nos pacientes que não respondem aos antígenos com resposta tardia, é possível provocá-los com agentes que induzem uma forte resposta de células T. O DNCB e a hemocianina são agentes potentes que estimulam respostas de células T *in vivo* e *in vitro*. Eles não estão aprovados para uso clínico, devendo ser somente aplicados por médicos familiarizados com o emprego destes agentes, pois os mesmos podem provocar lesões cutâneas dolorosas e possíveis efeitos sistêmicos.

A técnica envolve pincelar o DNCB sobre uma área do antebraço ou do braço e aplicar um curativo oclusivo durante 24 horas. O local é examinado para a sensibilização em 10-14 dias. Uma dose de provocação é então aplicada no braço oposto para avaliar a resposta sistêmica. Em geral, esta dose é cerca de 5% da dose de sensibilização. Quando o paciente responde, é porque desenvolverá uma lesão em 12-24 horas no sítio da provocação. A lesão é eritematosa, indurada e, talvez, vesicular. A biópsia mostra a lesão esponjosa com degeneração epidérmica variável e infiltração de macrófagos, e linfocítica DR+/CD3+.

Nem sempre existe uma correlação clínica entre a resposta ao DNCB e a função clínica das células T. Estas respostas devem ser confirmadas por testes *in vitro*.

Avaliação Laboratorial da Função Imune

Estudos das Células T e das Células B

A investigação dos linfócitos envolve delinear os marcadores de superfície e a função proliferativa.

Células T. Uma avaliação da função imune incluirá o exame da distribuição das subclasses de células T. Isto é feito ao se permitir que as células reajam com anticorpos para as estruturas de superfície dos linfócitos conhecidos como marcadores de grupos de distribuição (CD). Os anticorpos apresentam um marcador fluorescente acoplado (usualmente fluoresceína ou rodamina). As células coradas atravessam um citômetro de fluxo e o percentual de células que reagem com cada marcador é anotado como um percentual do todo.

Existem três marcadores de CD principais que identificam os grupos de células T. A função não se correlaciona bem com os marcadores de superfície. Os principais marcadores são mostrados na Tabela 13.2.

Marcadores de superfície

CD3: O marcador universal da célula 3 é CD3. A presença na célula indica que é uma célula T madura. Ele também toma parte em quase todas as reações imunes envolvendo as células T. A ausência ou um baixo nível de células que são CD3+ indicam um defeito imune grave (Tabela 13.2).

CD4: Esta população de células T (CD3+4+8-) constitui 2/3 da população CD3 positiva. A presença deste marcador também indica uma célula madura. A função auxiliadora foi encontrada entre esta população de células T, mas, provavelmente, não é correto denominá-las células auxiliadoras, pois elas são responsáveis por uma ampla gama de funções. Esta população também comporta um receptor para o componente Fc da IgM.

TABELA 13.2
PRINCIPAIS MARCADORES DAS CÉLULAS T QUE ESTÃO ENVOLVIDOS NO RECONHECIMENTO DA MESMA

Subgrupo da célula T	Função
CD3	Todas as células T
CD4	Células auxiliadoras
CD8	Células supressoras
CD56	Células *natural killer*
CD11b	Adesão
Receptor T	Todas as células T
CD1a	Tinócitos

Nota: A função correlaciona-se apenas fracamente com os marcadores de superfície.

A ausência ou um baixo nível destas células é notado em inúmeros defeitos imunes celulares. Na AIDS, este subgrupo de células T é seletivamente destruído, levando a imunodeficiências graves. Em algumas formas de infecção pelo vírus Epstein-Barr, um padrão similar pode ser encontrado com poucas células CD3+4+8-.

CD8: O subgrupo CD8 das células T (CD3+4-8+) também é uma população de células maduras. Embora a função supressora seja atribuída a estas células, elas não são totalmente compreendidas.

Níveis baixos ou ausência destas células são encontrados nos defeitos imunes combinados graves e em deficiências de células T isoladas, como a síndrome de Di George.

CD4/CD8: Esta é uma relação útil, que é, normalmente, de 1,5-2:1. Ela está alterada na AIDS e pode estar baixa em alguns defeitos imunes congênitos. Uma relação anormal indica uma grave anormalidade da função imune.

CD1a: Este é um marcador de timócito primitivo, juntamente com CD1b e CD1c. Normalmente ele não é encontrado além da embriogênese, sendo diagnóstico da falta de função tímica durante o desenvolvimento.

CD56: Este ligante possui várias funções diferentes em diversos tipos de células. Nas células T ele está associado à atividade *natural killer*. Estas são células com propriedades antivirais potentes.

Eles podem estar presentes mesmo na deficiência tímica.

Comuns

MHC de Classe II: O MHC de classe II é uma medida da ativação da célula imune. Ele será expressão fortemente nas células B no início da AIDS, mesmo diante das células CD4 decrescentes.

CD11b: Este marcador é uma molécula de integrina e é um ligante importante para as moléculas de adesão endotelial. Ele é encontrado em células polimorfonucleares, onde tem uma importante função na adesão dos leucócitos e na ingestão de antígenos opsonizados. O CD11b está ausente na deficiência de adesão leucocitária. Ele também está presente em todas as células mononucleares.

Respostas das células T in vitro. Estudos de proliferação das células T são difíceis de serem realizados e, com freqüência, são feitos em laboratórios de pesquisa de imunologia.

Método: Extração de linfócitos. O sangue periférico do paciente é fracionado sobre um gradiente de densidade de Ficoll-Hypaque e a camada de linfócito é removida. Depois da lavagem, as células são colocadas em reservatórios de microlitro em meio de cultura. O antígeno do teste é adicionado e 10^5 células/reservatório são cultivadas a 37ºC, em CO_2 a 5%, por 3-5 dias. A timidina radiomarcada é adicionada e a cultura prossegue durante a noite. As células são coletadas em discos de filtro, sendo lisadas com água. O DNA radiomarcado adere aos discos de filtro, que são colocados nos reservatórios de contagem com líquido de contagem com radiação β. A proliferação do DNA é deduzida a partir das contagens de radiação. O resultado usualmente é expresso como índice de estimulação (IE), que compara as células com e sem antígeno. As contagens basais são subtraídas, de modo que o IE do controle seja zero.

Antígenos: Existem dois grupos de antígenos, mitógenos e antígenos. Os mitógenos são antígenos potentes, que usualmente são derivados de vegetais. Eles estimulam quase todas as células T a se dividirem. Por outro lado, os antígenos como o do tétano apenas estimulam, aproximadamente, 10% das células T a se dividirem.

Os mitógenos usuais são os seguintes:

- Fitoemaglutininas (PHA)
- Concanavalina A (Com A)
- Mitógeno da erva-dos-cancros (PWM)

Existe um número limitado de antígenos que são comumente utilizados. A disponibilidade comercial dos antígenos de forma adequada para o teste *in vitro* se mostra limitada. São usados a *Candida* e o *Trichophyton*. O toxóide tetânico não está mais disponível. Outros antígenos são utilizados quando são purificados como parte de um protocolo de pesquisa.

Os linfócitos heterólogos podem ser colocados em cultura usando uma técnica chamada de reação leucocitária mista, visando a avaliar se eles reagirão entre si. Isto é importante no transplante de medula óssea. Um conjunto de linfócitos pode ser irradiado ou tratado com mitomicina a fim de evitar a divisão celular, de modo que apenas um grupo seja testado por vez.

Um exemplo clínico é fornecido na Tabela 13.3.

TABELA 13.3
EXEMPLO DE EXAMES LINFOPROLIFERATIVOS A PARTIR DE UM PACIENTE COM DEFEITO DA CÉLULA T

Antígeno	IE do controle	IE do paciente
PHA	260	10
Com A	110	15
PWM	96	5
Candida	20	0
Toxóide tetânico	25	0
MLR do paciente irradiado	30	0
MLR de controle irradiado	0	0

Nota: Quantidades iguais de células são estudadas no controle e no paciente, de modo que as diferenças se devem às respostas de linfócitos. Existe uma redução acentuada na resposta dos linfócitos do paciente. Na MLR, o paciente não responde às células de controle, mas o controle responde bem aos linfócitos do paciente. IE: índice de estimulação; PHA: fitoemaglutinina; Com A: concanavalina A; PWM: mitógeno da erva-dos-cancros; MLR: reação leucocitária mista.

Células B. Um exame das subclasses das células B está na Tabela 13.4.

Marcadores de superfície

Imunoglobulinas: As células B possuem seu próprio grupo de marcadores de superfície. Elas são adicionalmente diferenciadas das células T pelo fato de que apresentam imunoglobulina em sua superfície e no citoplasma. Existe uma alta concentração de IgD com um menor nível de IgM. Também há imunoglobulina intracitoplasmática. Nos pacientes com agamaglobulinemia de Bruton, apenas a imunoglobulina intracitoplasmática está presente, indicando que também estão presentes apenas as células primitivas.

CD19: Este marcador aparece precocemente na embriogênese e persiste como um marcador das células B.

CD9: Este é um marcador embrionário que comumente não está presente nas células B maduras.

CD5: Esta estrutura de superfície aparece durante a embriogênese e persiste. Parece estar conectada ao desenvolvimento da tolerância.

CD21: Este é um dos receptores para o complemento na superfície da célula B que serve a uma importante função.

CDw32: O receptor Fc é muito importante. A imunoglobulina liga-se às células B através deste receptor. As células B também retêm a imunoglobulina que elas produzem na superfície celular.

Exames funcionais. Os estudos funcionais das células B derivadas do sangue periférico não estão comercialmente disponíveis. As células B que parecem responder estão em órgãos imunes secundários: linfonodos, baço, tonsila e medula óssea. As células B circulantes não respondem à estimulação *in vitro* e é difícil de induzi-las a produzir anticorpo.

Função Polimorfonuclear (PMN)

A função dos PMNs situa-se em três categorias: migração e adesão, fagocitose e morte.

Migração. Testes que avaliam a resposta do PMN aos estímulos quimiotáxicos utilizam técnicas comuns. Uma câmara de Boyden é um dispositivo com duas câmaras, com uma membrana semipermeável separando-as. Uma suspensão de leucócitos é colocada em uma câmara, e um agente quimioatrator na outra. Depois da incubação, a membrana é removida, corada com um corante leucocitário e o número de PMNs aderido à membrana é contado. Os resultados do paciente são comparados com um controle normal.

Adesão. Um grande número de moléculas de adesão foi descrito no endotélio e em outras células. Os exemplos incluem a família da selectina, que é importante para a ligação ao endotélio ativado e retorno do linfó-

TABELA 13.4
MARCADORES DAS CÉLULAS B TÍPICOS DETECTADOS POR CITOMETRIA DE FLUXO

Subgrupo de células B	Função
CD-9	Pré-células B
CD19	Células B
CD-5	Células B
CD21	Complemento
CDw32	Receptor Fc
Anti-IgD	Imunoglobulina
Anti-IgM	Imunoglobulina

TABELA 13.5
RESUMO GERAL DAS INVESTIGAÇÕES PARA A FUNÇÃO IMUNE E COMO ELAS SE APLICAM A TIPOS CELULARES ESPECÍFICOS

	Células T	*Células B*	*Neutrófilos*	*Macrófagos*
Marcadores de superfície	CD	CD	CD	CD
Proliferação	++++	+	–	–
Morte	++	–	++++	+++
Produção de mediador	++++	+	+++	++++
Produção de anticorpo	–	++++[a]	–	–
Fagocitose	–	–	++++	++++
Produção de O_2^-	–	–	++++	+++
Expressão de MHC de Classe II	Com ativação	Com ativação	Com ativação	Com ativação

[a] As células B do sangue periférico não produzem prontamente os anticorpos *in vitro*. +: possui esta função.

cito ao local de origem. A família da integrina é uma coleção de heterodímeros que funcionam como ligantes em inúmeras funções celulares. A superfamília do gene da imunoglobulina é um grupo importante de moléculas de adesão. Estas moléculas são detectadas por coloração específica, tanto *in situ* quanto por citometria de fluxo. Foram descritas anormalidades das moléculas de adesão que causam infecções bacterianas recorrentes e função inadequada do PMN.

Fagocitose e morte. É difícil separar estas funções, pois elas são interdependentes.

A ingestão de organismos pode ser medida diretamente, usando estafilococo opsonizado e contando o percentual do organismo ingerido. A medição indireta pode ser feita com o uso de um estimulante do surto respiratório, como o miristato de forbol (PMA), e medindo-se a produção de superóxido. Em condições como a doença granulomatosa crônica, a resposta ao PMA está bloqueada. Um antigo teste, o teste de lâmina com nitroazul de tetrazólio (NBT), é conveniente, porém sua exatidão foi questionada. É uma medida indireta da produção de superóxido. O NBT é um corante amarelo solúvel que é reduzido pelo superóxido a formazano, um precipitado insolúvel que cora as células em azul-escuro ou negro. Nos pacientes normais, quase todos os PMNs em uma lâmina mostrarão grânulos escuros, enquanto que nos pacientes com CGD as células permanecerão sem coloração.

Complemento

A função do complemento total pode ser detectada por lise de eritrócitos de camundongo. O ponto final do ensaio é a lise de 50% das células, sendo que o resultado é expresso como complemento hemolítico total em unidades ou como CH50.

Os exames estão disponíveis para todos os componentes do complemento, que podem ser especificamente medidos quando se suspeita que um paciente está deficiente em um componente do complemento.

A Tabela 13.5 fornece uma revisão das células imunes e das funções que podem ser avaliadas *in vitro*.

Diagnóstico Intra-Uterino e Detecção do Portador

Tecnologias mais modernas de diagnóstico intra-uterino possibilitam detectar as deficiências de ADA e PNP através de análises enzimáticas nas células originárias do líquido amniótico. Usando o polimorfismo de comprimento do fragmento com restrição, podem ser diagnosticados vários defeitos ligados ao X, inclusive SCID ou várias outras deficiências das células T, CGD ou síndrome de Wiskott-Aldrich. No caso daqueles distúrbios para os quais o gene defeituoso foi clonado e as sondas de DNAc estão disponíveis, o diagnóstico pode ser feito através de análise de deleção ou RFLP de amostras de vilosidade coriônica obtidas durante o primeiro trimestre.

Parte II. Terapia

TERAPIA GERAL

Quando possível, deve ser identificada a doença subjacente. O tratamento da doença básica é específico para este problema. Por exemplo, um lobo pulmonar seqüestrado exigirá correção cirúrgica, bem como as anomalias vasculares que obstruem um brônquio. A broncoscopia pode ser necessária para remover um corpo estranho alojado em um brônquio. Nos casos em que o defeito imune é secundário a uma doença auto-imune ou malignidade, o foco da terapia se faz sobre a patologia primária.

TRATAMENTO DA INFECÇÃO

Antibióticos

Imediatos

Controlar a infecção nas doenças de imunodeficiência constitui o problema primário. A infecção é, com freqüência, causada por organismos resistentes ou incomuns. Devem ser obtidas culturas, quando possível, e empregados os antibióticos apropriados. Dependendo do tipo de defeito imune, podem ser feitas algumas suposições. Na CGD, por exemplo, o organismo mais provável é constituído por espécies de *Staphylococcus* ou *Serratia*, sendo que a terapia pode ser iniciada com um medicamento que poderia proporcionar a cobertura adequada.

Longo Prazo

É difícil manter os pacientes com um defeito imune sem infecção. Quando são utilizados antibióticos profiláticos, eles devem ser trocados a cada 3 meses. Comumente administra-se uma dose profilática diária. Quando surge um organismo resistente, o regime antibiótico deve ser mudado de forma apropriada.

Antimicrobianos Profiláticos

O uso de antibióticos para evitar as infecções é, com freqüência, bem-sucedido, principalmente quando as infecções acontecem predominantemente na via aérea superior. Uma conduta poderia consistir na administração diária de Bactrim durante 3 meses, mudando, em seguida, para Ceclor, 250-500 mg diários durante 3 meses, seguido por amoxicilina, 250-500 mg diários, e recomeçando a série.

Medidas Auxiliares

Qualquer causa de estase ou acúmulo de secreções deve ser tratada de modo agressivo. As condutas para remover as secreções incluem a fisioterapia respiratória e a broncoscopia.

Fisioterapia Respiratória

A fisioterapia respiratória freqüente é valiosa na prevenção da bronquiectasia. Novas formas de administrar esta terapia em casa, como o *Vest*, são muito eficientes e propiciam uma considerável melhoria em relação à percussão manual para a fisioterapia respiratória. Um esquema consiste em usar o *Vest* por 20 minutos, 2 vezes ao dia. Outro grupo útil de aparelhos emprega um princípio oscilatório para gerar uma força de cisalhamento ao longo dos brônquios para liquefazer o muco. Um destes dispositivos é o *flutter*, que se assemelha a um cachimbo com uma bola na cesta. Quando o paciente expira, a bola vibra, enviando uma frente de onda para dentro dos brônquios, que cria uma força de cisalhamento ao longo das paredes, amolecendo o muco.

Uma técnica útil que foi empregada na fibrose cística e nos pacientes portadores de bronquiectasia é o método de respiração Huff. Neste método, o paciente empreende uma inspiração profunda lenta, usando a respiração diafragmática na tentativa de aumentar a pressão atrás do muco. Acumular um volume de ar atrás do muco ajuda a impeli-lo no sentido da boca. O paciente faz uma pausa e, em seguida, tosse 2 vezes, com a boca ligeiramente aberta. O paciente faz nova pausa e, então, inspira ao fungar suavemente. Fazer uma grande inspiração depois de tossir pode direcionar novamente o muco de volta para os pulmões.

Broncoscopia

Existem dois métodos de realizar este procedimento: o rígido e o o fibróptico. O método mais fácil é por um fibroscópio. Para a broncoscopia, este possui um ou dois canais adicionais, dependendo do tamanho. Nas unidades pequenas, para crianças, com freqüência existe apenas um canal. A vantagem da unidade fibrótica é que ela pode ser utilizada sem anestésico, sendo necessárias apenas a sedação e a anestesia local. Este aparelho pode ser utilizado para identificação de patologias intrabrônquicas, aspirando e coletando amostras para o diagnóstico bacteriológico ou virológico exato. A broncoscopia constitui o método mais confiável para detectar organismos como o *Pneumocystis*, pois a coleta de escarro freqüentemente falha em detectar o organismo. Também é possível obter biópsias através deste método. Comumente estas são transbrônquicas, sendo mais úteis para detectar malignidades que se originam nos brônquios, e menos úteis para a doença parenquimatosa.

O método fibrótico é limitado em crianças de pequeno porte que precisam de oxigênio suplementar porque existe apenas um canal, de modo que o paciente não pode receber O_2 e ser aspirado ao mesmo tempo. Este tipo de aparelho não permite a remoção de objetos estranhos dos brônquios, o que é uma limitação significativa no caso de um paciente que apresenta um padrão de infecção que sugere que poderia haver a presença de um corpo estranho.

A broncoscopia rígida é realizada com um tubo metálico que exibe uma luz aberta. O paciente deve ser anestesiado para o procedimento. Este tipo de broncoscopia tem a vantagem de que procedimentos como a remoção de um corpo estranho podem ser facilmente realizados. A aspiração é mais segura, pois é mais fácil administrar O_2 para um paciente potencialmente instável. Fazer uso de um anestésico é uma desvantagem do procedimento.

TRATAR AS CONDIÇÕES SUBJACENTES

Aspiração

Uma chave para tratar as infecções recorrentes consiste em controlar qualquer condição subjacente. Pacientes portadores de comprometimento mental apresentam um risco elevado de aspiração recorrente de alimento ou saliva. Isto comporta um grande perigo de pneumonia grave por organismos anaeróbicos. Os pacientes neste estado devem ser alimentados por sonda de gastrostomia e, quando o refluxo gastroesofágico está presente, deve ser empreendido um procedimento anti-refluxo.

Cardiopatia

Os defeitos cardíacos congênitos subjacentes podem ser corrigidos, quando possível. Devem ser controladas as causas de congestão pulmonar venosa.

Aliviar a Obstrução

Quando apropriado, as obstruções de órgãos ocos por uma massa, corpo estranho ou inchação devem ser resolvidas. Exemplos são mostrados na Tabela 13.6.

EVITAR SITUAÇÕES DE ALTO RISCO

Fontes de Infecção

No curso normal, as crianças em crescimento são expostas a inúmeras situações que aumentam seu risco de desenvolvimento de infecções. Creches, berçários, escolas e centros desportivos são concentrações de vírus e bactérias que as crianças compartilham. Estas exposições são úteis no desenvolvimento de um arquivo de células imunes que podem responder a diversos antígenos. Para uma criança com um defeito imune, este tipo de exposição pode ser desastrosa. Este risco é composto pelo problema comum de que crianças com defeitos imunes não são imunizadas porque elas estão freqüentemente doentes. Mesmo quando recebem imunizações, sua resposta é ruim e elas freqüentemente não atingem níveis protetores de anticorpo. Como conseqüência, existe um risco significativo para uma criança com um defeito imune ao freqüentar creches e maternais.

Crianças com defeitos imunes devem ser aconselhadas a evitar estas situações de alto risco e não devem ser colocadas em maternais. Também se deve ter cautela durante festas de aniversário e ao ficar perto de pessoas com infecções, mesmo quando elas pareçam inócuas. Adultos com defeitos imunes devem evitar outros com infecções e ter cuidado ao ficar próximo a crianças, que são freqüentes portadores de infecções virais e de outras infecções.

Hemoderivados

Plasma

Quando os pacientes apresentam uma deficiência de IgA e recebem uma transfusão de sangue ou de plasma total, seus sistemas imunes interpretarão a IgA

TABELA 13.6
PROBLEMAS MECÂNICOS COMUNS QUE LEVAM A INFECÇÕES RECORRENTES E SOLUÇÕES PARA EVITAR AS INFECÇÕES RECORRENTES

Problema	Solução
Objeto estranho na via aérea provocando infecções recorrentes distais à obstrução	Remoção por broncoscopia
Anormalidades anatômicas da cavidade sinusal levando à infecção	Antibióticos profiláticos Correção cirúrgica
Disfunção da tuba auditiva comum na infância e nas alergias das vias aéreas superiores, levando à otite média recorrente	Antibioticoterapia Aplicação de tubo de timpanostomia
Válvulas de uretra posterior causando estase da urina e infecções recorrentes no trato urinário em lactentes do sexo masculino	Cateterismo vesical imediato Correção cirúrgica
Lobo seqüestrado do pulmão, com troca gasosa ruim e estase do ar, o que leva à pneumonia crônica e recorrente	Remoção cirúrgica do lobo infectado
Bronquiectasia	Antibióticos profiláticos Fisioterapia respiratória Remoção cirúrgica dos segmentos bronquiectásicos
Infecção loculada, por exemplo, empiema	Drenagem cirúrgica

como uma proteína não-própria e produzirão anticorpos, resultando em resposta imune que produz IgG, que é anti-IgA. Isto remove efetivamente a IgA infundida, podendo levar à formação de imuncomplexos circulantes com vasculite.

Células

Existe um problema significativo que acompanha a infusão de linfócitos e monócitos viáveis em um paciente imunocomprometido. Uma condição origina o que é conhecido como doença do enxerto *versus* hospedeiro (GVHD). Esta mesma condição origina-se como uma complicação do transplante de medula óssea e é discutida adiante.

Tipo de Hemoderivados a Usar

Nos pacientes com defeitos imunes que precisam de uma transfusão de sangue, devem ser infundidas apenas papa de eritrócitos lavados e irradiados. A lavagem das células remove qualquer imunoglobulina ou outras proteínas fortemente antigênicas que poderiam ser adsorvidas na célula, e reduz o risco de uma reação grave. Irradiar o sangue danifica e faz a ligação cruzada do DNA dos linfócitos, impedindo que eles se dividam e se ativem. Como a GVHD é causada por células T, a irradiação evitará esta complicação.

Vacinas

A administração das vacinas apresenta um problema nas crianças com defeitos imunes, principalmente quando há função e quantidades de células T reduzidas ou ausentes. Nenhuma vacina de vírus vivo deve ser administrada, pois há um risco de provocar a infecção disseminada, que pode ser fatal. Mesmo com vacinas de vírus mortos, o paciente não produzirá anticorpos em resposta a uma injeção. Por este motivo é importante que os pais fiquem cientes quando outras crianças estão doentes e evitem o contato com o filho doente.

TERAPIAS DE REPOSIÇÃO

Reposição de Gamaglobulina

Em pacientes selecionados é possível repor a gamaglobulina ausente ou com mau funcionamento. De modo específico, apenas a IgG está disponível para reposição. Esta forma de terapia ajuda a controlar infecções nos pacientes com hipogamaglobulinemia. Apenas os pacientes que possuem deficiência de IgG beneficiar-se-ão deste tratamento. Ela não está indicada para a deficiência de IgA ou IgM.

Dose

As doses de reposição de gamaglobulina baseiam-se em 400 mg/kg. A dose é administrada por via intravenosa a cada 3-4 semanas. A infusão intravenosa é lentamente iniciada e a velocidade é gradualmente aumentada para evitar os efeitos colaterais. Estes efeitos podem incluir febre, erupção, hipotensão e artralgia.

Reposição de Enzima

Foram feitas diversas tentativas para corrigir as imunodeficiências ao repor as enzimas ausentes ou defeituosas. A deficiência de adenosina desaminase mostrou melhora parcial em resposta à infusão de eritrócitos. Este efeito não persiste. Até o momento, sustentar o efeito permanece como um problema, sendo que, por este motivo, a reposição enzimática apresenta uso limitado.

Reposição de Gene

Embora alguns benefícios tenham sido demonstrados com a terapia de substituição genética, ainda há muito a saber sobre as funções dos genes. Recentemente, um grupo de pacientes com SCID recebeu transplantes de medula óssea autóloga geneticamente corrigida. De 11 pacientes, 9 adquiriram função imune normal. Conforme este artigo, dois pacientes desenvolveram uma síndrome semelhante à leucemia, que respondeu à quimioterapia. Parece ser muito promissor o futuro da pesquisa da terapia genética, porém, a ciência ainda está em seus estágios iniciais.

TRANSPLANTE

Medula Óssea

O transplante de medula óssea pode restaurar potencialmente a imunocompetência nos pacientes que apresentam defeitos imunes graves.

Técnica

O doador ideal para a medula óssea seria um gêmeo idêntico. O aspecto mais importante que diferencia a medula óssea de outros órgãos é que a medula óssea constitui um tecido fortemente imunocompetente. Por este motivo, é importante obter a maior compatibilidade possível entre o doador e o paciente. Os principais sítios de discrepância que podem provocar rejeição do enxerto ou doença do enxerto-*versus*-hospedeiro são o complexo MHC (Classes I e II) e o tipo sanguíneo ABO. A primeira escolha é para um doador que seja idêntico, aparentado, ou não com o paciente.

Doença do Enxerto-versus-Hospedeiro (GVHD)

Esta é uma patologia que resulta da infusão de linfócitos competentes dentro de um hospedeiro imunoincompetente. O resultado é que as células infundidas reagem com o MHC do hospedeiro e continuam a rejeitar o hospedeiro, freqüentemente com um resultado fatal. A incidência e a gravidade da GVHD correlacionam-se diretamente com o grau de incompatibilidade do principal complexo de histocompatibilidade. No entanto, mesmo entre receptores de medulas idênticas para o antígeno MHC, 40% desenvolvem GVHD aguda. Com a incompatibilidade de apenas um antígeno, a freqüência eleva-se para 60-80% que desenvolvem GVHD aguda. As crianças são mais resistentes para o desenvolvimento da GVHD que os adultos. Enxertos alogênicos (entre dois indivíduos) e autólogos (a partir do mesmo individuo) provocam GVHD.

Fisiopatologia. O mecanismo do desenvolvimento da GVHD é mostrado na Figura 13.1.

Os critérios descritos por Billingham, em 1966, ainda se aplicam ao desenvolvimento da GVHD. Em geral, o enxerto deve conter células imunologicamente competentes, o hospedeiro deve parecer estranho ao enxerto e o hospedeiro deve estar imunocomprometido e incapaz de reagir ao enxerto. Embora a extensão da histocompatibilidade entre o doador e o hospedeiro e o número residual de células T no enxerto tenham um impacto importante sobre a incidência da GVHD, mesmo os enxertos autólogos mostram GVHD. No caso dos enxertos autólogos, o receptor comumente está recebendo ciclosporina.

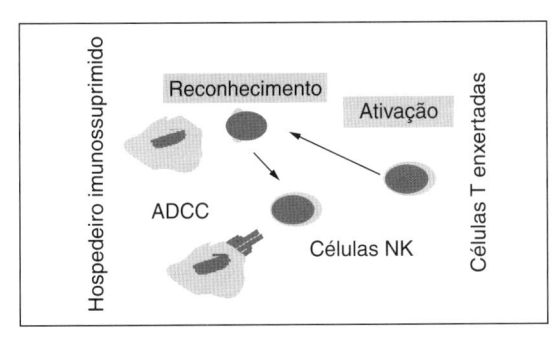

FIGURA 13.1
REPRESENTAÇÃO DO MECANISMO DA GVHD.

As células imunes imunocompetentes são infundidas em um hospedeiro imunodeficiente ou imunossuprimido. As células infundidas enxertam-se no hospedeiro. O MHC tecidual superficial é reconhecido como estranho pelas células enxertadas, as quais, então, reagem e causam a destruição do tecido dentro do hospedeiro.

O início da GVHD envolve o reconhecimento de tecidos-alvo epiteliais do hospedeiro como estranhos pelas células imunocompetentes transplantadas. Isto resulta em ativação imune destas células, com subseqüente indução de uma resposta inflamatória e morte do tecido-alvo. As células T comumente orquestram a resposta inflamatória inicial. De maneira subseqüente, muitos tipos celulares, incluindo as células CD4+, CD8+ e *natural killer*, são encontrados nos sítios de lesão tecidual.

Os aumentos de 7 a 2.000 vezes nos níveis séricos de IgE foram relatados nos pacientes depois do transplante de medula óssea. Acredita-se que este aumento se deva ao produto CD23 solúvel, que é um fragmento do receptor de IgE de baixa afinidade.

Manifestações clínicas da GVHD

Risco etário:

Menor que 20 anos – risco de 20%
45-50 anos – risco de 30%
Mais de 50 anos – risco de 80%

Estagiamento: Existem quatro estágios de GVHD aguda, que são descritos na Tabela 13.7. O estagiamento depende do grau e da gravidade do envolvimento cutâneo. A mortalidade aumenta do estágio 1 para o 4.

Aguda: A GVHD acontece dentro dos primeiros 100 dias de um transplante. Tipicamente, ela causa dermatite, enterite e hepatite.

TABELA 13.7
ESTAGIAMENTO DA GVHD AGUDA

Estágio	Aspectos
1	Envolvimento de menos de 25% da superfície corporal
2	Envolvimento de 25-50% da superfície corporal
3	Envolvimento de 50-100% da superfície corporal
4	Vesículas e bolhas

Nota: O curso pode ser fulminante ou parar em qualquer estágio.

As lesões iniciais são pápulas e máculas eritematosas espalhadas, que se disseminam à medida que a doença aumenta. A eritrodermia e as bolhas são a forma mais grave da doença.

Comumente as erupções começam como máculas eritematosas dolorosas e discretas em qualquer região do corpo (palmas e regiões plantares freqüentemente são atingidas em primeiro lugar) e, quase sempre, se formam de modo preferencial ao redor do folículo piloso. À medida que a doença progride, as lesões coalescem e formam o eritema confluente. As pápulas emergem neste estágio. A forma mais grave é a forma bolhosa subepidérmica. Neste estágio, a doença assemelha-se à necrólise epidérmica tóxica.

Crônica: Os pacientes entram nesta fase depois do 100º dia. Em essência, esta é uma síndrome auto-imune direcionada no sentido de múltiplos órgãos. A pele é o principal órgão envolvido na GVHD crônica, que pode se manifestar como uma erupção semelhante ao líquen plano ou à esclerodermia.

O risco de desenvolver GVHD crônica aumenta com a gravidade da GVHD aguda, sendo que é mais provável que os pacientes com doença em estágios 3 ou 4 progridam para os estágios crônicos do que os pacientes com doença aguda em estágio 1 ou 2. A progressão da doença cutânea é para pápulas liquenificadas violáceas, que são indistinguíveis do líquen plano e ocorrem nas superfícies flexoras. Pode haver progressão adicional para as alterações esclerodermatosas.

O envolvimento sistêmico incluiu o trato GI, com diarréia crônica e perda de peso. O acometimento hepático é, com freqüência, um importante contribuinte para a mortalidade, com a insuficiência hepática crônica se desenvolvendo em um elevado percentual dos pacientes. O envolvimento articular pode levar a contraturas. Os pacientes são muito suscetíveis à sepse e a outras infecções, que constituem uma causa significativa para a mortalidade.

Mortalidade. A GVHD é uma causa significativa para morte no transplante de medula. Os pacientes com GVHD aguda estão em risco para sepse, distúrbios eletrolíticos secundários à diarréia, níveis de enzimas hepáticas elevados, bilirrubinemia e síndrome hepatorrenal. Na GVHD crônica, os pacientes desenvolvem contraturas articulares, ulceração, estenoses esofágicas, ceratoconjuntivite seca e imunocomprometimento global. A morte acontece em 15-40% dos pacientes na fase aguda da GVHD e em um elevado percentual daqueles com doença crônica. Quanto mais extensa e grave for a doença crônica, maior será o risco de mortalidade. A sepse avassaladora é a causa primária de morte.

Diferencial. O diagnóstico diferencial irá variar conforme o estágio da doença e com as condições com as quais a GVHD pode se assemelhar. Estas incluem:

- Dermatite de contato
- Erupções medicamentosas
- Eritrodermia
- Líquen plano
- Síndrome da pele escaldada estafilocócica
- Síndrome de Stevens-Johnson
- Necrólise epidérmica tóxica
- Síndrome do choque tóxico

Modificação do material do transplante. Em uma tentativa de reduzir o risco de GVHD, várias manipulações têm sido utilizadas na medula doadora antes do transplante. As mais amplamente utilizadas são as técnicas que removem as células T da medula. A idéia é que ao se permitir que as células T se reformem a partir de seus precursores, elas não reconhecerão o hospedeiro como estranho. Esta manipulação não evitou a ocorrência da GVHD.

Timo

O tecido epitelial tímico tem sido utilizado para induzir o surgimento de células T imunocompetentes. Esta técnica tem sido empregada principalmente nos pacientes com síndrome de Di George e com outras formas de hipoplasia tímica.

A técnica envolve usar o tecido tímico alogênico cultivado no período pós-natal. O tecido tímico finamente fatiado é inserido por via intraperitoneal. Procedimentos experimentais mais modernos podem se conectar diretamente com a vasculatura. Usando este método, um recente estudo demonstrou que 7 dentre 12 pacientes com síndrome de Di George sobreviveram por longo prazo. Eles demonstraram proliferação aumentada de células T e imunocompetência. Grande parte da recuperação da imunocompetência ocorreu 1 ano após o transplante. De maneira ideal, o transplante deve acontecer antes que os pacientes desenvolvam infecções. A técnica está sendo estudada em combinação com agentes retrovirais para o controle da infecção por HIV.

Os riscos e as complicações incluem:

- Infecção por citomegalovírus
- Eosinofilia
- Erupções
- Linfadenopatia
- Desenvolvimento de células T periféricas CD4-CD8-(primitivas)
- Imunoglobulina E (IgE) sérica elevada
- Possível inflamação pulmonar
- Foi reportado o linfoma

TRANSPLANTE DE CÉLULAS-TRONCO

As fontes de células-tronco compreendem a medula óssea e o sangue de cordão umbilical. As células fetais indiferenciadas também possuem o potencial para este uso. Além disso, as células-tronco podem ser derivadas da medula óssea de um irmão com MHC idêntico ou de parente ou pai haploidêntico. As células também podem ser derivadas da medula óssea ou sangue de um doador compatível não-aparentado. Da mesma forma que para a medula óssea, as células T também podem ser removidas da preparação de células-tronco.

Teoricamente, o uso de células-tronco comporta um menor risco de GVHD, podendo resultar na reconstituição mais rápida da medula óssea. Esta vantagem provavelmente se relaciona com a natureza totipotencial das células-tronco.

Leitura sugerida

Barker, J. N. and J. E. Wagner (2003). Umbilical-cord blood transplantation for the treatment of cancer. *Nat Rev Cancer* **3**(7): 526-32.

Dean, R. M. and M. R. Bishop (2003). Graft-versus-host disease: emerging concepts in prevention and therapy. *Curr Hematol Rep* **2**(4): 287-94.

Dizon, J. G., B. J. Goldberg, *et al.* (1998). How to evaluate suspected immunodeficiency [comment]. *Pediatr Ann* **27**(11): 743-50.

Folds, J. D. and J. L. Schmitz (2003). 24. Clinical and lab-oratory assessment of immunity. *J Allergy Clin Immunol* **111**(2 Suppl): S702-11.

Horwitz, M. E. (2000). Stem-cell transplantation for inherited immunodeficiency disorders. *Pediatr Clin North Am* **47**(6): 1371-87.

Knezevic-Maramica, I. and M. S. Kruskall (2003). Intravenous immune globulins: an update for clinicians. *Transfusion* **43**(10): 1460-80.

Maloney, D. G., B. M. Sandmaier, *et al.* (2002). Nonmyeloablative transplantation. *Hematology*: 392-421.

Noroski, L. M. and W. T. Shearer (1998). Screening for primary immunodeficiencies in the clinical immunology laboratory. *Clin Immunol Immunopathol* **86**(3): 237-45.

Paul, M. E. (2002). Diagnosis of immunodeficiency: clinical clues and diagnostic tests. *Curr Allergy Asthma Rep* **2**(5): 349-55.

Reddy, P. and J. L. Ferrara (2003). Role of interleukin-18 in acute graft-vs-host disease. *J Lab Clin Med* **141**(6): 365-71.

Rodriguez, T. E. and P. J. Stiff (2003). Current treatment results of allogeneic bone marrow transplantation for acute myeloid and lymphoid leukemia. *Curr Hematol Rep* **2**(4): 295-301.

Schwartz, S. A. (2000). Intravenous immunoglobulin treatment of immunodeficiency disorders. *Pediatr Clin North Am* **47**(6): 1355-69.

Tangsinmankong, N., S. L. Bahna, *et al.* (2001). The immunologic workup of the child suspected of immunodeficiency. *Ann Allergy Asthma Immunol* **87**(5): 362-9; quiz 370, 423.

Wingard, J. R., G. B. Vogelsang, *et al.* (2002). Stem cell transplantation: supportive care and long-term complications. *Hematology*: 422-44

CAPÍTULO

14

MEDICAMENTOS E MÉTODOS TERAPÊUTICOS

Existe considerável sobreposição entre os medicamentos que são empregados para alergias e asma. A administração destes medicamentos não é simples, resultando em uma proliferação de dispositivos para dispensar doses de medicação para o paciente. Existe uma necessidade de educar o paciente (e os pais, no caso de uma criança) sobre o uso destes dispositivos. As técnicas para usar estes dispensadores nem sempre são fáceis ou auto-evidentes, sendo que o ensino de seu uso deve estar incluso no plano de cuidados. A revisão é necessária em cada consulta. Com freqüência, os pacientes fazem mau uso dos dispositivos e interrompem a utilização do medicamento por causa da complexidade do uso destes dispensadores. Este capítulo revê os dispositivos disponíveis e medicamentos de uso comum para alergias e asma.

DISPOSITIVOS PARA A ASMA

Existem inúmeros dispositivos usados para dispensar medicamentos para asma inalados. Todos exigem que o paciente tenha instrução sobre seu uso, com revisão freqüente da técnica. Muitos são facilmente utilizados de maneira incorreta, resultando na administração deficiente da medicação. A finalidade destes dispositivos consiste em liberar o medicamento para a via aérea inferior. O dispositivo ideal

- Terá uma alta concentração de partículas na faixa de tamanho entre 3-5 μm, que é ideal para a deposição na mucosa dos brônquios de tamanho médio na via aérea
- Dispersará, de maneira controlada, permitindo tempo para a inspiração
- Terá medição de dose uniforme
- Existirá em três modalidades básicas de administração
  - Inalação com dose metrificada (MDI)
  - Inalação de pó seco (DPI)
  - Nebulizador

Inalador com Dose Metrificada (MDI)
Estrutura
Este tipo de dispositivo é um cilindro com duas câmaras. Existe uma câmara pressurizada maior, que age como um reservatório que detém o medicamento. A segunda é uma pequena válvula de medição, que funciona como uma câmara de contenção para reter a próxima dose do medicamento. O dispositivo é colocado em uma capa de plástico, que tem a forma de uma boca. O frasco e a manga plástica são produzidos para diferentes tipos de propelente, não sendo intercambiáveis.

O *design* típico é mostrado na Figura 14.1.

Neste dispositivo o medicamento está na forma de pó microfino, que está suspenso em um propelente gasoso. O clorofluorocarbono (CFC) era o propelente

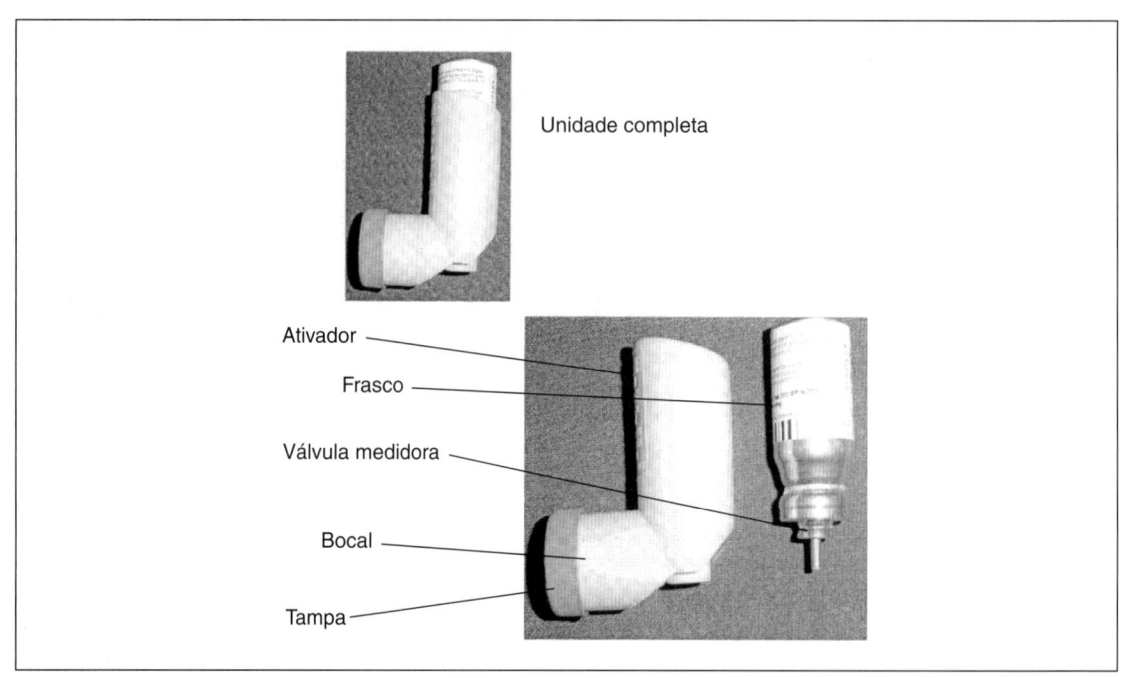

FIGURA 14.1
COMPONENTES DE UM INALADOR COM DOSE METRIFICADA.

usual e foi totalmente descontinuado em 2003, como parte de um esforço mundial para eliminar esta substância química por causa de seu efeito danoso sobre a camada de ozônio da atmosfera. Também tinha o problema de ser dependente de temperatura e ter um sabor desagradável. Como os CFCs se expandem com rapidez, a velocidade do jato de medicamento é alta com estes dispositivos, dificultando a inalação. O tetrafluoroetano (HFA13a) é um propelente substituto que ganhou popularidade. Ele apresenta um paladar adocicado e uma velocidade de jato de medicamento muito menor que os CFC. A câmara de contenção menor é enchida a partir do frasco e detém uma dose precisamente medida do medicamento. Quando o frasco é apertado em seu ápice, o medicamento na câmara de contenção é liberado em uma nuvem semelhante ao formato de uma pêra. Com o HFA13a, o padrão de dispersão é mais suave e deixa o jato do medicamento com menos força.

Este é um dispositivo ativado pela gravidade e precisa estar com o lado direito para cima. O paciente deve se certificar de encher uma nova unidade. O frasco deve ser bem agitado antes de cada utilização, pois o pó se deposita no fundo. O paciente sempre deve usar mais de uma inalação, sendo que a dose deve ser adequadamente ajustada. Isto corrige o freqüente problema de extravasamento a partir da válvula medidora, enquanto o dispositivo não está em uso. Desta maneira, a primeira dose pode liberar menos que a quantidade medida.

Os frascos de MDI podem ser avaliados para a quantidade de medicamento restante ao colocá-los (sem a capa plástica) em uma bacia de água e observar se eles flutuam horizontalmente na superfície (vazio), afundam até a parte mais baixa (cheios), ou flutuam a meio caminho entre a superfície e o fundo (cheio pela metade). Este método somente funciona com dispositivos propelidos por CFC. Muitos MDIs contêm 200 doses.

Técnicas de MDI
Princípios gerais
- A educação deve ser feita no consultório durante a consulta, quando os pacientes são iniciados em um inalador.
- As verificações da técnica deverão acontecer durante as consultas de acompanhamento. O uso dos

MDIs é extremamente dependente da técnica, sendo essencial a revisão freqüente.

- É útil usar amostras no consultório ou inaladores de placebo para demonstração. Na realidade, faça com que o paciente administre uma dose no consultório diante da pessoa que estiver explicando a técnica.
- Forneça o *feedback* imediato e corrija a técnica errônea. Peça ao paciente para demonstrar a técnica.
- Forneça instruções por escrito para o paciente levar para casa.
- Fazer com que a farmácia forneça instruções para o paciente freqüentemente constitui reforço, mas o ambiente na maioria das farmácias não é propício para aprender o uso correto de um MDI.

Existem duas técnicas para usar um MDI sem um espaçador – boca aberta e boca fechada.

Técnica da boca fechada

- Manter o frasco ereto e agitar o MDI. Remover a tampa.
- O paciente deve ficar em pé, de uma maneira relaxada.
- É importante que o MDI seja colocado entre os dentes, e a língua seja posicionada sob a abertura do inalador, fora de sua trajetória.
- O paciente deve iniciar uma respiração constante. Depois de aproximadamente 10% da respiração ter sido inalada, ele deve ativar o frasco. A inspiração deve estar em uma velocidade constante. Deve ser dito ao paciente que ele precisa prender sua respiração no máximo da inspiração durante 10 segundos e, em seguida, expirar através de seu nariz.
- Depois da primeira inspiração, faça com que o paciente aguarde por alguns segundos e repita em seguida.

Técnica da boca aberta

- Segure o MDI a uma distância da largura de 2 dedos da boca bem aberta e direcione-o no sentido da boca. Utilize os dedos como um guia para o posicionamento correto.
- Certifique-se de que a boca está totalmente aberta.
- Inicie uma inspiração lenta e ative o MDI ao mesmo tempo. Complete a inalação conforme percebido para a técnica da boca fechada.
- O uso de um espaçador é mais simples de dominar, porém, pode não ser bem aceito por todos os pacientes, principalmente os adolescentes.

Variante – auto-inalador maxair

- Este dispositivo contém um frasco padronizado contendo pirbuterol, que é quase idêntico ao albuterol. O propelente é o CFC e será revisado por causa do banimento deste. Em lugar da capa de plástico, o frasco é colocado em um recipiente de plástico fechado com uma alavanca dotada de uma mola no ápice. Existe uma válvula do tipo borboleta no bocal, que é ativada por pressão e dispara automaticamente na inspiração. A vantagem deste sistema é que ele elimina a complicada coordenação da inspiração com a ativação exigida pelo uso do MDI. O frasco unitário comporta 400 doses. Como não há necessidade de um espaçador, este é um método de administração útil para adolescentes que podem não possuir uma boa técnica com o MDI e que são pouco prováveis de usar um espaçador.
- O dispositivo é cheio ao se levantar a alavanca no ápice e agitar o frasco. O auto-inalador deve ser colocado na boca com as mesmas precauções que para um MDI comum. O paciente deve ser instruído a inspirar de maneira uniforme e a continuar até a inspiração plena depois de ouvido um estalido. A alavanca deve ser novamente travada para a segunda dose. Por causa do *design* do bocal, a borrifação é muito mais suave que o MDI usual. Um sabor agudo e acre indica que o dispositivo não foi adequadamente comprimido e se deve ao propelente não-diluído.

Erros comuns com os MDIs

- A névoa saindo através do frasco (o *sinal da chaminé*) comumente significa obstrução pela língua ou dentes. Este problema também ocorrerá quando a inalação acontecer muito tempo depois da ativação ou o paciente realmente expirar depois de ativar o frasco.
- A névoa saindo da boca do paciente comumente significa que o paciente não inspirou adequadamente depois da ativação.
- O paciente pode ativar em um momento muito precoce/tardio durante a inspiração, ou inspirar com muita rapidez ou lentidão.
- Respirar através do nariz em lugar do MDI.
- Inspiração inadequada ou pausa respiratória incompleta.

Espaçadores

As técnicas para corrigir o uso de MDIs são difíceis e raramente utilizadas da forma adequada ou consistente. Um espaçador simplifica a administração de medicamento e torna mais fácil e mais eficiente usar um *spray* pressurizado. Ele também estende a idade em que o MDI pode ser utilizado, atingindo também as crianças pequenas.

As outras vantagens incluem:

- Lentifica a velocidade da partícula de aerossol antes de entrar na boca.
- Diminui a quantidade de medicamento que impacta na orofaringe, que é, em seguida, engolido.
- Ajuda o paciente a usar um MDI independentemente da idade. Mesmo crianças jovens podem usar o dispositivo com uma modificação da técnica.
- Pode ajudar o paciente a manter uma ótima freqüência inspiratória, sem as dificuldades de regulação temporal inerentes às técnicas da boca aberta ou fechada.
- Reduz o "sabor ruim" do medicamento.
- Espaçadores colapsáveis (InspirEase, EZ Spacer) proporcionam uma indicação visual da eficácia do esforço do paciente.
- A administração do medicamento abaixo da glote é de aproximadamente 10-15%, o que é idêntico à boa técnica com MDI.

Design do Espaçador

Um espaçador verdadeiro é uma câmara de contenção com uma válvula unidirecional. Isto permite tempo para inspirar o medicamento liberado a partir do MDI. Ademais, o paciente pode fazer múltiplas respirações a partir de cada ativação a fim de melhorar a liberação abaixo da glote. O espaçador ideal retém 750 mL e tem formato de pêra. Tal estrutura permite que a névoa do ambiente do MDI se expanda e permaneça em suspensão com deposição mínima nas paredes do compartimento. Dispositivos menores (menos de 250 mL) são menos bem-sucedidos. Sob o ponto de vista prático, muitos dispositivos são cilíndricos, em lugar de terem formato de pêra. Os dispositivos em formato de pêra são mais difíceis de carregar e armazenar, sendo mais desajeitados para usar que os cilindros ou bolsas colapsáveis.

Os exemplos são os seguintes:

- InspirEase (bolsa colapsável)
- EZ Spacer (bolsa colapsável)
- Aerocâmara (também disponível com máscara) (cilindro)
- Optichamber (também disponível com máscara) (cilindro)

Espaçadores Inadequados

Outros dispositivos produzem distância entre a boca do paciente e o MDI, mas eles não são espaçadores verdadeiros, pois o volume é muito pequeno ou não possuem um compartimento valvulado. Eles não removem a necessidade da regulação exata na ativação do MDI e somente permitem um pouco mais de tempo para a inspiração. Não são recomendados porque apenas dão a ilusão da melhor inspiração. Os exemplos incluem:

- Microespaçador
- Mist-Assist
- O Azmacort possui um espaçador incluso
- Um copo de plástico com um orifício (ou improvisação similar). Como este é aberto em ambos os lados, há perda significativa de medicamento para o ar.

Dicas para Usar Espaçadores

- Um espaçador com máscara pode ser útil para lactentes e crianças jovens, porém, o uso efetivo requer a educação dos pais. Apesar da controvérsia na literatura, ele provavelmente não substitui um nebulizador nas crianças mais jovens ou nos pacientes com angústia respiratória aguda. Não é raro que os pacientes executem bem a técnica no consultório, mas a relaxem quando em casa ou ao apresentar problemas agudos.
- Crianças com mais idade (mais de 8-10 anos) comumente podem aprender a técnica da boca aberta, principalmente com unidades HFA.
- Para fins de consistência, os espaçadores sempre devem ser usados para esteróides inalados, pois isto minimiza as complicações, como a candidíase oral e a disfonia. Mesmo com o uso de um espaçador com esteróides inalados, os pacientes devem ser instruídos a enxaguar sua boca depois da inalação ou para usar o medicamento antes de escovar os dentes.

Dispositivos com Pó Seco

Estrutura

O princípio subjacente destes dispositivos é constante, ainda que o *design* varie, mas há pouca uniformidade no mecanismo de um dispositivo para outro. A técnica permanece consistente.

Método

Essencialmente, o medicamento é guardado em uma forma de pó, não sendo usado um propelente. O dispositivo é aprontado ao se travar uma alavanca, rodando um disco ou puncionando a embalagem de um *blister* ou de uma cápsula. Então, a dose fica disponível em uma câmara de liberação. O paciente inspira diretamente a partir desta câmara. A regulação temporal não é uma questão crítica, como com o MDI, pois o medicamento é liberado apenas quando o paciente inspira. O paciente não precisa permitir a alta velocidade de borrifação que é encontrada nos MDIs. Com todos estes dispositivos, o paciente inspira através do boca, desde a expiração plena até a inspiração também plena, com uma pausa respiratória de 10 segundos no final.

Exemplos

Diskus. Este é um dispositivo de liberação de fácil utilização. Como o nome indica, este dispositivo apresenta o formato de um disco. O medicamento é armazenado em um rolo, em *blisters*, em intervalos regulares. Abrir a unidade e carregá-la para uso ao se puxar a alavanca para trás punciona um dos *blisters* e diminui um número em uma contagem. O medicamento cai na câmara de liberação e é inspirado a partir dela. O dispositivo deve ser mantido na posição horizontal. O paciente deve ser instruído a não soprar dentro do dispositivo.

Tipos de medicamento que empregam este dispositivo:

Serevent (salmeterol)

- Uma borrifada de pó (50 μg) é igual a duas inalações do MDI na forma de medicamento.
- Como o pó possui um veículo de lactose, o paciente fica ciente de receber a dose.
- A unidade contém 50 doses.

Advair (salmeterol e fluticasona). O Advair é um medicamento combinado que contém fluticason (Flovent) e salmeterol. Existem dados que indicam que a administração de dois medicamentos ao mesmo tempo propicia uma vantagem terapêutica. Esta é uma combinação útil para pacientes com asma que continuam a apresentar sintomas, como tosse noturna ou sintomas aos esforços.

Existem três potências: fluticasona/salmeterol = 100/50, 250/50, 500/50 μg.

Pulmicort turbuhaler. Este dispositivo é específico para a budesonida, um corticosteróide potente e de ação prolongada.

O Turbuhaler é um dispositivo em formato de tubo com pás de hélice internas que direcionam o medicamento para dentro de uma espiral estreita, permitindo, teoricamente, a penetração mais profunda dentro dos pulmões. O medicamento é mantido em uma câmara de contenção. Quando um disco no fundo é rodado, uma quantidade medida do medicamento cai em uma das cinco câmaras de liberação. O paciente precisa gerar uma força inspiratória mais forte que com o Diskus. O esforço inspiratório deve ser de aproximadamente 30-40 l/min. O paciente pouco percebe a dose, o que pode ser um problema. O frasco contém 200 doses. Diferente do Diskus, este dispositivo não possui um contador, mas se baseia em um medidor deslizante que fica vermelho quando existem apenas 10 doses.

Está disponível um apito de treinamento. Este é similar ao dispositivo real. Os pacientes devem ser lembrados que o aparelho real não faz um ruído.

Flovent rotadisk. Um disco contendo quatro embalagens de *blister* de doses de fluticasona se adapta em um dispositivo de liberação de pó. Este é um dispositivo problemático que se baseia em tecnologia antiga. A liberação é adequada, porém pode haver perda significativa de medicamento. O pó tende a aderir no interior do dispositivo. O disco é colocado no Dischaler ao se abrir uma lâmina. O dispositivo é fechado e o *blister* é puncionado ao se levantar uma alavanca. A mesma técnica de inalação é empregada para outros inaladores de pó seco.

As embalagens do *blister* contêm quatro doses de fluticasone e existem três potências (50, 100 e 250 μg por borrifada).

Foradil aerossolizador. Este é um dispositivo específico para o formoterol, um β-agonista de ação prolongada. Ele se baseia em tecnologia antiga. O medicamento é mantido em cápsulas separadas, que são colocadas em uma câmara dentro de um recipiente de plástico com um boca. A cápsula é puncionada empregando-se dois botões no lado do inalador. O paciente inspira com uma força moderada até a inspiração máxima e prende sua respiração por 10 segundos. Quando há dúvida sobre a totalidade da inspiração, o dispositivo pode ser aberto para verificar se o medicamento foi totalmente inalado. Quando não, uma segunda inspiração é realizada depois de fechar o dispositivo. Manter o medicamento e o dispositivo separados aumenta o potencial para perder um ou ambos. Muitas etapas são necessárias para a inspiração completa do medicamento, tornando difícil sua utilização para crianças ou pacientes idosos.

Educação relacionada com o uso adequado do espaçador no consultório

- Tenha o espaçador no consultório para mostrar ao paciente e à família.
- Utilize algumas instruções cuidadosas no consultório da mesma maneira que você faz a educação com relação ao MDI sem espaçador (ver anteriormente).
- De maneira ideal, o tempo entre a ativação do frasco e a inspiração deve ser curto. Isto é menos crítico com os espaçadores realmente valvulados.
- O frasco precisa ser bem agitado.
- O paciente deve colocar o espaçador em sua boca, pronto para inspirar e, em seguida, apertar o frasco.
- O paciente deve fazer uma respiração contínua até a inspiração máxima, e prender durante 10 segundos. Faça com que o paciente expire e faça uma segunda respiração a partir do espaçador.
- O paciente deve, então, tomar uma segunda dose da mesma maneira. Enfatize ao paciente para não usar mais que um *spray* no espaçador por vez.
- Lave o espaçador com uma solução de detergente fraca e seque bem para mantê-lo limpo, aproximadamente a cada semana. A bolsa do InspirEase nunca deve ser lavada, mas substituída em uma base mensal. A bolsa do EZ Spacer é lavável e deve durar 1 ano. O paciente provavelmente deve possuir dois espaçadores para usar um enquanto o outro está secando.
- Verifique a técnica a cada vez que o paciente vier ao consultório.

Terapia com Nebulizador

Um nebulizador é um dispositivo que gera uma névoa a partir de uma solução do medicamento, que um paciente inspira a partir de um bocal ou de uma máscara facial. Os nebulizadores constituem uma forma muito ineficaz de liberação de medicamento, sendo que a dose inicial do medicamento é quase sempre mais elevada que aquela que é liberada por MDIs, no bocal. A ineficiência é compensada pela facilidade do uso. A perda do medicamento é compensada por um tempo de liberação mais longo que com outros dispositivos, e por uma dose inicial mais elevada.

A liberação do medicamento é por bocal ou máscara. Os pais devem ser desencorajados de usar o chamado método de "sopro". Este envolve manter a extremidade do tubo de liberação próximo ao rosto da criança. A liberação do medicamento por este método é extremamente ruim. O bocal é a melhor opção de liberação para pacientes com mais idade, e a máscara para lactentes e crianças jovens. Um nebulizador também é útil para pacientes idosos ou incapacitados que não podem controlar outra forma de liberação, como o MDI.

Método

Método geral. Existem três maneiras para fazer com que o paciente inspire a névoa do nebulizador.

- Bocais
- Máscara
- "Sopro" (por vezes utilizado para crianças jovens). Este é um método muito ineficaz e deve ser desencorajado com freqüência.

Formulações

- Medicamentos disponíveis para nebulizador estão listados na Tabela 14.1.
- Muitos medicamentos já vêm na forma pré-diluída em volumes de 2,0-3,0 mL, excetuando-se o albuterol em embalagem maior, que precisa ser diluído em soro fisiológico normal ou pela metade até um volume de 3 mL. O Bronchosaline (um dispensador de soro fisiológico em quantidade) é um medicamento de venda livre, comercialmente disponível, sendo menos dispendioso que os frascos de soro fisiológico normal. O concentrado de albuterol não diluído pode ser usado apenas com um nebulizador ultra-sônico.
- A diluição do medicamento muda a concentração efetiva que é atingida na via aérea. A dose real que é recebida é uma função da ventilação/minuto. Quanto mais tempo durar a nebulização, mais medicamento o paciente receberá.
- Tente fazer com que o paciente realize respirações profundas. O ensino adequado é essencial.

TABELA 14.1
LISTA DOS MEDICAMENTOS MAIS FREQÜENTEMENTE UTILIZADOS PARA ADMINISTRAÇÃO USANDO UM NEBULIZADOR

Nome genérico	Ação	Concentração
Albuterol	β_2-agonista	0,083% pré-misturado
		0,5% (0,5 mL/3 mL de soro fisiológico)
Levalbuterol	β_2-agonista – isômero	0,31 mg/3 mL
		0,63 mg/3 mL
		1,25 mg/3 mL
Budesonida	Esteróide	0,25 mg/2 mL
		0,5 mg/2 mL
Ipratrópio	Anticolinérgico	0,5 mg/2,5 mL
Glicopirrolato	Anticolinérgico	0,2 mg/mL

- Como a terapia requer um longo tempo, os pais podem tentar tornar a experiência da nebulização positiva a cada vez, ao ler um livro para criança ou fazer com que ela veja televisão.

Tipos de Nebulizador

Existem dois tipos de nebulizador: o direcionado por jato de ar (jato ou Venturi) ou ultra-sônico.

Jato. Os nebulizadores a jato utilizam o princípio do fluxo de Venturi, ao forçar o líquido através de uma pequena abertura, fazendo com que ele se rompa e forme uma fina névoa. De maneira ideal, o tamanho das partículas resultantes deve variar em torno de 5 µm. Existem diferenças entre os *designs* de nebulizadores. Alguns medicamentos são mais dependentes do *design* que outros. Devemos nos fundamentar nas informações do fabricante. Contudo, em geral, há considerável perda do medicamento em um nebulizador, sendo que o efeito de diferentes *designs* é, com freqüência, irrelevante.

Ultra-sônico. Os nebulizadores ultra-sônicos clivam os líquidos por energia razoável e tendem a produzir um tamanho de partícula mais uniforme. Medicamentos que estão em forma de suspensão (p. ex., Pulmocort Respules) não podem ser liberados por um dispositivo ultra-sônico. No entanto, de forma realista, não existe, provavelmente, diferença na liberação entre os sistemas ultra-sônico e a jato. Muitos aparelhos ultra-sônicos não possuem máscaras faciais, de modo que eles não são adequados para crianças jovens. Este sistema emprega um volume menor de medicamento que o nebulizador a jato.

Vantagens

- A terapia nebulizada é ideal para uso por crianças jovens que não podem utilizar MDIs. Também é o método de escolha em uma situação aguda, onde um paciente não pode usar, efetivamente, um MDI.
- Os nebulizadores eliminam a necessidade da técnica exata.
- Este método libera uma alta dose de medicamento de maneira lenta, permitindo mais tempo para a absorção e deposição pulmonar. Parte do medicamento pode ser absorvida por via sublingual, produzindo altos níveis sanguíneos, pois evita a primeira passagem através do fígado.
- Devemos ter um baixo "limiar" para fazer com que a família de uma criança com asma tenha um nebulizador para uso domiciliar. É o sistema de liberação ideal para uma criança que esteja apresentando um episódio asmático agudo, sendo que a terapia precoce é a chave para manter os asmáticos longe dos serviços de emergência e do hospital. A economia de uma única consulta no departamento de emergência cobre facilmente o custo do aparelho ($150,00).

Desvantagens

- Este método é lento, exigindo paciência de crianças pequenas. Um tratamento pode durar 10-15 minutos, dependendo do aparelho. Os nebulizadores ultra-sônicos são mais rápidos.
- Embora diversos estudos indiquem que podem não existir vantagens na comparação com o MDI bem utilizado, um nebulizador ainda é, provavelmente, o método mais eficiente em crianças pequenas, pacientes

idosos ou artríticos, pacientes portadores de retardo mental e pacientes em angústia respiratória aguda. Ambos os métodos liberam aproximadamente 10% da dose abaixo da glote.

Mantendo o Nebulizador/Compressor

- Lave o copo do nebulizador com água e sabão diluído com uma periodicidade de alguns dias, quando ele estiver sendo usado regularmente.
- Alterne dois copos de nebulizador.
- Troque o filtro do compressor a cada alguns meses, quando usado com freqüência.

Todos os consultórios pediátricos devem possuir pelo menos um nebulizador para uso no consultório para crianças com asma aguda. Quando possível, também deve existir um aparelho "de reserva" disponível para que os pacientes usem em casa por curto prazo.

MEDICAMENTOS ESPECÍFICOS

Simpaticomiméticos

Vários produtos novos apareceram no mercado. Os últimos possuem meias-vidas que variam entre 4 e 12 horas e apresentam boa especificidade β_2.

Efeitos Colaterais Comuns

Os membros deste grupo de medicamentos assemelham-se uns aos outros em sua gama de efeitos colaterais. Eles diferem em grau, com os medicamentos mais antigos como o isoproterenol, tendo efeitos mais marcados e derivados mais novos, como o levalbuterol, tendo menos efeitos. Os efeitos colaterais comuns são mostrados na Tabela 14.2.

TABELA 14.2
ESTÃO LISTADOS OS EFEITOS COLATERAIS COMUNS DOS β-AGONISTAS

Tremor
Náusea
Taquicardia
Palpitações
Nervosismo e agitação
Pressão arterial aumentada
Tonteira
Pirose

Controvérsia do β-Agonista

O NAEPP recomenda, atualmente, que os β_2-agonistas somente devam ser usados quando necessário em episódios de asma aguda. Existem estudos (Spitzer *et al.*) que indicam que os pacientes que utilizam albuterol em uma base regular realmente não evoluem tão bem quanto aqueles que usam o medicamento apenas para aliviar os sintomas agudos. Diversos estudos indicaram que os pacientes que usaram mais de dois frascos de um β-agonista por mês estavam em maior risco de morbidade e mortalidade. Há controvérsia sobre concluir, a partir destes estudos, que este resultado foi a conseqüência do uso excessivo de β-agonista. Estes dados indicam, com maior probabilidade, que os pacientes necessitaram de esteróides ou outros agentes antiinflamatórios como uma medicação controladora. Falando de forma distinta, o mesmo resultado de risco alto pode ocorrer em pacientes que não estão sob medicamentos controladores.

Mullen *et al.* sustentaram esta conclusão em uma extensa revisão de estudos de casos controlados. Suas análises indicaram que não houve associação entre a freqüência do uso do β-agonista e a morbidade ou mortalidade mais elevada.

Tipos de β-Agonistas

Existem várias preparações disponíveis com atividades similares. Estas são mostradas na Tabela 14.3. Preparações mais antigas, como o isoproterenol, possuem uma duração de ação curta, mas são potentes agonistas.

Orais

Os β-agonistas orais são formulados para liberar 2 mg em 5 mL ou como comprimidos de 2 ou 4 mg.

A via oral é muito ineficiente como um meio de liberar β-agonistas. Os efeitos colaterais são comuns e problemáticos, principalmente nas crianças. Esta não é uma via de administração recomendada. Existem poucas indicações para usar esta conduta.

Nebulizadas

Esta forma de administração é útil em crianças jovens, em idosos e nos pacientes que estão apresentando angústia respiratória aguda.

TABELA 14.3
TIPOS DE BRONCODILATADORES β-AGONISTAS SÃO MOSTRADOS, COM AS PREPARAÇÕES E DURAÇÃO DE AÇÃO

Nome genérico	Nome comercial	Preparações	Duração	Aspectos incomuns
Albuterol	Ventolin, Proventil	Oral 2 mg/5 mL Comprimidos de 2 e 4 mg MDI 90 µg/borrifada Proventil HFA 108 µg/borrifada Nebulizador 2,5 mg/3 mL	4 horas	
Terbutalina	Brethine	Oral Comprimidos de 2,5 e 5 mg Parenteral 1 mg/mL	4 horas	Usado IV na asma grave
Levalbuterol	Xopenex	Nebulizador 0,31 mg/3 mL 0,63 mg/3 mL 1,25 mg/3 mL	4-8 horas	Isômero puro do albuterol
Pirbuterol	Maxair Autohaler	MDI 200 µg/borrifada	4 horas	Ativado por respiração
Isoproterenol	Isuprel	IV	1-2 horas	IV na asma grave Atividade β_1
Epinefrina		Parenteral 1:1.000 (1 mg/mL)	10-15 minutos	Subcutâneo ou IM na asma grave
Salmeterol	Serevent	Diskus (DPI) 50 µg/inalação	12 horas	Nunca usar para salvamento Controle da via aérea por longo prazo
Formoterol	Foradil	Aerossolizador 12 µg/inalação	12 horas	Nunca usar para salvamento Controle da via aérea por longo prazo

Nota: Alguns possuem aspectos incomuns que são especificamente mencionados nesta tabela.

O Xopenex (levalbuterol) é uma forma isomérica do albuterol. É o R(-)albuterol e é, fisicamente, a forma destra (R), sendo, sob o ponto de vista óptico, levorrotatório (-). O isômero S-albuterol pode ter propriedades broncoconstritoras e ser deletério para a função da via aérea. O levalbuterol produz tanta broncodilatação quanto o albuterol, em doses tão baixas quanto 0,31 mg/3 mL *versus* 2,5 mg/3 mL de albuterol racêmico. Menos efeitos colaterais, como a taquicardia, são relatados com o levalbuterol.

Inalador com Dose Metrificada

Atualmente, o albuterol (Ventolin, Proventil) e o pirbuterol (Maxair Autohaler) estão disponíveis como um inalador com dose metrificada. O propelente, CFC, foi banido e um substituto será colocado em seu lugar. O Proventil HFA contém um propelente alternativo, tetrafluoroetano, sendo que isto será seguido por outros dispositivos.

Albuterol

Freqüência cardíaca máxima: 1,5 vezes a dose em repouso.

Oral. 0,1 mg/kg; Máximo de 12 mg/dia.
Inalado.
Nebulizado: 2,5 mg/3 mL. Como os medicamentos inalados são autotitulados através da ventilação/minuto, não há motivo para dosar com base no peso do paciente.
MDI: Duas borrifadas a cada 4-8 horas (com um espaçador nas crianças ou nos pacientes que não conseguem dominar a técnica do MDI).

Salmeterol

- O salmeterol é um β-agonista com duração de ação de 12 horas. Ele é modificado a partir da molécula básica do salmeterol, com a adição de uma cadeia lateral longa que diminui o catabolismo. Esta cadeia também distorce a molécula, reduzindo a eficiência da ligação com o receptor β. A ligação parcial torna o salmeterol um agonista incompleto, retardando o início da ação. Este medicamento é muito útil nos pacientes com sintomas noturnos e induzidos por exercício por causa da ação prolongada.
- Nunca deve ser utilizado para terapia de salvamento.

Formoterol. Este é um agonista de ação longa que é efetivo por um mínimo de 12 horas. Diferente do salmeterol, o formoterol é um agonista completo com um início rápido de ação. É útil para os sintomas noturnos e para a asma induzida por exercício. Atualmente ele está disponível apenas em uma forma de cápsula com pó seco. O dispositivo que é empregado (ver, anteriormente, aerossolizador) é de operação complicada e com eficiência apenas moderada. O formoterol está disponível no Canadá e na Europa, em combinação com a budesonida, porém esta forma não estava aprovada nos Estados Unidos até a realização deste texto. Um resumo dos β-agonistas é fornecido na Tabela 14.3.

Esteróides
Gerais

Os glicocorticóides são o sustentáculo do controle dos distúrbios inflamatórios crônicos, como a asma e a rinite alérgica. Eles apresentam uma ampla gama de efeitos sobre células e mediadores da inflamação. Quando os esteróides precisam ser utilizados por um período mais longo para controlar os sintomas, o paciente deve ser desmamado com um esquema de doses em dias alternados. As preparações típicas possuem melhor equilíbrio entre eficácia e efeitos colaterais. As formas tópicas de esteróides estão disponíveis para a pele, para a inalação e assim como para preparações nasais. O uso tópico permite o emprego de uma concentração muito menor que a necessária por via oral.

Efeitos dos Glicocorticóides

Células. Os esteróides possuem um efeito importante no aumento da disponibilidade de receptores β no músculo liso e em outras células, aumentando, então, a ação dos medicamentos β-agonistas.

Os *linfócitos* são aprisionados nos linfáticos, resultando em números reduzidos na circulação. Os esteróides bloqueiam as interações entre linfócitos e macrófagos (p. ex., a resposta à tuberculina na reação do PPD).

As *células polimorfonucleares* aumentam em 2/3, em número, no sangue periférico por causa da desmarginação dentro dos vasos sanguíneos. Normalmente, 2/3 das células polimorfonucleares estão ligadas às paredes dos vasos sanguíneos (marginadas), na preparação para se mover para dentro do espaço perivascular. Há fluidez reduzida da membrana celular, bem como capacidade diminuída das células polimorfonucleares a fim de formar pseudópodos e migrar a partir do sangue. A perda da fluidez da membrana também diminui a capacidade dos neutrófilos para engolfar os organismos em vacúolos pinocíticos, reduzindo, potencialmente, sua função imune.

As quantidades de *eosinófilos* diminuem acentuadamente no sangue periférico.

A liberação de mediador de *macrófago* é inibida.

As membranas plaquetárias são estabilizadas, diminuindo a destruição normal no baço.

Os esteróides apresentam efeitos mínimos sobre os mastócitos *in vivo* e não bloqueiam de forma significativa a liberação de histamina ou leucotrienos em ensaios clínicos. *In vitro*, existe inibição da liberação de metabólitos do ácido araquidônico e do fator de ativação de plaquetas.

Nos sítios inflamatórios. Existe uma redução do *influxo* de células inflamatórias, principalmente por causa da redução das quimiocinas que atraem várias classes de células inflamatórias.

Os esteróides inibem as *citocinas pró-inflamatórias* (interleucina 1 [IL1], IL4, IL13, IL16).

Vasos sanguíneos. Existe uma diminuição na transudação de líquido através dos capilares e a resultante formação de edema.

Efeitos Mistos. Os esteróides aumentam a produção de surfactantes a partir dos pulmões e diminuem o conteúdo de muco, melhorando a função pulmonar.

Formulações de Esteróide

Gerais. Duração de ação

Início: Em geral, demora cerca de 4-6 horas para que os efeitos de uma dose de esteróide se torne evidente. A duração da ação de uma única dose é de aproximadamente 6 horas.

A dosagem deve ser estabelecida para coincidir com os picos diurnos normais de cortisol, às 8 e 3 horas. O pico maior ocorre às 8 horas e este é um ótimo horário para administrar uma dose única diária.

Oral

Prednisona. A prednisona é um pró-medicamento catabolizado no fígado em prednisolona e em um componente inerte. Ela pode ser menos efetiva quando o paciente apresenta um problema com a função hepática.

Dose

Para a asma e outros distúrbios alérgicos, a dosagem usualmente se faz através do peso

Dose de ataque: 2 mg/kg até um máximo de 60-80 mg/dia.

Continuar: 1 mg/kg até o máximo de 60-80 mg/dia. Estes limites são recomendados pelo NAEPP. Demonstrou-se que doses mais elevadas aumentam o risco de efeitos colaterais sem acréscimos significativos na resposta do paciente.

Um esquema de dose comum dura 5 dias, depois do qual o medicamento pode ser interrompido sem a diminuição progressiva. Embora a supressão supra-renal possa ser observada depois de uma curta serie de esteróides, usualmente eles se recuperam dentro de algumas semanas.

Freqüência: Não parece haver muita diferença entre a dose única diária ou duas doses diárias.

Duração da terapia

Comumente 3-7 dias, em seguida interromper (sem diminuir progressivamente)

Mais de 7 dias: diminuir de modo progressivo e rápido em 5-10 mg/dia

Esteróides crônicos: diminuir de modo progressivo e gradual em dias alternados, interrompendo, depois, quando a condição permitir

Formulações:

Comprimidos: 1, 2,5, 5, 10, 20, 50 mg.

Suspensão: 5/5, 15/5, 25 mg/5 mL

Prednisolona. A formulação ativa da prednisona está disponível na forma líquida sob vários nomes comerciais (Prelone, Orapred, Pediapred e genérico). Tem melhor sabor que a prednisona.

Metilprednisolona (Medrol). O medrol é similar à prednisona, com uma relação Medrol:Prednisona de 4:5.

A metilprednisolona tem uma vantagem de apresentar muito pouca atividade mineralocorticóide. Como conseqüência, existem menos efeitos colaterais, como mialgia, cefaléia e oscilações do humor. Nas preparações líquidas tem melhor sabor que a prednisona e é tolerado pelas crianças. Em geral é muito mais cara que a prednisona.

Formulações:

Comprimidos: 2, 4, 8, 16, 24, 32 mg.

Parenteral: Para uso IV. Geralmente administrado na asma aguda, 1-2 mg/kg/dia, divididos a cada 6-8 horas.

Uso de esteróides em dias alternados. Quando os esteróides são necessários por um período mais longo para controlar os sintomas de asma grave ou urticária e angioedema, os efeitos colaterais podem ser consideravelmente reduzidos ao se mudar para um esquema de dose em dias alternados. Comece com dose alta para conseguir o controle dos sintomas do paciente e, em seguida, diminua a dose lentamente, conforme o tolerado. Comece a diminuição progressiva quando os sintomas estiverem sob controle, com um mínimo de 5 dias de esteróides orais.

Existem muitos métodos para converter o paciente para um regime de dias alternados. O método exato empregado provavelmente importa menos que manter o controle e prosseguir de forma lenta. A partir de uma perspectiva fisiopatológica, permite-se que a inflamação escape

TABELA 14.4
ESQUEMAS DE DIMINUIÇÃO PROGRESSIVA PARA PREDNISONA

A	Dia	1	2	3	4	5	6	7	8	9	10
	Dose mg	60	55	50	45	40	35	30	25	20	15
	Dia	11	12	13	14	15	16	17	18	19	20
	Dose mg	20	10	20	5	20	0	20	0	20	0
B	Dia	1	2	3	4	5	6	7	8	9	10
	Dose mg	60	55	50	45	40	35	30	25	20	25
	Dia	11	12	13	14	15	16	17	18	19	20
	Dose mg	15	30	10	35	5	40	0	40	0	40
C	Dia	21	22	23	24	25	26	27	28	29	30	31
	Dose mg	40	0	35	0	35	0	35	0	30	0	30
	Dia	32	33	34	35	36	37	38	39	40	41	42
	Dose mg	0	30	0	25	0	25	0	25	0	20	0

Nota: A: Uma diminuição progressiva sugerida para os sintomas de doença moderados em pacientes que apresentam episódios agudos freqüentes ou tiveram um episodio agudo mais grave que exija terapia prolongada. B: Uma diminuição progressiva sugerida para pacientes com doença mais grave. C: Um esquema de diminuição progressiva para uma dose em dias alternados para pacientes que apresentam doença refratária, como urticária crônica ou asma grave. Este tipo de diminuição progressiva propicia o controle do esteróide, enquanto minimiza os efeitos colaterais. Esta tabela destina-se apenas a ser um guia. A dose real depende da gravidade e deve ser modelada para cada paciente com base na idade, peso e gravidade da doença.

do controle pelo esteróide e administra-se a próxima dose antes que a inflamação se torne clinicamente relevante. Como conseqüência, os pacientes podem romper com maior facilidade o controle com a dose em dias alternados, devendo ser rigorosamente monitorizados.

Um esquema de dosagem consiste em diminuir em 5 mg diários até que o paciente esteja com 20 mg diários. A dose pode ser mantida em 20 mg e diminuída em dias alternados até que o paciente fique com 20 mg em dias alternados. A dose em dias alternados pode ser, então, diminuída de forma progressiva, conforme tolerado.

As tabelas a seguir são idealizadas como um guia. A dosagem deve ser diminuída progressivamente, de acordo com as necessidades de cada paciente. Três guias de dosagem são fornecidos na Tabela 14.4.

As doses aproximadas em dias alternados para pacientes refratários poderiam ser:

1 ano	10 mg em dias alternados
1-4 anos	20 mg em dias alternados
5-12 anos	30 mg em dias alternados
> 12 anos	40 mg em dias alternados

Efeitos colaterais dos esteróides orais. A gravidade dos efeitos indesejados da terapia com esteróide oral é proporcional à duração da terapia.

Os mais freqüentes são anotados; esta não é uma lista completa. Apetite aumentado, náusea e ganho de peso são os mais comuns. Os pacientes podem desenvolver uma aparência "cushingóide" com obesidade centrípeta, inchação facial e uma corcova de búfalo. O hirsutismo acontece comumente. Com freqüência, há relato de cefaléia, oscilações do humor e letargia. Os distúrbios hidroeletrolíticos podem ocorrer principalmente com retenção de sódio, e há um risco de hipopotassemia.

Os efeitos colaterais dos esteróides estão listados na Tabela 14.5.

Esteróides inalados. A disponibilidade de esteróides inalados potentes e seguros, que possuam meias-vidas longas, teve um efeito significativo sobre o controle da asma. Os esteróides inalados podem ser considerados como antigos, de ação curta e menor potência, ou mais modernos, de ação longa e alta potência. Estes medicamentos não são comparáveis em uma base de miligrama a miligrama. O NAEPP apresenta doses para estes esteróides como faixas de doses baixas, médias e altas, em lugar de fazer uma comparação direta. Estes e os quadros correlatos podem ser encontrados em http://www.nhlbi.nih.gov/health/prof/lung/index.htm#asthma.

TABELA 14.5
EFEITO COLATERAL DA TERAPIA COM ESTERÓIDE ORAL

Musculoesqueléticos
- Supressão do crescimento em crianças
  - Correlaciona-se com a dose e a duração da terapia
- Mialgia
- Necrose asséptica das cabeças do fêmur e úmero
- Fraqueza muscular
- Perda da massa muscular
- Miopatia
- Osteoporose
- Fraturas patológicas
- Fraturas vertebrais por compressão

Gastrointestinais
- Úlcera péptica (possível hemorragia e perfuração)
- Pancreatite
- Esofagite ulcerativa

Dermatológicos
- Eritema facial
- Cura de ferida prejudicada
- Suprime as reações de célula T-macrófago nos testes cutâneos
- Estrias
- Petéquias e equimoses
- Pele frágil e fina
- Edema

Neurológicos
- Cefaléia
- Pseudotumor cerebral, geralmente quando interrompe o tratamento
- Convulsões
- Transtornos psíquicos
- Vertigem
- Glaucoma
- Catarata (a catarata lenticular posterior é típica dos esteróides)

Endócrinos
- Supressão adrenocortical
- Risco de choque em resposta ao estresse
- Tolerância diminuída aos carboidratos
- Revelação do *diabetes* latente
- Irregularidades menstruais

Nota: Muitos efeitos colaterais relacionam-se com o uso prolongado. Durante o curto prazo, os efeitos indesejados comumente revertem.

Por exemplo, a dose baixa de fluticasona = 88-264 µg, dose média = 264-660 µg, dose alta = > 660 µg; e dose baixa de budesonida = 200-400 µg, dose média = 400-600 µg, dose alta = > 600 µg. Em contraste, a dose varia para um esteróide de menor potência, flunisolida, dose baixa = 500-1.000 µg, dose média = 1.000-2.000 µg, dose alta = > 2.000 µg. Além disso, os esteróides de menor potência geralmente precisam de dose a cada 8 horas, enquanto que os medicamentos de maior potência podem ser administrados 1 ou 2 vezes ao dia. Os agrupamentos amplos, de acordo com a potência, são mostrados na Tabela 14.6.

Menor potência

Dipropionato de beclometasona: Este composto é rapidamente clivado na forma monopropionato ativa na superfície da mucosa. Uma forma mais moderna deste agente é o QVAR, que é a beclometasona em um formato de MDI com propelente HFA, em lugar de CFC.

Dose: 42 ou 84 µg por ativação ou
Preparações: Ventolin, Beclovent, genérico
Formulações nasais (Beconase, Vancenase)

Triamcinolona:
Preparação: Azmacort
Dose: 100 µg/ativação
O Azmacort possui um "espaçador" acoplado que permite mais tempo para a inspiração. Este medicamento é menos útil que os agentes mais modernos, como a budesonida. Ele requer a dose 3 vezes ao dia
Formulações nasais (Nasacort AQ)

Alta potência

Propionato de fluticasona: A fluticasona é uma molécula de esteróide potente, de ação prolongada, que é altamente lipofílica e se liga firmemente ao receptor de esteróide. Ela propicia 12-24 horas de ação antiinflamatória.

Dose:
  MDI: 44, 110 ou 220 mg por ativação
  Advair Diskus: fluticasona/salmeterol 100/50, 250/50, 500/50 mg
  Rotadisk: 50, 100, 250 µg
Liberação: MDI, DPI (Rotadisk, Diskus)
Preparações: Flovent, Advair (Flovent + salmeterol)
Formulação nasal (Flonase)

TABELA 14.6

AGRUPAMENTO AMPLO DOS CORTICOSTERÓIDES INALADOS PELO FATO DE ELES SEREM DE BAIXA POTÊNCIA E CURTA DURAÇÃO OU DE POTÊNCIA MAIS ELEVADA E DE DURAÇÃO MAIS PROLONGADA

Potência menor, curta duração	Potência maior, duração longa
Beclometasona (Beclovent)	Fluticasona (Flovent)
Flunisolida (AeroBid)	Budesonida (Pulmicort)
Triamcinolona (Azmacort)	Mometasona (Azmanex – ainda não liberado)

Nota: A potência é medida por inibição da permeabilidade vascular e não engloba a gama total de efeitos antiinflamatórios dos esteróides.

Budesonida: A budesonida possui uma via metabólica incomum. Ela existe em um equilíbrio das formas hidrossolúvel e lipossolúvel. É armazenada na forma hidrossolúvel e, quando a molécula solúvel em lipídio é consumida pelo receptor de esteróide, o equilíbrio desloca-se em favor da forma lipossolúvel.

Ela se liga fortemente ao receptor de esteróide e proporciona 12-24 horas de efeito antiinflamatório.

Dose:

Pulmicort Turbuhaler: 200 µg/inalação

Pulmicort Respules: 250, 500 µg por frasco

Liberação:

DPI – Turbuhaler

Nebulizador – Respules

Em asmáticos moderados a graves, a conduta deve consistir em iniciar em uma dose alta e diminuir lentamente, conforme tolerado. Nos asmáticos brandos, podemos começar com uma dose baixa (44 µg, 200 µg de budesonida diárias) e aumentar, quando necessário

Formulação nasal (Rhinocort aqua)

Efeitos colaterais dos esteróides inalados

Em geral, estes são medicamentos seguros.

Complicações locais: As complicações locais são as mais comuns. A disfonia e a monilíase oral podem ser freqüentes, mas são evitadas ao se enxaguar a boca depois de inalar o medicamento. Aconselhar o paciente a usar o medicamento após escovar os dentes também serve como um lembrete a fazê-lo.

Os esteróides inalados devem sempre ser administrados com um espaçador (Aerocâmara ou InspirEase) quando se utiliza um MDI. Não é necessário para os DPIs.

Complicações sistêmicas: Da mesma forma que com qualquer esteróide crônico, pode haver *supressão da supra-renal*. Esta é uma complicação dose-dependente, sendo que a freqüência aumenta rapidamente, à medida que a dose é aumentada. O significado clínico não está claro, sendo que, usualmente, há recuperação quando a dose é reduzida ou o medicamento é interrompido. Os pacientes exibem sensibilidade variada aos esteróides, especialmente à fluticasona. Eles podem desenvolver *apetite aumentado, ganho de peso e oscilações do humor.* Nas crianças, a velocidade de crescimento deve ser monitorizada, sendo a dose reduzida ou o paciente mudado para um esteróide menos potente quando existe uma *redução na velocidade de crescimento*. Os estudos de longo prazo indicam que as crianças sob o uso de budesonida crônica alcançam a altura prevista.

Muitos dos estudos que mostraram velocidade de crescimento diminuída em crianças, e desmineralização óssea em adultos, ocorreram sob altas doses de esteróides potentes (3-4 mg/dia), porém, os pacientes podem desenvolver efeitos colaterais como uma sensibilidade idiossincrásica. Qualquer paciente sob esteróides inalados crônicos devem fazer um exame de lâmpada de fenda periódico para monitorizar para a *catarata*.

Preparações nasais: O uso nasal de esteróides comporta um baixo risco de complicações sistêmicas. Os efeitos locais incluem o ressecamento nasal e epistaxe.

Preparações dermatológicas. Os esteróides tópicos são categorizados pela potência com base na indução de vasoconstrição. Existem sete níveis de potência, I com I sendo o mais potente e o VII o menos potente. Como as preparações em cada categoria apresentam perfis similares, a escolha dentro de uma categoria é uma questão de preferência e de tolerância do paciente. Os exemplos mais comuns em cada categoria são apresentados na Tabela 14.7.

TABELA 14.7
SÃO FORNECIDOS EXEMPLOS DE ESTERÓIDES TÓPICOS EM CADA UM DOS SETE GRUPOS DE POTÊNCIA, COM I SENDO O MAIS POTENTE E VII O MENOS POTENTE

Grupo	Nome comercial	Percentual	Nome genérico	Tamanho do tubo (g; A menos que anotado)
I	Ultravate cream, ointment	0,05	Propionato de halobetasol	15, 50
	Diprolene lotion, oitment, gel	0,05	Dipropionato de betametasona aumentado	30, 60 mL
II	Alphatrex ointment	0,05	Dipropionato de betametasona	15, 45
III	Aristocort cream, ointment	0,5	Acetonida de triancinolona	15, 240
	Elocon ointment	0,1	Furoato de mometasona	15, 45
IV	Kenalog ointment	0,1	Acetonida de triancinolona	15, 60, 80, 240, 2520
	Synalar ointment	0,025	Acetonida de fluocinolona	15, 30, 60, 120, 425
V	Aristocort cream	0,1	Acetonida de triancinolona	15, 60, 240, 2520
	Cutivate cream	0,05	Propionato de fluticasona	15, 30, 60
VI	Aristocort cream	0,025	Acetonida de triancinolona	15, 60, 240, 2520
	Kenalog cream, lotion	0,025	Acetonida de triancinolona	15, 60, 80, 240, 2520
VII	Celestone cream	0,2	Valerato de betametasona	15
	Synacort cream	1,0 2,5	Hidrocortisona	15, 30, 60 30

Existem diversos veículos para os esteróides, sendo os mais usuais o creme, a pomada, a loção e o gel.

Cremes. A base de creme é uma emulsificação de óleos e água com um preservativo. Os cremes podem ser irritantes ou provocar reações aos componentes. Eles são mais bem utilizados em áreas úmidas, pois possuem uma tendência a provocar ressecamento. Eles freqüentemente são usados na virilha e em áreas intertriginosas. Eles apresentam a vantagem de não corar as roupas e de serem cosmeticamente aceitáveis. As principais características são as seguintes:

- Coloração branca e textura algo oleosa.
- Contêm componentes que podem provocar irritação, sensação de ferroada e alergia.
- Alta versatilidade (i.e., pode ser utilizado em quase todas as áreas), portanto, os cremes são a base mais freqüentemente prescrita.
- Cosmeticamente mais aceitável, em particular as bases emolientes (p. ex., Lidex-E, Topicort e Cyclocort).
- Possível efeito secante com o uso continuado, melhor, portanto, para a inflamação exsudativa aguda.
- Mais útil para áreas intertriginosas (p. ex., virilha, área retal e axila).

Pomadas. A base de pomada contém uma quantidade limitada de compostos orgânicos, consistindo, principalmente, em graxas, como a vaselina, com pouca ou nenhuma água. Muitas pomadas são isentas de preservativos. As pomadas exibem as seguintes características:

- Transparente (assemelha-se à vaselina).
- A sensação graxa persiste na superfície da pele.
- Maior lubrificação, sendo assim desejável para as lesões mais secas.
- Maior penetração do medicamento do que os cremes e, portanto, tem sua potência aumentada (ver a contracapa; Synalar Cream no Grupo V e Synalar Ointment no grupo IV).
- Muito oclusivo para inflamação eczematosa aguda (exsudativa) ou áreas intertriginosas, como a virilha.

Géis. Os géis são misturas sem graxa de propilenoglicol e água; alguns também contêm álcool. Os géis apresentam as seguintes características:

- Uma base clara, por vezes com uma consistência semelhante à geléia.
- Útil para a inflamação exsudativa aguda, como o toxicodendro, e nas áreas do couro cabeludo onde outros veículos entrelaçam os cabelos.

Soluções e loções. As soluções podem conter água e álcool, bem como outras substâncias químicas. As soluções apresentam as seguintes características:

- Aparência transparente ou leitosa.
- Mais útil para o couro cabeludo por elas penetrarem facilmente através dos cabelos, não deixando resíduo.
- Pode resultar em sensação de ferroada e ressecamento quando aplicadas nas áreas intertriginosas, como a virilha.

Aerossóis. Os aerossóis são compostos de esteróides suspensos em uma base e liberados sob pressão. Os aerossóis apresentam as seguintes características:

- Úteis para aplicar o medicamento no couro cabeludo (a sonda longa acoplada ao frasco pode ser inserida através dos cabelos para liberar o medicamento com maior facilidade no couro cabeludo).
- Útil para as lesões úmidas como por toxicodendro.
- Conveniente para pacientes que carecem de mobilidade e têm dificuldade de alcançar suas próprias pernas.

Potência. Existem sete níveis de potência cutânea dos esteróides, com o I sendo o mais potente e o VII o menos. Neste caso, a potência é medida como a inibição da permeabilidade vascular. Apenas exemplos comuns selecionados em cada categoria são fornecidos na Tabela 14.7.

Teofilina

As metilxantinas, principalmente a dimetilxantina (teofilina), têm sido empregadas com sucesso na asma. Contudo, o benefício global é, provavelmente, fraco e há um elevado perfil de efeitos colaterais. Tais efeitos incluem o desconforto gastrointestinal, insônia, cefaléia, diminuição do espectro de atenção em crianças e taquicardia.

A teofilina caiu em desuso, principalmente por causa do elevado perfil de efeitos colaterais. Está sendo examinada a possibilidade de o potencial para a teofilina em dose baixa agir como um medicamento poupador de esteróide. A teofilina pode agir como um agente antiinflamatório fraco, possuindo algum efeito broncodilatador.

Dose

Administrar a cada 12 horas como um produto de liberação lenta aceitável.

Muitas crianças com menos de 8 anos precisam de doses a cada 8 horas.

Titule até a dose final durante um período de 1 semana (usar o peso corporal ideal).

< 1 ano	o nível sanguíneo é imprevisível – cuidado
1-9 anos	22 mg/kg/dia
9-12 anos	20 mg/kg/dia
12-16 anos	18 mg/kg/dia
> 16 anos	13 mg/dia
Dose máxima	900 mg/dia
Dose de ataque máxima	400 mg/kg/dia

Verificar a concentração sérica e ajustar a dose para manter em 10-20 µg/mL. É aceitável um nível menor que seja compatível com o controle clínico. O uso da teofilina em um episódio de asma agudo não mostrou ser melhor na diminuição da morbidade ou na prevenção ou redução da duração de uma internação hospitalar que o placebo.

Cromolin Sódico (Intal)

O cromolin inibe a desintegração do mastócito em resposta à exposição alérgica. Ele estabiliza o mastócito e outras membranas de células inflamatórias.

Este medicamento possui uso limitado por inalação e foi superado pelos modificadores de leucotrieno mais efetivos. Embora seguro, a forma inalada (nebulizada ou MDI) é apenas moderadamente efetiva na prevenção do broncoespasmo. Ele pode precisar de 4-6 semanas para se tornar efetivo.

Formulações

Solução nebulizadora

20 mg 3-4 vezes ao dia. O genérico está apenas disponível.
MDI – Duas borrifadas através de inalador com dose metrificada (com espaçador), 3-4 vezes ao dia.

Oral. Cápsulas de 100 mg ou solução de 100 mg/5 mL são usadas na esofagite ou gastrite alérgica grave.

Oftálmico. Solução a 4%. Este é particularmente efetivo na conjuntivite vernal.

Efeitos Colaterais

Diarréia, náusea, dor abdominal, constipação, dispepsia, flatulência, glossite, estomatite, vômito.

Nedocromil Sódico (Tilade)

O nedocromil é um medicamento estabilizador da célula inflamatória. Ele afeta mastócitos, basófilos, eosinófilos e neutrófilos.

Ele possui uma duração de ação mais longa que o cromolin, podendo ter maior eficácia.

Formulações

MDI. Duas borrifadas 4 vezes ao dia. Pode ser reduzido para 2 vezes ao dia quando os sintomas estiverem controlados. Cada ativação libera 2,0 mg de nedocromil.

Preparação oftálmica. Solução a 2% (Alocrin). Esta preparação é útil nas conjuntivites alérgica e vernal.

Agentes Anticolinérgicos

Atualmente, o uso de agentes anticolinérgicos inalados somente está aprovado para a doença pulmonar obstrutiva crônica em adultos. Contudo, existem dados para indicar que os agentes anticolinérgicos são úteis no alívio do broncoespasmo agudo na asma, principalmente nas situações agudas refratárias. Os tipos comuns de anticolinérgicos são mostrados na Tabela 14.8.

TABELA 14.8
DOSAGEM DE AGENTES ANTICOLINÉRGICOS

Medicamento	Dose inalada
Atropina	250-500 µg a cada 6 h
Glicopirrolato	0,05 mg/kg a cada 6 h
Brometo de ipratrópio	0,01-0,05 mg/kg a cada 6 h

Ipratrópio

Nebulizado. O ipratrópio em formato nebulizado freqüentemente é empregado na situação aguda. É suprido com 500 mg/2,5 mL. A dose usual é de um frasco a cada 6-8 horas através de inalação. Quando o paciente melhora, a freqüência geralmente é reduzida. Há pouco benefício fora da situação aguda, sendo que os medicamentos anticolinérgicos não apresentam qualquer benefício profilático na asma. As preparações anticolinérgicas são particularmente úteis na tosse com etiologia asmática ou alérgica.

Nasal. O ipratrópio é útil na congestão nasal na rinite alérgica. É fornecido em um *spray* aquoso como 0,03% e 0,06%, devendo ser utilizado 2 a 4 vezes ao dia.

Glicopirrolato

O glicopirrolato (Rubinil) também é empregado para o episódio agudo. O formato nebulizado que está disponível também é uma solução parenteral, que é nebulizada. O medicamento está disponível em uma preparação oral com potências de 1 e 2 mg. A forma oral é útil para controlar secreções e para ajudar com a tosse.

Anti-IgE

Um produto recentemente liberado, omalizumab (Xolair), é um anticorpo monoclonal IgG recombinante humanizado que se liga seletivamente com IgE humana. Ele é administrado por via subcutânea, 1 a 2 vezes por mês. Não existe limite finito para a duração da terapia.

Mecanismo de Ação

O omalizumab inibe a ligação da IgE no receptor de IgE de alta afinidade (FcεRI) na superfície dos mastócitos e basófilos, o que limita a liberação de mediadores inflamatórios.

Em estudos clínicos, os níveis séricos de IgE livre foram reduzidos em menos de 96% dentro de 1 hora após a primeira dose e são mantidos entre as doses. A diminuição da IgE sérica livre média foi maior de que 96% usando doses recomendadas. Existe um aumento inicial nos níveis séricos de IgE. Os níveis de IgE totais não retornam aos níveis pré-tratamento por até 1 ano depois da interrupção do omalizumab. Estudos em asmáticos moderados a graves indicam a redução dos episódios agudos de asma com o uso do Xolair, mas nenhuma alteração nas taxas de hospitalização. O Xolair pode ter potencial para uso em pacientes com alergia alimentar grave.

Indicação

O omalizumab está indicado para adultos e adolescentes (12 anos de idade ou mais) com asma persistente moderada a grave, que apresentam um teste cutâneo positivo ou reatividade *in vitro* a um aeroalérgeno perene e cujos sintomas são controlados de forma inadequada com corticosteróides inalados.

Metotrexato

Existe alguma indicação de que o uso de medicamentos antimetabólitos pode levar à redução da dose de esteróide e ao resultado melhorado nos pacientes graves. Estes medicamentos devem ser reservados apenas para pacientes graves refratários, devendo ser administrado sob a supervisão de um especialista.

BLOQUEADORES DOS MEDIADORES

Anti-Histamínicos

Este grupo de medicamentos pode ser o mais utilizado, considerando os medicamentos de venda livre e de venda por prescrição. Eles podem ser classificados como sedantes ou não-sedantes. Os anti-histamínicos sedantes pertencem a uma geração mais antiga, enquanto que os compostos mais modernos provocam muito menos sedação.

Ações

Os anti-histamínicos apresentam uma ampla gama de ações. A mais proeminente está no bloqueio dos receptores de histamina H1. Eles também diminuem a liberação de outros mediadores químicos da inflamação, incluindo PGD2, LTC4, cininas e triptase a partir de mastócitos e basófilos. Há quimiotaxia e ativação diminuídas de eosinófilos, neutrófilos e basófilos. A expressão reduzida da proteína de adesão também foi percebida. Os efeitos antiinflamatórios são observados em doses de anti-histamínico maiores que as normais. Muitos anti-histamínicos também apresentam propriedades anticolinérgicas e anti-serotonina.

Os bloqueadores dos receptores H2 são úteis na urticária crônica por causa da presença de receptores H2 nos vasos sanguíneos. Os exemplos são a cimetidina (Tagamet) e ranitidina (Zantac). Ambos são dosados em 150 mg, 2 vezes ao dia, ou 4-5 mg/kg/dia em doses divididas.

Anti-Histamínicos Sedantes

Exemplos comuns.

Difenidramina (Benadryl) comprimidos 25, 50 mg, líquido 12,5 mg/5 mL.
Hidroxizina (Atarax, Vistaril) comprimidos 25, 50 mg, 10 mg/5 mL.
Ciproeptadina (Periactin) comprimidos 4 mg, 2 mg/5 mL.
Clorfeniramina ou Bromfeniramina (inúmeras preparações de venda livre) 4, 8, 12 mg.

Os anti-histamínicos sedantes geralmente exibem semelhança na duração da ação de 4 a 6 horas. A ciproeptadina é particularmente efetiva para a urticária colinérgica, mas é muito sedante e estimula o apetite, resultando em ganho de peso. A hidroxizina pode ter uma vantagem em relação à difenidramina em alguns casos de urticária e angioedema, podendo ser mais efetiva como um antipruriginoso. A hidroxizina também é efetiva como um antiemético.

Efeitos colaterais. Em geral, estes são medicamentos seguros. Os efeitos colaterais incluem sedação, que freqüentemente diminui com o uso continuado do medicamento. O álcool deve ser evitado enquanto se recebe anti-histamínicos. Os pacientes podem experimentar efeitos colaterais gastrointestinais, inclusive dor abdominal. O efeito de sedação pode ser uma vantagem, como nos pacientes com prurido intenso, onde a administração de hidroxizina ou difenidramina à noite pode reduzir o prurido e ajudar o paciente a dormir. A difeni-

TABELA 14.9
ANTI-HISTAMÍNICOS NÃO-SEDANTES ESTÃO LISTADOS COM SUA ORIGEM, NOME COMERCIAL E DOSE

Nome	Derivado de	Nome comercial	Dose	Freqüência
Fexofenadina	Terfenadina	Allegra	30 mg	2 vezes ao dia
			60 mg	2 vezes ao dia
			180 mg	Diários
Loratadina	Azatadina	Claritin	10 mg	Diários
			5 mg/5 mL	
Desloratadina	Loratadina	Clarinex	5 mg	Diários
Cetirizina	Hidroxizina	Zyrtec	10 mg	Diários
			5 mg/5 mL	
Azelastina		Astelin	*Spray* nasal	2 vezes ao dia

dramina é o ingrediente ativo da maioria dos auxiliares de sono de venda livre.

Anti-Histamínicos Não-Sedantes

Os medicamentos neste grupo são, em geral, derivados dos anti-histamínicos sedantes de primeira geração. A Tabela 14.9 apresenta as preparações que estão aprovadas para uso.

Geralmente, estes medicamentos apresentam uma duração de ação mais longa, de 12 a 24 horas. A resposta é individual e ocorre variação no grau de sedação. A cetirizina possui uma freqüência de sedação mais elevada. Muitos são combinados a descongestionantes, como a pseudo-efedrina, para aumentar a eficácia. No entanto, algumas preparações apresentam altas concentrações de pseudo-efedrina (240 mg em preparações de 24 horas) que interferem com o sono. Alguns pacientes toleram o medicamento ao ingerir uma combinação que tem uma dose menor de pseudo-efedrina (120 mg) e metade da dose do anti-histamínico pela manhã e a outra metade da dose anti-histamínica à noite sem pseudo-efedrina.

Anti-Histamínicos de Ação Dupla

Estes medicamentos possuem um efeito ao inibir diretamente os mastócitos, bem como ao bloquear a histamina. Outros apresentam um efeito H1 e H2 duplo (Tabela 14.10).

Olopatadina, iodoxamida e cetotifeno são úteis no tratamento das conjuntivites alérgica e vernal. Eles exibem um efeito inicial a partir de propriedades anti-H1 e um efeito a longo prazo ao estabilizar as membranas dos mastócitos.

Antagonistas H2

Estes medicamentos mostraram ser úteis como terapia auxiliar para os bloqueadores H1, principalmente na urticária crônica.

Ações	Inibir a vasodilatação
	Bloquear o *feedback* da histamina
	Bloquear a supressão da quimiotaxia do basófilo
	Bloquear o catabolismo da histamina
	Aumentar a imunidade celular
	Inibição da produção ácida gástrica
Exemplos	Burimamida
	Metiamida
	Cimetidina
	Ranitidina
	Oxmetidina

Descongestionantes

Agonistas simpáticos α (p. ex., pseudo-efedrina).

Ação

Estes medicamentos provocam vasoconstrição. Eles são auxiliares comuns dos anti-histamínicos em preparações comerciais.

TABELA 14.10
ANTI-HISTAMÍNICOS DE AÇÃO DUPLA

Preparação	Nome comercial	Efeito H1	Efeito H2	Estabilizador do mastócito
Azelastina	Astelin	++	ΔΔ	Não
Olopatadina	Patanol	++	Fraco	+++
Cetotifeno	Zaditor	++	Fraco	+++
Doxepina	Sinequan	++	ΔΔ	Não
Iodoxamina	Alomide	++	Fraco	+++

Nota: Este grupo de medicamentos possui um efeito no bloqueio dos receptores de histamina H1 e na estabilização dos mastócitos. Os símbolos + representam o grau do efeito do medicamento.

O uso tópico acontece em preparações comuns de venda livre como o Afrin, Neosynephrine. O uso destas preparações tem o potencial de provocar rinite medicamentosa, que é a hiperemia e a hipertrofia de mucosa no nariz. A condição resulta de ciclos repetidos de constrição e dilatação por rechaço dos vasos sanguíneos. Os pacientes devem limitar o uso tópico a não mais que 2 dias.

Estes medicamentos podem ser empregados por 2-3 dias no tratamento da sinusite, visando promover a drenagem.

Antileucotrienos

Este é um grupo de medicamentos que bloqueiam, especificamente, a síntese de um mediador inflamatório ou do receptor para o agente. Os leucotrienos são sintetizados por inúmeras células inflamatórias, incluindo mastócitos, macrófagos, linfócitos, células polimorfonucleares e eosinófilos, usando o ácido araquidônico como substrato. O ácido araquidônico sofre a ação da ciclooxigenase, o que origina prostaglandinas, ou da lipoxigenase, que inicia a cascata do leucotrieno. Os leucotrienos causam broncoconstrição, secreção aumentada de muco e são quimioatratores para eosinófilos, todos aspectos importantes da asma. Inibir os leucotrienos é efetivo em cerca de 65% dos asmáticos.

O efeito destes medicamentos pode levar 1-2 semanas para se tornar aparente. O paciente deve receber o medicamento durante 2 semanas para determinar se ele funciona.

Este grupo de medicamentos é efetivo no tratamento de asma e rinite alérgica. Na rinite, os antileucotrienos bloqueiam os efeitos de congestão e obstrução, pois os leucotrienos são quase 5.000 vezes mais potentes que a histamina na geração da vasodilatação e transudação de líquido. Estes são os principais mecanismos da congestão nasal crônica e da inchação da mucosa brônquica. Os leucotrienos também são potentes broncoconstritores.

Antagonistas do Receptor de LTD4

Existem três formas ativas de leucotrienos, LTC4, LTD4 e LTE4, que apresentam propriedades distintas. Todos eles se ligam ao receptor de LTD4.

Montelukast

Marca: Singulair 4 mg (comprimido mastigável e borrifação), comprimido mastigável de 5 mg e comprimido de 10 mg.

Indicações: Asma e rinite alérgica.

Dose: Uma vez ao dia, preferivelmente à noite.
Nenhuma restrição alimentar
1-2 anos, borrifação de 4 mg
2-5 anos, borrifação ou comprimido mastigável de 4 mg
6-14 anos comprimido mastigável de 5 mg
> 14 anos comprimidos de 10 mg
Efeitos colaterais comuns

- Cefaléia
- Sintomas semelhantes à gripe
- Tosse
- Tonteira
- *Rash*, prurido, urticária
- Gastroenterite
- Enzimas hepáticas altas

Zafirlukast

Marca: Accolate, 20, 10 mg
Dose:
> 7-12 anos 10 mg, 2 vezes ao dia
> \> 12 anos 20 mg , 2 vezes ao dia
> Não deve ser tomado com as refeições ou alimento (30 minutos antes ou 2 horas depois das refeições)

Efeitos colaterais comuns:

- Cefaléia
- Náusea
- Diarréia
- Dor abdominal
- Febre
- Dor lombar
- Vômito
- Elevação da TGP
- Dispepsia

Inibidores da Lipoxigenase

Zileuton. O zileuton bloqueia a 5'-lipoxigenase, bloqueando efetivamente, desta forma, a síntese de todos os leucotrienos. A desvantagem deste medicamento é que ele requer a dosagem 4 vezes ao dia e é hepatotóxico. Não existe aprovação pediátrica;

Marca: Zyflo
Dose: 600 mg, 4 vezes ao dia
Efeitos colaterais:

- Hepatotóxico. Precisa monitorizar a função hepática.
- Dor abdominal.
- Náusea.
- Dispepsia.

Leitura Sugerida

Couriel, J. (2003). Asthma in adolescence. *Paediatr Respir Rev* **4**(1): 47-54.

Factor, R (2003). Gene therapy for asthma. *Mol Ther* **7**(2): 148-52.

Federico, M. J. and A. H. Liu (2003). Overcoming child-hood asthma disparities of the inner-city poor. *Pediatr Clin North Am* **50**(3): 655-75, vii.

Guevara, J. P., F. M. Wolf, *et al.* (2003). Effects of educational interventions for self management of asthma in children and adolescents: systematic review and meta-analysis. *BMJ* **326**(7402): 1308-9.

Lasley, M. V. (2003). New treatments for asthma. *Pediatr Rev* **24**(7): 222-32.

Lin, H. and T. B. Casale (2002). Treatment of allergic asthma. *Am J Med* **113**(Suppl. 9A): 8S-16S.

Payne, D. N. (2003). Nitric oxide in allergic airway inflammation. *Curr Opin Allergy Clin Immunol* **3**(2): 133-7.

Tarlo, S. M. and G. M. Liss (2003). Occupational asthma: an approach to diagnosis and management.[comment] [erratum appears in CMAJ. 2003 Apr 15;168(8):966]. *CMAJ* **168**(7): 867-71.

Tokura, Y., M. Rocken, *et al.* (2001). What are the most promising strategies for the therapeutic immunomodulation of allergic diseases? *Exp Dermatol* **10**(2): 128-37; discussion 138-40.

Van Cauwenberge, P. (2002). Advances in allergy management. *Allergy* **57**(Suppl. 75): 29-36.

Wyrwich, K. W., H. S. Nelson, *et al.* (2003). Clinically important differences in health-related quality of life for patients with asthma: an expert consensus panel report.[comment]. *Ann Allergy Asthma Immunol* **91**(2): 148-53.

CAPÍTULO 15

CONTROLE AMBIENTAL

As medidas de controle ambiental constituem uma parte essencial da regulação das alergias domiciliares ao se remover o alérgeno ou ao prover uma barreira entre o paciente e o alérgeno. O ambiente pode ser visto como domiciliar e externo. Muito pouco do ambiente externo está ao alcance do controle do paciente, sendo que a maioria das medidas que um paciente pode empreender envolve a prevenção dos alérgenos e poluentes domiciliares (Tabela 15.1).

AMBIENTE DOMICILIAR

Os fatores que podem agravar as alergias e a asma no ambiente domiciliar podem ser considerados como alérgenos e irritantes.

Alérgenos

Existem três grupos principais de alérgenos domiciliares: mofo, insetos e animais.

Mofo

Existe um grande número de mofos encontrados no ambiente domiciliar, embora muitos sejam mofos externos trazidos para o ambiente interno a partir do externo. Os mais significativos são *Aspergillus* sp., *Alternaria* sp., *Cladosporium* e *Penicillium*, mas qualquer mofo pode se tornar um alérgeno. Os mofos são encontrados no ambiente domiciliar em áreas úmidas, como porões infiltrados, sob cubas e bacias, atrás de paredes úmidas e ao redor e no lixo. Uma fonte importante de esporos de mofo está nos grandes reservatórios de carpetes, móveis acolchoados, roupas de cama e ductos de aquecedores e ar-condicionado. Qualquer fonte de água parada, como umidificadores com uma cuba de água, também será uma fonte de contaminação pesada por mofo. Exceto para infiltrações e grandes concentrações de mofo, a maior parte da contaminação é invisível.

Insetos

Os principais insetos alergênicos domiciliares são os ácaros da poeira domiciliar e as baratas. Os resíduos de outros insetos, como traças, moscas, vespas e besouros são causas de alergias menos comuns, mas também estão contidos na mistura complexa que é a poeira domiciliar.

Ácaros da poeira domiciliar. Os ácaros da poeira são insetos cegos e microscópicos que vivem na pele desprendida e em outras fontes de ceratina. Eles precisam de umidade e calor, sendo criticamente dependentes. São usualmente encontrados em colchões, carpetes e mobílias acolchoadas. Penas e espuma são fontes do inseto. As fezes constituem o alérgeno predominante, mas podem existir reações à quitina na carapaça do corpo. O antígeno é pesado e não é transportado pelo ar em um grau significativo. Usualmente ele se torna transmitido pelo ar por um curto intervalo quando a região é revolvida ao se caminhar em carpetes ou ao se mover um colchão.

TABELA 15.1
PRINCIPAIS GRUPOS DE AGENTES AMBIENTAIS QUE PODEM PROVOCAR E AGRAVAR A ASMA E AS PATOLOGIAS ALÉRGICAS

Alérgenos
Mofo
Insetos
Ácaros da poeira domiciliar
Baratas
Animais
Animais domésticos
Pragas
Camundongos
Ratos
Irritantes
Fumo
Perfumes e essências
Limpadores domiciliares
Lareiras que queimam madeira
Calefação e Ar-Condicionado

Nota: Esta não é uma lista completa e é explicada mais adiante, no texto.

Baratas. As baratas são encontradas principalmente atrás de paredes, sob assoalhos e nos ralos. Elas são uma fonte importante de alergias em construções elevadas, principalmente nas regiões com uma população de classe socioeconômica baixa. Comumente elas procuram alimento e água à noite. Foi dito que a proporção entre as baratas ocultas e visíveis é tão alta quanto 1.000:1. Como os ácaros da poeira, elas constituem um fator inicial significativo no desenvolvimento da asma em crianças jovens.

Animais

Animais domésticos. Gatos e cães são, em potencial, altamente alérgenos. O antígeno desprendido é leve e facilmente transportado pelo ar. É encontrado na saliva, na urina e nos pêlos. A própria lambida do animal pode aumentar o nível de antígeno na mesma, mas o antígeno também é produzido na pele. Na realidade, parece que a pele pode ser a fonte primária dos principais antígenos dos cães (Can f 1) e gatos (Fel d 1). Em geral, mais pessoas parecem reagir ao antígeno do gato que ao do cão. Como o antígeno é pegajoso, é difícil removê-lo de móveis acolchoados, roupas de cama e carpetes.

Pragas. Camundongos e ratos possuem potentes proteínas antigênicas no pêlo e na urina. Eles estão surgindo como um alérgeno significativo em áreas de cidades do interior. O camundongo também pode ser mantido como um animal de estimação. Da mesma forma que com os *hamsters* e com outros animais mantidos em gaiolas, existe um conteúdo muito elevado de mofo e de ácaros na poeira da gaiola.

Irritantes

Fumo

O fumo permanece como a fonte mais significativa de irritantes no ambiente fechado. A fumaça de cigarro pode deflagrar asma aguda, aumentar a freqüência de sinusopatias, e está associado a um grande grupo de malignidades. Há evidência crescente de que o fumo passivo é igualmente perigoso, principalmente para crianças que vivem com um fumante.

Perfumes e Essências

Os perfumes fortes, sabões com essência, *sprays* de cabelo e odorizantes de ar ambiente podem deflagrar sintomas de rinite alérgica ou asma.

Limpadores Domiciliares

Os limpadores que contêm alvejante ou amônia são particularmente irritantes para as vias aéreas.

Lareiras que Queimam Madeira

A madeira não se queima por completo e existem subprodutos da combustão da madeira em uma lareira que são muito irritantes para as vias aéreas.

Calefação e Ar-Condicionado

Os sistemas de ar forçado que utilizam ductos para carregar o ar quente ou frio apresentam mais problemas que radiadores ou aquecedores. Os ductos coletam poeira, pêlos de animais e mofos, soprando-os por toda a casa.

MEDIDAS EM AMBIENTES FECHADOS

Existem varias áreas principais que devem ser consideradas.

- Medidas gerais
- Roupas de cama
- Aquecimento e resfriamento
- Ambiente domiciliar
- Animais
- Irritantes em ambientes fechados
- Revestimentos de assoalho

Gerais

A limpeza freqüente é útil na redução do nível de poeira e de outros alérgenos. Os limpadores a vácuo que incorporam um filtro HEPA (atrator de partícuas de alta eficiência) são mais eficientes na remoção de partículas até tamanhos inferiores a 1 μm. Os limpadores a vácuo do tipo comum incorporam bolsas que são filtros ineficazes e podem soprar cerca de 1/3 da poeira que é captada de volta para a atmosfera. O filtro HEPA impede este fenômeno. A mobília deve ser limpa com um pano úmido, de modo a não jogar mais poeira no ar durante a escovação. Espanadores apenas colocam a poeira em suspensão no ar e a depositam em outro local, dando a impressão de limpeza. Cortinas devem ser limpas com pano úmido. Os assoalhos de madeira e de cerâmica devem ser limpos com pano úmido ou aspirados a vácuo.

Limpadores de Ambiente

Diferente dos filtros HEPA em aspiradores a vácuo, os purificadores de ar ambiente com filtros HEPA não são muito úteis. Muitos dos antígenos que estão presentes em casa são pesados e não permanecem em suspensão no ar por tempo suficiente para serem depurados pelo purificador de ar. Os exemplos comuns são os ácaros da poeira, mofo e antígenos de baratas. Estes antígenos pesados depositam-se com rapidez depois de serem colocados em suspensão através da deambulação ou da limpeza. No entanto, os particulados do fumo de cigarro e os pêlos de cães e gatos são exceções que permanecem em suspensão no ar e são depurados pelo filtro HEPA. Por exemplo, uma carga de antígeno de 40 ng/m de Fel d 1 (antígeno de gato) induzirá os sintomas da asma dentro de 15 minutos em um indivíduo sensível portador de asma. Esta carga pode ser reduzida para menos de 2 ng/m com um filtro HEPA. Em geral, no entanto, o uso destes filtros não mostrou afetar o resultado clínico para a asma.

Calefação

Isto também é verídico para sistemas de calefação/ar-condicionado. Existem diversos filtros no mercado que são adicionados ao sistema de calefação. Estes situam-se em duas categorias: eletrostáticos e HEPA. Ambos removerão particulados e outras partículas transportados pelo ar. A instalação deve ser acompanhada por limpeza dos ductos. As mesmas limitações aplicam-se aos filtros domiciliares totais, conforme são encontrados nos filtros de ambiente HEPA. Como nos filtros de ambiente, eles são úteis para pêlos de animais e outros antígenos leves. O filtro domiciliar total é útil em situações onde há mofo na área de porão, pois é transportado para outras partes da casa pelo sistema de aquecimento. Um bom sistema de filtração impedirá a disseminação dos esporos de mofo por toda a casa. Os sistemas de filtração domiciliar total são caros, sendo que o médico e os pacientes devem avaliar se eles serão úteis em uma determinada situação. As unidades de ar-condicionado de janela devem ser examinadas no início do verão, devendo ser substituídos os filtros de espuma e acolchoamentos. Os acolchoamentos de espuma devem ser verificados mensalmente durante o uso.

Umidade

A umidificação é uma questão enganadora na casa. Quando muito baixa aumentará o ressecamento e a irritação respiratória. Há probabilidade aumentada de que o paciente, principalmente uma criança, possa ter epistaxe. Por outro lado, o nível de umidade muito alto (acima de 65%) incentivará o crescimento de mofo e ácaros. Uma faixa de umidade adequada está entre 35% e 45%, que ainda proporcionará conforto enquanto minimiza o efeito sobre o crescimento do mofo e de ácaros. Os vaporizadores de mesa devem ser desencorajados, pois eles produzem gotículas de água, e não de umidade. Em geral, a umidade não é visível. As partículas de água que podem ser observadas como uma nuvem ou névoa são suficientemente grandes para carregar esporos de mofo, vírus e bactérias, aumentando a disseminação. Os vaporizadores também causam prontamente a condensação de ambiente, aumentando o risco de crescimento de mofo.

Umidificadores domiciliares totais/calefação devem ser do tipo fluxo contínuo, de modo que não fique água parada que possibilite o crescimento de mofo. A almofada de umidificação deve ser trocada pelo menos uma vez por estação do ano. Estas unidades possuem controles de níveis de umidade acoplados. Para cada quarto, um umidificador do tipo evaporação que possua uma almofada de espuma ou bastão rotatório, e um ventilador que evapore a água da espuma proporcionam boa umidificação. Um bacteriostático deve ser adicionado à água e a bandeja de sustentação deve ser limpa duas vezes por semana. Comumente, estas unidades comportam um suprimento de água para 2-3 dias, de modo que haja uma lembrança para limpá-las. É importante que o aparelho tenha um medidor de umidade, de forma que o nível de umidade possa ser controlado.

Quarto de Dormir

O uso de tapetes sobre o assoalho é preferível ao carpete. Os tapetes podem ser retirados, sendo fácil limpar sob eles, o que não ocorre com o carpete. A parte de trás do carpete normalmente é de um material de espuma, sendo que os ácaros e o mofo crescem rapidamente neste ambiente.

Livros que coletam poeira devem ser mantidos em prateleiras ou fora do quarto de dormir. Eles e as prateleiras devem ser limpos com regularidade.

Deve-se evitar a aglomeração. As roupas devem ficar em armários fechados e as roupas para lavar devem ser mantidas em um cesto com tampa. Os brinquedos das crianças precisam ficar em um armário ou baú. Brinquedos de pelúcia e macios e felpudos estão propensos a acumular ácaros e mofo. Como a sua retirada é freqüentemente traumática para a criança, eles podem ser mantidos em uma prateleira limpa, mas não em contato próximo com o leito. Recomenda-se lavar brinquedos macios e bichos de pelúcia. Deve ser empregada a água quente, sendo essencial garantir que o brinquedo fique totalmente seco. Devem ser removidos os animais de pelúcia que aparentam estar velhos.

Outros mantenedores de poeira são cortinas e venezianas. Os revestimentos de janela devem ser fáceis de limpar, como as minivenezianas. É particularmente difícil manter as cortinas pesadas sem poeira, devendo-se evitá-las.

O foco do quarto é a cama, pois é neste local que o paciente passa uma parte significativa do dia. As áreas problemáticas são o colchão e o travesseiro. Os revestimentos à prova de poeira constituem o método mais útil de manter o conteúdo da poeira, ácaros e mofo sob controle. Estes revestimentos devem ser impermeáveis, além de confortáveis, de modo que não interfiram no sono. Existem diversas marcas de *protetores de colchão* disponíveis, os quais são feitos em camadas e se adaptam firmemente ao colchão e ao travesseiro, de modo que não se rompem com o movimento. Os protetores de colchão devem ser lavados antes do primeiro uso, sendo importante seguir as orientações do fabricante. Outro problema com o plástico nas roupas de cama é que ele pode ser desconfortável e quente. Embora revestimentos bem idealizados evitem este problema, os pacientes devem ser desencorajados a colocar um acolchoamento de colchão sobre o protetor, pois o acolchoamento permitirá o crescimento de ácaros e do mofo. O custo usual de um protetor de colchão fica em torno de R$ 80,00 e de uma fronha em R$ 20,00. De modo ideal devem ser cobertos o colchão e as laterais da cama. Como os protetores são caros, os pacientes podem utilizar uma cobertura de plástico barata nas laterais. Um aspecto primordial destes protetores é que eles envolvem totalmente o colchão e são fechados com zíper. Algumas recomendações ainda incluem vedar o zíper com fita. É interessante notar que dados recentes colocam dúvidas sobre o valor clínico desta prática, mas, para pacientes com alergias a ácaros e mofo, estas barreiras permanecem como um meio simples e útil de evitar o antígeno. Como sempre, as recomendações devem ser modeladas para cada paciente.

Os travesseiros devem ser feitos de um material hipoalergênico, que é, usualmente, uma fibra de poliéster. Este tipo de material de enchimento desencoraja o crescimento de mofo e de ácaros. Por outro lado, penas e espuma contêm espaços e bolsões que detêm umidade e permitem o crescimento de mofo e ácaros.

O acolchoado também não deve conter penas. Cobertores não devem ser feitos de lã.

As roupas de cama devem ser lavadas semanalmente em água quente, em uma temperatura acima de 72,2°C a fim de matar os ácaros e reduzir o conteúdo de mofo. Embora travesseiros cheios de fibras possam ser lavados em máquinas de lavar, é difícil garantir que eles sequem por completo. Eles devem ser lavados sem os protetores impermeáveis.

Uma área de problema adicional, principalmente para as crianças, é o uso de beliches. Estes economizadores de espaço são grandes retentores de poeira. A criança que está em cima também fica exposta à poeira do teto e aos alérgenos, enquanto que a criança que fica embaixo é exposta à poeira do leito acima, agravado a cada vez que a outra criança se move. Quando o espaço permite, os leitos devem ser separados.

Um problema com estas medidas é que o paciente, principalmente uma criança, pode achar que seu quarto está vazio e sério demais. Esta percepção irá desencorajar a adesão. O aspecto essencial do controle do ambiente no quarto consiste em reduzir o contato direto com o antígeno. As roupas de cama e os travesseiros são os principais exemplos de áreas de contato próximo onde uma medida simples, revestir o colchão e o travesseiro, pode ter um grande impacto sobre o resultado. Outras medidas que são intuitivas, como limpar com freqüência, também são usualmente bem toleradas. É importante que um paciente compreenda os motivos por trás das alterações ambientais ou elas serão pouco prováveis de acontecer.

Aquecimento e Ar-Condicionado

Os filtros devem ser usados na calefação central e trocados mensalmente. Radiadores com aquecimento da água quente têm a vantagem de não soprar o ar através do ambiente, mas os radiadores são retentores de sujeira e poeira. Eles devem ser limpos regularmente e as capas de radiadores são valiosas para manter o nível de poeira baixo.

Usar filtros nas ventilações constitui uma maneira efetiva para reduzir a poeira carregada de ácaros e mofo a partir do sistema de calefação. Estão disponíveis filtros pré-cortados especiais, mas estes são caros. Uma solução efetiva consiste em usar rolos ou folhas de material de filtro de calefação. Eles estão disponíveis em lojas e são fáceis de cortar no tamanho certo. Os registros de entrada e saída em cada quarto podem ser removidos, o filtro é colocado atrás deles e, em seguida, recoloca-se o registro no ducto. Estes filtros no quarto são mais eficientes que um filtro central. Eles também apresentam a vantagem de ajudar a manter baixo o nível de acúmulo de poeira nos ductos após a limpeza profissional.

Animais

Os animais são a fonte mais difícil de antígeno na casa. Eles não apenas possuem alérgenos potenciais que são liberados no ar, mas também atuam como vetores para trazer alérgenos do exterior para dentro de casa. A cesta de dormir de gatos é uma fonte rica em mofo. Outro problema com animais domésticos é que eles raramente ficam confinados, realmente, em uma determinada área e espalham antígeno por toda a casa.

A solução óbvia, remover o animal da casa, geralmente encontra resistência de pelo menos um familiar. Mesmo quando o animal é removido, a limpeza intensa é necessária para eliminar o antígeno pegajoso dos móveis, carpetes e cortinas. Pode levar muitos meses depois do animal não estar mais em casa para se alcançar níveis aceitáveis do antígeno.

As medidas de suporte gerais devem ser empregadas para remover reservatórios de pêlos de animais. Estas incluem remover carpetes, substituir cortinas por minivenezianas, e limpar os móveis acolchoados. A medida mais valiosa é a de lavar o animal pelo menos uma vez por semana. Isto reduz o nível de antígeno enquanto o animal está sendo lavado. Outrora acreditava-se que existisse uma redução progressiva no nível de antígeno produzido mesmo quando a lavagem era interrompida. Isto provavelmente não é verídico, uma vez que os animais continuam a espalhar o antígeno quando a lavagem é interrompida.

A imunoterapia para a alergia para cães e gatos pode estar indicada quando a família não irá se desfazer do animal (ver Imunoterapia, para maiores detalhes).

Outros animais, principalmente *hamsters* e coelhos, são populares. Eles apresentam vários problemas sob o ponto de vista alergênico. O primeiro é que eles vivem em uma gaiola, que está constantemente suja. Isto resulta em um alto nível de mofo, que também se encontra em sua pele e pode causar reações quando o animal é manuseado. Também há um alto índice de ácaros da poeira na gaiola e no material usado para fazer a cama do animal.

Os animais de fazenda tendem a representar menos problema, pois são evitados com mais facilidade. As reações aos animais dentro de casa podem ser mais intensas por causa da exposição mais freqüente e dos altos níveis de antígeno em casa, onde o paciente passa muito mais tempo. As crianças também têm maior probabilidade de brincar com animais domésticos do que com animais de fazenda.

Pragas e Insetos

As baratas são a praga mais resistente, não sendo afetadas por muitos pesticidas. Elas também são altamente alergênicas. O método usual para lidar com elas consiste em borrifar um inseticida forte. O problema dessa conduta é que os inseticidas são muito irritantes e podem agravar a asma. Quando a dedetização é realizada, o paciente deve ficar fora de casa por um período de 6 horas após a dedetização. Uma conduta preferível para asmáticos consiste em evitar substâncias químicas potentes que sejam irritantes poderosos das vias aéreas. O uso de ácido bórico em pó ao longo dos rodapés é efetivo, em parte, para manter os insetos fora do quarto.

As baratas são muito dependentes do alimento e água disponíveis. Programas como o *Safer Pest Control* se fundamentam nesta dependência para incentivar as baratas a se deslocarem para outros locais. A outra vantagem desta conduta é que as famílias são colocadas no controle de seu ambiente, com uma possibilidade melhor de que os ganhos obtidos sejam sustentados por longo prazo. Os fundamentos desta conduta consistem em bloquear o acesso das baratas aos alimentos e à água. Isto é conseguido por meio da remoção do lixo, não deixando alimentos em balcões ou mesas, não deixando água em pias e consertando vazamentos que possam fornecer água. Também é importante consertar as rachaduras e fendas ao redor de chaminés e armários. Esta conduta teve sucesso em domicílios de cidades do interior, onde outras medidas não lograram sucesso. Estas medidas também são valiosas na redução da ocorrência de mofo, pois a umidade e o lixo são as principais fontes deste antígeno.

O outro grupo de pragas que são pervasivas e difíceis de erradicar são os roedores, usualmente camundongos, assim como os ratos. Recentemente demonstrou-se que a urina e os pêlos destes animais são altamente alergênicos. As medidas para diminuir o alimento e o lixo disponíveis são importantes para roedores, bem como para insetos. Além disso, as fendas para o exterior devem ser fechadas usando-se gesso e lã de aço. Os roedores são capazes de se espremer através dos espaços mais improváveis, de modo que a tentativa de fechar estas fendas deve ser completa. Estão disponíveis armadilhas de vários tipos, mas sua utilização não possui eficácia, a menos que as portas de entrada sejam fechadas, pois os animais continuarão a entrar na casa.

Irritantes

Fumo

Fumar em casa deve ser bastante desencorajado. Os fumantes devem ser incentivados a parar de fumar, sendo útil fornecer informações sobre a cessação do fumo. Existem vários programas excelentes custeados pela *American Lung Association* e pelo *American College of Chest Physicians,* por exemplo, que podem ajudar os pacientes e os pais a pararem de fumar. É importante que as pessoas compreendam que é provável que a exposição de asmáticos ao fumo passivo agrave a patologia e provoque episódios agudos que poderiam comportar risco de morte. Um paciente asmático que fuma está em risco para a rápida deterioração da função pulmonar. Quando o fumo prossegue, ele deve ser feito fora de casa. Fumar no carro deve ser ativamente desencorajado. Fumar na garagem não é suficiente, a menos que esta seja totalmente separada da casa e que não compartilhe um telhado com a mesma.

Mistas

Medidas adicionais podem ser valiosas na redução do nível de antígenos.

Evitar o uso de lareiras que queimam madeira. Outras fontes de combustão parcial, como o querosene, somente devem ser empregadas ao ar livre.

Quando são utilizados *fogões a gás*, é importante garantir que existe a ventilação adequada.

Usar *um exaustor no banheiro* quando tomar banho de chuveiro para reduzir a condensação nas paredes e outras superfícies, diminuindo o crescimento de mofo.

Remover os calçados fora de casa ao entrar na mesma a fim de diminuir a introdução de mofo e de outros alérgenos externos na casa.

Usar *limpadores domiciliares não-irritantes*, evitando, principalmente, alvejantes e amônia.

A eficácia do uso de preparações antiácaro é controversa. Estas são, na maioria, preparações de ácido tânico, das quais um exemplo é o Acarsan. Embora elas possam matar os ácaros, os produtos permanecem, incluindo as fezes, e ainda podem provocar reações. Não foi claramente estabelecido se o uso destes produtos por longo prazo resulta em redução da carga de ácaros.

Escola/Trabalho

Comumente o paciente tem capacidade limitada para reduzir a exposição na escola ou no local de trabalho. Quando a exposição a um irritante ou alérgeno conhecido não é passível de prevenção, o paciente deve portar doses de medicamento preventivas. Quando a situação ocorre em um ambiente de trabalho, uma máscara de proteção pode ser uma solução possível. Quando a roupa de proteção faz parte do uso normal no trabalho, é essencial que o paciente utilize o equipamento. É importante para o empregador estar ciente da situação e dos riscos para o empregado, sendo que a transferência para outra colocação na empresa, ou mesmo para outra linha de trabalho pode ser a única solução.

As mesmas questões se aplicam às crianças na escola e esta deve estar ciente dos riscos para a criança. Isto é particularmente verídico para as salas em que são usadas substâncias químicas. Deve-se ter cautela nas escolas mais antigas, onde pode haver mofo e insetos. As crianças alérgicas a animais não devem ficar em aulas onde estes estejam presentes.

EXTERNOS

O ambiente externo não está prontamente disponível para o controle pelo paciente. Algumas medidas podem reduzir o impacto sobre o mesmo.

Frio

A exposição ao frio é um importante deflagrador para a asma em adultos e crianças. As crianças devem evitar o ambiente externo quando as temperaturas do ar estão abaixo de 35°C. Um cachecol ou máscara de esquiar devem ser usados para proteger as vias aéreas contra o ar seco e frio. Os pacientes devem estar cientes de que as súbitas alterações na temperatura, como entrar em um prédio aquecido a partir do ar seco e frio, pode deflagrar um episódio agudo. Eles podem precisar usar uma dose de broncodilatador imediatamente ao mudar de temperatura, caso este seja o problema.

Exercício

O esforço é um deflagrador comum da asma. Quanto mais aeróbica for a atividade, mais provável será que ela provoque sintomas graves. Os pacientes devem usar medicamento profilático, que pode incluir o albuterol antes da atividade, broncodilatadores de ação prolongada e medicamentos controladores (ver capítulo sobre Asma).

CONCLUSÕES

O controle do ambiente é essencial em uma doença que é ativada por alérgenos e irritantes dentro e ao redor da casa. Algumas sugestões são:

- Remover bichos de pelúcia e outros retentores de poeira e ácaros.
- Remover animais de estimação (a lavagem mostrou ser útil na redução da carga de antígenos).
- Usar assoalhos de madeira em lugar de carpetes.
- Substituir freqüentemente filtros de calefação e de ar-condicionado.

O uso de purificadores de ar tem valor duvidoso.

Leitura Sugerida

Ahmed, D. D., S. C. Sobczak, *et al.* (2003). Occupational allergies caused by latex. *Immunol Allergy Clin North Am* **23**(2): 205-19.

Bhalla, P. L. (2003). Genetic engineering of pollen allergens for hayfever immunotherapy. *Expert Rev Vaccines* **2**(1): 75-84.

Boner, A., L. Pescollderungg, *et al.* (2002). The role of house dust mite elimination in the management of childhood asthma: an unresolved issue. *Allergy* **57**(Suppl. 74): 23-31.

de Blay, F. and E. Birba (2003). Controlling indoor allergens. *Curr Opin Allergy Clin Immunol* **3**(3): 165-8.

Eggleston, P. A. (2003). Environmental control for fungal allergen exposure. *Curr Allergy Asthma Rep* **3**(5): 424-9.

Golden, D. B. (2003). Stinging insect allergy. *Am Fam Physician* **67**(12): 2541-6.

Kurup, V. P. (2003). Fungal allergens. *Curr Allergy Asthma Rep* **3**(5): 416-23.

Sheikh, A. and B. Hurwitz (2003). House dust mite avoidance measures for perennial allergic rhinitis: a systematic review of efficacy. *Br J Gen Pract* **53**(489): 318-22.

Vance, G. H. and J. A. Holloway (2002). Early life expo-sure to dietary and inhalant allergens. *Pediatr Allergy Immunol* **13**(Suppl. 15): 14-8.

Weber, R. W. (2003). Patterns of pollen cross-allergenicity. *J Allergy Clin Immunol* **112**(2): 229-39; quiz 240.

CAPÍTULO 16

IMUNOTERAPIA PARA ALERGIA

FUNDAMENTOS

O conceito de tentar alterar a resposta imune de uma reação alérgica para uma reação mais convencional ou não-alérgica data do início do século XX. Em 1911, Leonard Noon propôs um toxóide para evitar as reações ao pólen da grama. Somente na última metade do século é que estudos controlados demonstraram que a imunoterapia para alergia levava à melhora clínica. Até aquele momento, muitos relatos eram anedóticos e não-científicos.

RESPOSTAS CLÍNICAS

Relatou-se que inúmeras alterações imunológicas induzidas pela imunoterapia para o alérgeno correlacionavam-se com a resposta clínica. Estas respostas incluem a sensibilidade reduzida ao alérgeno no exame, através de teste de punção cutânea titulada, e da provocação conjuntival e nasal após imunoterapia. Estes achados correlacionam-se com uma redução dos sintomas da rinite que ocorre durante a exposição ao pólen natural.

Reações Iniciais

Existe uma redução na resposta imediata a alérgenos específicos no olho e na conjuntiva durante o ápice da estação de alergia para aquele alérgeno. Esta resposta foi demonstrada em inúmeros estudos clínicos que empregaram uma ampla gama de antígenos domiciliares e externos. As respostas dos pacientes foram percebidas ao se usar um escore de sintomas das alterações nasais e oculares, durante a estação, para o alérgeno, ou durante um período determinado para antígenos perenes. Os pacientes que recebem imunoterapia para alergia demonstraram menores escores de sintomas (os números altos indicam o agravamento da doença).

A resposta à imunoterapia (IT) também foi demonstrada por provocação nasal ou conjuntival direta. Houve uma redução na resposta clínica entre pacientes e pessoas que receberam imunoterapia. Também há uma diminuição nos infiltrados celulares e na liberação de mediadores.

As respostas brônquicas foram medidas utilizando diversos critérios, inclusive o escore clínico e a liberação de células e mediadores. Diferente do uso na rinite alérgica, existe controvérsia em relação à eficácia da IT na asma. Avaliações íntegras, como a metanálise que abrange estudos e técnicas muito diferentes, parecem mostrar uma vantagem. Estudos controlados, prospectivos e cuidadosamente elaborados são ambíguos e não evidenciam uma nítida vantagem para a IT. Os pacientes com asma devem ser cuidadosamente selecionados para a IT, visando maximizar a possibilidade de sucesso.

O teste alérgico cutâneo pode diminuir rapidamente após o início da IT. A resposta clínica com sintomas reduzidos é muito mais lenta. Isto sugere que há uma desconexão entre a melhoria dos sintomas clínicos e o teste alérgico cutâneo.

Reações Tardias

Há uma diminuição da resposta cutânea tardia após o início da IT. Em alguns estudos existe maior redução na resposta cutânea tardia que na inicial. A resposta brônquica tardia também é reduzida por IT.

MECANISMO DE AÇÃO

O princípio por trás da IT para alergia está em induzir um desvio de classe da produção de IgE para IgG em resposta ao alérgeno, e turvar a resposta alérgica.

A princípio, a IgE aumenta, depois diminui e, por fim, é muito menor que o nível inicial. Comumente, há uma elevação na IgE sérica durante a estação específica do alérgeno. Esta elevação é bloqueada pela imunoterapia para alergia.

Existe uma mudança na IgG que também foi percebida após o uso da imunoterapia. Há um aumento nos anticorpos bloqueadores nas subclasses IgG1 e IgG4, com um desvio gradual para a IgG4. Há considerável controvérsia em relação ao significado da IgG4, que alguns autores consideraram um anticorpo reagente. O mecanismo pelo qual este anticorpo pode causar alergia não está esclarecido. Ele está presente em baixas concentrações no soro, mas a IgG4 específica se torna predominante depois de 1 ano de imunoterapia para alergia. Contudo, há uma correlação ruim entre os níveis de anticorpos IgG1 bloqueadores e IgG4 e o escore clínico. Os níveis de IgG4 não são confiáveis como preditores do resultado a longo prazo, sendo que os níveis de IgG4 podem não ser significativos como um mecanismo de ação da imunoterapia.

Efeitos Celulares

Basófilos

Os basófilos apresentam liberação reduzida de histamina após a provocação com alérgeno *in vitro* com o erva-de-santiago nos pacientes que se submetem à imunoterapia para o erva-de-santiago. Esta não é uma resposta confiável para medir o sucesso da imunoterapia, sendo mais um instrumento de pesquisa que clínico.

Linfócitos

Os linfócitos do sangue periférico apresentam uma resposta proliferativa diminuída à erva-de-santiago após a imunoterapia para esta erva com o extrato da mesma. Esta é uma resposta antígeno-específica. Também há uma redução da IL2. A produção diminuída de TNF-α foi percebida após a imunoterapia com poeira domiciliar. Acredita-se que esta resposta se deva à produção de células T supressivas.

Um aumento nas células T CD8+ também foi notado após a imunoterapia com ácaro da poeira domiciliar. Existe uma redução concomitante no número de linfócitos T CD4+ infiltrativos. No entanto, há um aumento na expressão dos marcadores de ativação dos antígenos MHC Classe II e da IL2R após a IT. Existem alguns dados de biópsia que sugerem que há um aumento do RNAm para a IL-2 e IFN-γ. Houve uma correlação inversa entre os sintomas sazonais dos pacientes e a necessidade de medicamentos durante a estação do pólen e o número de células que expressam o RNAm para o IFN-γ a partir de amostras de biópsia.

Receptor de IgE

O receptor de IgE de baixa afinidade (FcεRII) nos linfócitos B está aumentado após a imunoterapia para alergia, porém, esta resposta parece ser antígeno-específica. Não está esclarecido o papel desta alteração nos receptores de superfície na modificação da resposta ao antígeno.

Fator de Liberação da Histamina

Os fatores que controlam a liberação de histamina pelos mastócitos e basófilos são modificados pela imunoterapia para a alergia. Células polimorfonucleares não-estimuladas em cultura secretam o fator espontâneo de liberação de histamina (spHRF). Esta síntese é aumentada ainda mais pela adição de um antígeno específico à cultura, o que leva à liberação de um segundo tipo de HRF antígeno-dependente. Os níveis de ambas as formas de HRF são reduzidos pela imunoterapia para a alergia de uma maneira antígeno-específica, mas foi notada alguma variação, dependendo do antígeno. É provável que reduzir ou alterar o HRF reduza a resposta a um alérgeno depois da imunoterapia.

Eosinófilos Sanguíneos

A imunoterapia modifica a quantidade e a função dos eosinófilos. Crianças asmáticas que recebem imunoterapia para os ácaros da poeira domiciliar tiveram contagens menores de eosinófilos no sangue periférico que um grupo de crianças sensíveis aos ácaros da poeira domiciliar que não recebem imunoterapia. As contagens de basófilos entre o grupo sob imunoterapia também estão reduzidas em comparação com os níveis nos controles normais.

Os níveis tópicos de eosinófilos também são diminuídos pela imunoterapia para a alergia. Isto foi demonstrado a partir de escovações nasais nos pacientes que recebem terapia de manutenção para a erva-de-santiago. O nível de diminuição nos eosinófilos correlacionou-se com a dose de antígeno da erva-de-santiago utilizado na manutenção do controle. O tratamento de imunoterapia com alérgeno para asmáticos sensíveis ao pólen de bétula evitou o aumento sazonal nos eosinófilos no líquido do lavado broncoalveolar (BAL) em comparação com os pacientes de controle que não receberam imunoterapia. A atividade quimiotáxica do eosinófilo também foi suprimida por imunoterapia.

Liberação de Mediador

A medição de produtos eosinofílicos séricos, principalmente a proteína catiônica, revelou valores muito menores durante a estação do pólen nos pacientes sob IT do que nos controles que não estavam recebendo a terapia. Normalmente existe um aumento sazonal na atividade quimiotáxica de eosinófilos e neutrófilos no soro e no líquido do BAL de pacientes sensibilizados. Diversos estudos demonstraram que a imunoterapia bloqueia este aumento sazonal para antígenos específicos, por exemplo, o ácaro da poeira domiciliar.

Observou-se uma correlação inversa entre a resposta à imunoterapia e os níveis de fator ativador sérico das plaquetas (PAF) nas crianças asmáticas. Também existem descrições da redução na IL4 no soro após a imunoterapia para alergia, indicando um desvio da resposta imune do tipo Th2 para Th1. Um aumento IFN-γ e no fator de necrose tumoral foi descrito após a imunoterapia para alergia específica.

JUSTIFICATIVA PARA SUA INSTITUIÇÃO

As alergias impõem uma grande carga sobre os indivíduos e sobre o sistema de saúde.

Existe um alto nível de utilização dos serviços de saúde por pacientes com doença alérgica. Onde foram feitas avaliações da qualidade de vida, elas demonstram escores muito menores em todos os domínios da qualidade percebidos. Mesmo na rinite alérgica, uma doença geralmente percebida como comum por aqueles que não padecem dela, existe a percepção muito pior da qualidade de vida.

A ausência na escola é um problema grave a partir da doença atópica e se estimou que a doença alérgica contribui com um total de quase 2 milhões de dias perdidos por ano. As crianças podem sofrer de problemas comportamentais e de comprometimentos da audição e da fala. Estes problemas têm um impacto sobre o aprendizado. Para crianças com asma, existem muitas conseqüências, inclusive a perda de dias de escola, mau desempenho acadêmico, incapacidade de participar de esportes e a alta utilização dos serviços médicos.

Os pais das crianças e os adultos com doenças alérgicas faltam ao trabalho, contribuindo com um número muito grande de dias de trabalho perdidos e com a perda de rendas. Eles também utilizam os serviços médicos em excesso. Uma estimativa coloca os custos diretos e indiretos para a rinite alérgica em $3,8 bilhões.

Para muitos destes pacientes, a terapia convencional é inadequada. Para outros, não é adequada a prevenção dos antígenos deflagradores. Estes são pacientes que podem se beneficiar da IT.

INDICAÇÕES PARA A IMUNOTERAPIA

A imunoterapia não é um procedimento curativo, levando, em média, à melhoria de 60% nos sintomas para antígenos específicos nos pacientes que respondem ao tratamento. Por este motivo, a seleção minuciosa é essencial para um resultado bem-sucedido. A IT é um compromisso significativo de tempo e recursos financeiros por parte do paciente.

Indicações Gerais

Existem diferenças de opinião em relação a quem deve receber IT e qual paciente irá se beneficiar. As orientações sugeridas da *American Academy of Allergy, Asthma and Immunology* incluem:

- Uma história que seja sugestiva de uma etiologia alérgica para os sintomas do paciente.

- Sintomas que se correlacionam com a exposição ao antígeno suspeito, por exemplo, o paciente que tem um teste positivo à erva-de-santiago deve reagir no outono na região norte dos Estados Unidos.
- O paciente apresenta controle deficiente com a terapia convencional.
- O paciente é incapaz ou não tem vontade de evitar o antígeno, por exemplo, um gato ou um cão.
- A alergia suspeita deve ser confirmada por teste alérgico, por teste de punção cutânea, ou por RAST.
- Antes de iniciar a imunoterapia, o teste cutâneo intradérmico deve ser feito para excluir outros antígenos.

Indicações Específicas
Rinite Alérgica
A rinite alérgica e a conjuntivite alérgica são condições primárias para o uso da imunoterapia para alergia. Comumente elas são bem definidas, os sintomas são facilmente avaliados e evoluídos, e é relativamente fácil examinar os efeitos da terapia. Ademais, estas patologias comportam medidas de controle ambiental.

Alergia à Picada de Inseto
Os insetos que realizam picadas, abelhas, zangões, vespas, formigas vermelhas, podem provocar reações com risco de morte. Ao determinar a necessidade de imunoterapia para alergia, é importante avaliar o risco para o paciente. A primeira distinção é se o paciente teve uma reação sistêmica. Isto envolve distinguir uma reação local grande das respostas disseminadas.

- Reação local grade – A inchação é contígua com o local da picada, sem uma interrupção. Esta não é uma reação mediada por IgE.
- Reação sistêmica – Existe inchação ou erupção descontínua com o sítio da picada. Quando o paciente apresentou qualquer dificuldade para conversar, engolir ou respirar, a reação é automaticamente considerada como sistêmica.

A segunda distinção que precisa ser feita é se o paciente pode ter tido anafilaxia. A pressão arterial é crucial ao se decidir se o paciente exibiu uma resposta vagal com uma aparência fria e pegajosa, mas manteve a circulação e sem choque, ou se desenvolveu anafilaxia com uma queda na pressão arterial. Uma história de anafilaxia, dificuldade respiratória ou de deglutição é uma indicação absoluta para considerar a IT.

Alergia Medicamentosa
Dentre os muitos medicamentos (ver Urticária) que podem provocar reações sistêmicas, apenas a penicilina foi testada para a imunoterapia. Desde então, o método utilizado não é usual. A terapia para penicilina é uma forma rápida ou apressada de terapia. O resultado é uma forma de anafilaxia controlada que é útil apenas na situação aguda. Ela não confere um benefício a longo prazo. Como esta é uma forma perigosa de terapia, ela somente é utilizada em pacientes que apresentam infecção grave onde a penicilina é o medicamento de escolha. O paciente deve ser monitorizado em uma unidade de terapia intensiva.

Asma
Há considerável controvérsia em relação ao uso da IT na asma. A melhor possibilidade de sucesso é nos pacientes que exibem atopia concomitante. Embora alguns estudos da IT na asma tenham mostrado melhora nos escores de sintomas nos pacientes portadores de um componente alérgico vigoroso, outros grupos de dados não mostram melhora ao usar os mesmos parâmetros.

Os médicos devem fazer uma cuidadosa seleção dos pacientes para IT na asma. Da mesma forma que com a rinite alérgica, a maior possibilidade de sucesso é nos pacientes que possuem um componente alérgico bem definido. Um exemplo de um paciente adequado é aquele que exibe asma grave no outono, que é de difícil controle e demonstra alergia à erva-de-santiago através da história e teste de punção cutânea. Como o tratamento primário da asma se faz por farmacoterapia, a falha desta modalidade deve ser um requisito para considerar a IT.

IMUNOTERAPIA NÃO-DOCUMENTADA
Alergia Alimentar
As reações alérgicas a alimento são complexas e podem induzir reações graves, inclusive a anafilaxia. Como a via de entrada é por contato ou pelo trato gastrointestinal, estas alergias não se prestam prontamente para a intervenção por IT. Existem pouquíssimos estudos na literatura sobre a utilização da IT para a alergia alimen-

tar. A única via de administração da IT para a alergia alimentar, usando alérgeno de amendoim, foi a via oral – mostrou sucesso limitado. Administrar antígenos alimentares por injeção é perigoso demais para a aplicação prática. Atualmente, não há evidência para sugerir que o uso de antígenos alimentares para a IT é efetivo ou seguro.

Insetos que Picam

Embora os insetos que realizam picadas sejam uma causa importante de reações alérgicas, os insetos que picam geralmente originam apenas uma resposta local. Não existe evidência para sugerir que a IT tem qualquer sucesso no tratamento desta condição. Por este motivo, ela não é recomendada neste caso.

Patologias Cutâneas

Eczema. A dermatite atópica é uma patologia multifatorial. Embora as alergias desempenhem um papel na iniciação do prurido neste grupo de doenças, o uso da IT se mostrou ineficaz na melhoria desta condição. Atualmente não existe indicação aprovada para o uso da IT no eczema e em outras formas de dermatite atópica.

Urticária crônica. A etiologia da urticária crônica somente é detectada em aproximadamente 10% dos casos. Sem compreender a fonte da patologia, não se justifica o uso de uma intervenção potencialmente perigosa como a IT. Desta maneira, não há, atualmente, indicação para uso da IT para tratar a urticária crônica.

ALÉRGENOS PARA IMUNOTERAPIA

Preparação dos Alérgenos

Os exemplos de alérgenos usados na IT são listados na Tabela 16.1.

Extratos Salinos Crus

Muitos alérgenos para a terapia são preparados ao se extrair o antígeno a partir de uma fonte alérgica. Por exemplo, para aeroalérgenos são coletados e suspensos em soro fisiológico os polens de árvores, gramíneas e ervas. Após a centrifugação, o líquido sobrenadante contém um extrato cru de proteínas que inclui o componente alergênico principal. Outras extrações simples utilizam o mesmo processo. O uso destes extratos é limitado pela concentração relativamente baixa do alérgeno principal presente no extrato. Como conseqüência, eles podem não vir a ser efetivos na IT.

Extratos Purificados

Vários métodos evoluíram para aumentar a extração dos principais alérgenos presentes no pólen, pêlo de animal, mofo e insetos, incluindo os ácaros da poeira domiciliar. Um extrato purificado deste tipo é o da erva-de-santiago, onde o antígeno ativo, o antígeno E, constitui 6% do conteúdo protéico total no pólen da erva-de-santiago. Como o percentual de proteína do antígeno E é baixo, o processo de extração cru é muito menos efetivo que o processo purificado para IT. O antígeno ativo foi determinado para muitas substâncias, usando a extração em gel e testes específicos de subcomponentes para sua antigenicidade. No caso do pêlo de gato, o antígeno ativo é uma proteína simples denominada Fel d1. Existem inúmeros métodos, tanto químicos quanto físicos, empregados para a extração em massa de antígenos puros.

TABELA 16.1
ALÉRGENOS COMUNS UTILIZADOS PARA IMUNOTERAPIA

Pólen
  Árvores
  Gramíneas
  Ervas
Mofo
  Alternaria
  Aspergillus
Insetos
  Ácaros
  Barata
Pêlo de animal
  Cão
  Gato
Himenópteros
  Mel de abelha
  Vespas
  Vespões
  Marimbondos
  Formigas vermelhas

Nota: Esta não é uma lista completa.

Alérgenos Modificados

Além de purificar os antígenos, diversos pesquisadores tentaram aumentar sua antigenicidade e, desta maneira, encurtar a série da IT. Os métodos usados incluem a precipitação em alume, haptenização (a adição de uma molécula altamente antigênica, por exemplo, albúmen, ao antígeno, a fim de evocar uma resposta imune maior) e o desenvolvimento de alergóides, que são alérgenos quimicamente modificados ou desnaturados. Os alergóides são mais seguros de administrar que os antígenos não-processados porque estimulam uma resposta de IgG e comportam um risco reduzido de provocar anafilaxia. Alguns dos métodos empregados para aumentar a antigenicidade e a segurança são mostrados na Tabela 16.2.

Administração Nasal

Vários autores examinaram vias alternativas, como a nasal. Um exemplo é o uso de pólen de grama, onde 32 pacientes em um estudo controlado duplo-cego mostraram escores de sintomas reduzidos e limiar nasal aumentado para o alérgeno.

SELEÇÃO DO PACIENTE

História

Uma história sugestiva de uma reação alérgica é essencial na consideração da IT. Esta história incluiria sintomas de rinite alérgica sazonal, conjuntivite alérgica sazonal, sintomas sobre a exposição aos animais, ou sintomas em ambientes úmidos ou mofados. Um paciente com história de alergia alimentar, asma, onde não há componente atópico ou dermatite atópica, não possui indicação para IT. Pacientes com combinações de condições indicadas e não-indicadas ainda podem se beneficiar da IT apenas para os usos indicados.

Exames Específicos

A história indicada deve ser confirmada através de exames específicos de alergia, usando métodos *in vitro* e *in vivo* (ver o capítulo sobre Investigação das Alergias). O padrão de alergia fornecido na história deve ser compatível com a sazonalidade do alérgeno. Por exemplo, deve reagir com as árvores na primavera, com a grama no verão, e com as ervas no outono.

Falha da Farmacoterapia

O tratamento primário das alergias e asma é a farmacoterapia. A IT deve ser reservada para aqueles pacientes para os quais o medicamento se mostrou ineficaz.

Alérgenos Inevitáveis

Outra circunstância em que a IT pode estar indicada é na situação em que os pacientes ou os pais não conseguem evitar o antígeno. Isto aconteceria no caso de um animal doméstico que a família não deseja se desfazer. A IT consiste em um auxiliar útil para outras medidas, como a lavagem do animal e outras medidas ambientais, conforme descrito no Controle Ambiental.

Tratando as Patologias Concomitantes

Muitos pacientes exibem sintomas relacionados com mais de uma alergia. Deve-se ter cuidado para identificar o maior número possível de alergias e para controlar o ambiente da melhor maneira possível. Por exemplo, a reação de uma criança ao pêlo de um animal de estimação pode ser exacerbada pelo fumo de um dos pais em casa. Lareiras que queimam madeira, perfumes fortes e limpadores domiciliares são outros exemplos de fatores agravantes que podem complicar uma alergia verdadeira.

MÉTODOS

O antígeno é administrado em doses crescentes, começando em uma concentração muito diluída, comumente 1:200.000 p/v. Ocorre um problema com a

TABELA 16.2
ANTÍGENOS MODIFICADOS UTILIZADOS PARA AUMENTAR A ANTIGENICIDADE

Alume precipitado
Piridina precipitada por alume
Emulsificado em óleo
Alergóides em formalina
Glutaraldeído polimerizado
IgE específica
Desnaturação da uréia
PGE conjugada

Nota: Alguns dos métodos comuns sob investigação estão listados.

maioria dos extratos antigênicos. Não há método consistente para medir o conteúdo antigênico e, desta maneira, a dosagem pode variar muito. Estão sendo feitas tentativas para padronizar a medição e a concentração dos alérgenos.

A princípio, as injeções são administradas semanalmente. A dose é administrada no tecido subcutâneo do braço. Em todas as doses, os pacientes devem ser observados por 30 minutos depois da injeção, pois as reações graves comumente acontecerão dentro deste intervalo de tempo. É importante notar que um paciente pode desenvolver uma reação grave em qualquer momento durante o curso do tratamento, de forma que a observação deve ter lugar depois de cada dose. O risco máximo ocorre durante os primeiros minutos da terapia.

Depois de cada dose, a resposta do paciente é medida por uma pápula e rubor no sítio da injeção. A dose é gradualmente aumentada a cada semana, com base no tamanho da reação de pápula. A meta da IT consiste em atingir uma dose de manutenção que o paciente receberá durante um curso total de terapia de aproximadamente 5 anos.

SEGURANÇA

Existem vários riscos teóricos para esta forma de terapia. Os pacientes podem desenvolver uma resposta alérgica grave, quer localmente, no sítio de injeção, quer no âmbito sistêmico. Esta reação pode incluir uma anafilaxia. Um grande estudo recente de 4.578 pacientes, abrangendo 162.436 injeções, demonstrou reações na freqüência de 1/1.600 injeções. A ocorrência destas reações correlacionou-se com a freqüência de injeção e com a estação do ano da injeção. As reações mais graves ocorreram mais precocemente na terapia que em um estágio mais avançado.

Conforme dito anteriormente, muitas reações graves são observadas dentro de 30 minutos da injeção. Das reações descritas, 73% foram respiratórias e 76% foram urticária ou angioedema. Em 7% dos pacientes ocorreu anafilaxia. As reações locais incluem inchação e dor, enquanto que as reações sistêmicas, além daquelas anteriormente debatidas, incluem efeitos gastrointestinais e respostas vasovagais.

Devido aos riscos de reações graves, quando se administra a IT, o equipamento de emergência deve estar prontamente disponível, bem como profissionais habilitados no reconhecimento das reações e na RCP.

TÉCNICAS NÃO-COMPROVADAS

Muitos métodos são oferecidos para a eliminação das reações alérgicas. Estes métodos não mostram qualquer vantagem quando submetidos à avaliação científica. Os tratamentos não-comprovados incluem provocação-neutralização, que é um método por meio do qual uma baixa concentração de antígeno é colocada sob a língua. Este processo reproduz, supostamente, os sintomas do paciente. Uma segunda gota é então colocada sob a língua, que "neutraliza" a reação, aliviando os sintomas do paciente.

Outra técnica que não foi comprovada consiste em medir as precipitinas IgG no soro que estão direcionadas contra o alimento. Avoca-se que estas precipitinas provocam vários sintomas não tradicionalmente associados à alergia mediada por IgE. A IgG é comumente produzida em resposta à ingestão de alimento, podendo, até mesmo, ser um mecanismo que defende contra a alergia alimentar. Estudos cruzados controlados e duplos-cegos não sustentam este método.

Leitura Sugerida

Beyer, K. (2003). Characterization of allergenic food proteins for improved diagnostic methods. *Curr Opin Allergy Clin Immunol* **3**(3): 189-97.

Canonica, G. W. and G. Passalacqua (2003). Noninjection routes for immunotherapy. *J Allergy Clin Immunol* **111**(3): 437-48; quiz 449.

Chung, K. F. (2002). Anti-IgE therapy of asthma. *Curr Opin Investig Drugs* **3**(8): 1157-60.

Golden, D. B. (2003). Stinging insect allergy. *Am Fam Physician* **67**(12): 2541-6.

Nelson, H. S. (2003). Advances in upper airway diseases and allergen immunotherapy. *J Allergy Clin Immunol* **111**(3 Suppl.): S793-8.

Prescott, S. L. and C. A. Jones (2002). An update of immunotherapy for specific allergies. *Curr Drug Targets Inflamm Allergy* **1**(1): 65-75.

Saltoun, C. A. (2002). Update on efficacy of allergen immunotherapy for allergic rhinitis and asthma. *Allergy Asthma Proc* **23**(6): 377-80.

Valenta, R. and D. Kraft (2002). From allergen structure to new forms of allergen-specific immunotherapy. *Curr Opin Immunol* **14**(6): 718-27.

Weber, R. W. (2003). Patterns of pollen cross-allergenicity. *J Allergy Clin Immunol* **112**(2): 229-39.

ÍNDICE REMISSIVO

Os números em *itálico* referem-se às Figuras ou Tabelas.
Os números em **negrito** referem-se aos Quadros.

A

Abrasivo(s)
  AD por, 48
Ácaro(s)
  da poeira, 187
    domiciliar, 187
Ácido(s)
  graxos, 50
    essenciais, 50
      na AD, 50
AD (Dermatite Atópica), 37-50
  geral, 37
  patologia típica da, 37
    aguda, 37
    crônica, 37
  fisiopatologia, 37
    alterações imunes, 38
  etiologia, 38, *40*
    alimentos, 38
    aeroalérgenos, 39
    agentes microbianos, 39
    reações de contato, 39
    dermatite por fotocontato, 40
  manifestações clínicas, 41
    agudo, 41
    subagudo, 41
    crônica, 41
    padrão, 41
  critérios diagnósticos, 41
  complicações, 41
    infecção, 41
    oculares, 42
  diagnóstico diferencial, 42, *44*
    escabiose, 42
    malignidades cutâneas, 42
    micose fungóide, 42
    síndrome de Sézary, 42
    dermatite, 43
      herpetiforme, 43
      seborréica, 43
    reações de contato, 42
    eczema numular, 43
    líquen simples, 43
      crônico, 43
    imunodeficiências, 43
    distúrbios metabólicos, 43
  diagnóstico, 43
    história, 44
    exames, 44
      testes alérgicos, 44
      carga alimentar, 44
      diário alimentar, 44
      teste da fotoplaca, 45
  tratamento, 45
    hidratação, 45
      cutânea, 45
      durante a noite, 45
    umidificante, 45
    oclusivos, 45
    emolientes, 45
    corticosteróides, 45
    sistêmico, 46
    anti-histamínicos, 46
    antiinfecciosos, 46
      bacterianos, 46
      virais, 47
      fúngicas, 47
      moduladores da célula T, 47
      tacrolimus, 47
      protopic, 47
      pimecrolimus, 47
      elidel, 47
      CsA, 47
      IFN-γ, 48
      preparações de alcatrão, 48
    agentes agravadores, 48
      controle dos, 48
    alérgenos, 49
      alimento, 49
      contato, 49
      fatores psicossociais, 49
      educação do paciente, 49
    doença recalcitrante, 49
      hospitalização, 49
      terapia com UV, 49
      fotoquimioterapia, 50
      terapia potencial, 50
      ácidos graxos, 50
        essenciais, 50
      terapia, 50
        com anticitocina, 50
        com anti-receptor de citocina, 50
        inibidores da fosfodiesterase, 50
    como reação cutânea, 99
      ao alimento, 99
Adenosina
  desaminase, 123
    deficiência de, 123
Advair, 168
Aeroalérgeno(s)
  e AD, 39
Aerossol(óis)
  dermatológicas, 180
    com esteróides, 180
    potência, 180
Agamaglobulinemia
  de Bruton, 120
    manifestações físicas, 120
Agente(s)
  infecciosos, 12
    regulação dos, 12
      bactérias, 12
      micobactérias, 12
      vírus, 12
      fungos, 12
      protozoários, 13
      parasitas, 13
  microbianos, 39
    e AD, 39
  moduladores, 47
    da célula T, 47
  agravadores da AD, 48
    controle dos, 48
      irritantes, 48
      detergentes, 48
      amaciantes de roupas, 48
      sabões, 48
      substâncias químicas, 48
      poluentes, 48

abrasivos, 48
temperaturas, 49
altas, 49
baixas, 49
deflagradores, *63*
para episódio asmático, *63*
agudo, *63*
anticolinérgicos, 181
dosagem de, *181*
ipratrópio, 181
glicopirrolato, 181
ambientais, *188*
principais grupos de, *188*
asma e, *188*
patologias alérgicas e, *188*
AIDS
prevalência, 127
imunologia, 127
aspectos clínicos, 128
gerais, 128
infecções, 128
neoplasias, 128
manifestações neurológicas, 128
síndrome do consumo, 128
parâmetros imunes, 128
Ig, 128
linfócitos, 128
transmissão, 129
terapia, 129
geral, 129
medicamentos específicos, 129
agentes antivirais, 129
Albuterol, 174
Alcatrão
preparações de, 48
na AD, 48
Alérgeno(s)
alimento, 49
contato, 49
fatores psicossociais, 49
educação do paciente, 49
dessensibilização com, 50
na terapia potencial, 50
e asma, 64
alimentares, 100
transmitidos pelo ar, 100
controle dos, 187
mofo, 187
insetos, 187
ácaros, 187
da poeira domiciliar, 187
baratas, 188
animais, 188
domésticos, 188
pragas, 188
para IT, 199
preparação, 199
extratos, 199
salinos crus, 199
purificados, 199

comuns, *199*
modificados, 200
administração nasal, 200
Alergia(s)
desenvolvimento da, 21-28, 30
reações alérgicas, 21
bases da lesão, 21
genética das respostas, 21
tipo I, 22
produção de IgE, 22
mecanismo do, 22
reação bifásica, 25
tipo II, 26
mecanismo, 26
exemplos, 26
A, 26
apresentação clínica, 26
mecanismo, 26
exemplos, 26
tipo III, 27
exemplos, 27
apresentação clínica, 27
tipo IV, 28
exemplos, 28
aumento da, 31
causas de, 31
medicamentos para, *56*
sítio de ação de, *56*
alimentar, 91-105, 198
introdução, 91
fisiopatologia, 91
mecanismo de desenvolvimento, 92
causas, 93
produtos diários, 83
legumes, 93
nozes, 94
peixe, 94
crustáceos, 94
moluscos, 94
cereais em grãos, 94
proteínas não-alimentares, 94
contaminantes, 94
manifestações clínicas, 95
sensibilidade, 96
toxinas, 96
reações verdadeiras, 96
hipersensibilidade, 97, 100
mediada por IgE, 97
não mediada por IgE, 100
tipos de reações, *95*
alergia, *95*
sensibilidade, *95*
toxina, *95*
diagnóstico, 102
história, 102
exames diagnósticos, 103
terapia, 104
prevenção, 104
medicamentos, 104
resumo, 105

IT na, 198
não-documentada, 198
elaboração diagnóstica das, 143-148
reação alérgica, 143
conseqüências mensuráveis da, 143
teste, 148
de provocação, 148
alérgico, 148
significado do, 148
IT para, 195-201
fundamentos, 195
respostas clínicas, 195
iniciais, 195
tardias, 196
mecanismo de ação, 196
efeitos celulares, 196
instituição, 197
justificativa para, 197
indicações, 197
gerais, 197
específicas, 198
não-documentada, 198
alergia alimentar, 198
insetos que picam, 199
patologias cutâneas, 199
alérgenos para, 199
preparação, 199
extratos, 199
salinos crus, 199
purificados, 199
modificados, 200
administração nasal, 200
seleção do paciente, 200
história, 200
exames específicos, 200
falha da farmacologia, 200
alérgenos inevitáveis, 200
patologias concomitantes, 200
métodos, 200
segurança, 201
técnicas não-comprovadas, 201
à picada de inseto, 198
IT na, 198
medicamentosa, 198
IT na, 198
Alimento(s)
e AD, 38
como alérgeno, 49
urticária por, 83
produtos diários, 83
amendoins, 83
nozes, 83
frutas vermelhas, 83
frutos do mar, 84
peixe, 84
reações alérgicas a, *93*
causas de, *93*
Alteração(ões)
imunes, 38
e AD, 38

ÍNDICE REMISSIVO

Amaciante(s)
  de roupas, 48
  AD por, 48
Ambiente
  e asma, 64
    indústria, 64
    parques, 65
    fazendas, 65
    casa, 65
  domiciliar, 187
    alérgenos, 187
      mofo, 187
      insetos, 187
      animais, 188
    irritantes, 188
      fumo, 188
      perfumes, 188
      essências, 188
      limpadores domiciliares, 188
      lareiras que queimam madeira, 188
      calefação, 188
      ar-condicionado, 188
  fechados, 189
    medidas em, 189
      gerais, 189
      limpadores de ambiente, 189
      calefação, 189
      umidade, 189
      quarto de dormir, 190
      aquecimento, 191
      ar-condicionado, 191
      animais, 191
      pragas, 192
      insetos, 192
      irritantes, 192
      mistas, 192
      escola, 193
      trabalho, 193
  externo, 193
  frio, 193
  exercício, 193
Amendoim(ns)
  urticária por, 83
  angioedema por, 83
  alergia a, 94
Anafilaxia
  por alimentos, 99
Anel(éis)
  vasculares, 71
  e asma, 71
Angioedema, 81-89
  introdução, 81
  fisiopatologia, 81
  manifestações clínicas, 82
    história, 82
      aspectos essenciais, 82
      início da reação, 82
      eventos que circundam o início, 82
      causas, 83
      alimentos, 83

medicamentos, 84
físicos, 84
hereditários, 85
causas comuns de, *83*
elaboração diagnóstica, 86
  aguda, 86
    história, 86
    exames laboratoriais, 87
  crônica, 87
    pesquisas adicionais, 87
  terapia, 87
    imediata, 87
      anti-histamínicos, 87
      epinefrina, 88
      esteróides, 88
  como reação cutânea, 99
    ao alimento, 99
Animal(ais), 191
  exposição a, 31
  de fazenda, 32
  e endotoxina, 32
  domésticos, 188
Antagonista(s)
  H2, 183
  do receptor de LTD4, 184
    Montelukast, 184
    Zafirlukast, 185
  inibidores da lipoxigenase, 185
Antibiótico(s)
  erros de, 115
    na infecção recorrente, 115
  na infecção, 157
    imediatos, 157
    longo prazo, 157
    antimicrobianos profiláticos, 157
Anticitocina
  terapia com, 50
Anticorpo(s)
  antiidiótipo, 9
  células produtoras de, 17
    formação das, 17
      desenvolvimento clonal, 17
      expansão clonal, 17
  defeitos do, 119
    parciais, 119
    pan-hipoglobulinemia, 120
  específicos, 152
    isoemaglutinas, 152
    antígenos imunizados, 152
Antigenicidade
  aumentar a, *200*
    antígenos para, *200*
      modificados, *200*
Antígeno(s)
  apresentação de, 5
  destruição de, 5
  mecanismo para diferenciar os, *8*
    como próprios, *8*
    como não-próprios, *8*

exposição aos, 34
  crônica, 34
  alto, 34
    teoria do, 34
  baixo, 34
    teoria do, 34
utilizados no teste, **144**
  alérgico, **144**
  cutâneo, **144**
    interpretação, 145
  imunizados, 152
  modificados, *200*
    para aumentar, *200*
      a antigenicidade, *200*
Anti-Histamínico(s)
  na AD, 46
  na terapia imediata, 87
    da urticária, 87
    do angioedema, 87
  na urticária crônica, 88
  na alergia alimentar, 104
  ações, 182
  sedantes, 182
    efeitos colaterais, 182
  não-sedantes, 183
    listados, *183*
      origem, *183*
      nome comercial, *183*
      dose, *183*
  de ação dupla, 183, *184*
Anti-IgE
  mecanismo de ação, 181
  indicação, 182
Antiinfeccioso(s)
  na AD, 46
    bacterianos, 46
    virais, 47
    fúngicas, 47
    moduladores da célula T, 47
    tacrolimus, 47
    protopic, 47
    pimecrolimus, 47
    elidel, 47
    CsA, 47
    IFN-γ, 48
    preparações de alcatrão, 48
Antileucotrieno(s), 184
Antimicrobiano(s)
  profiláticos, 157
Aquecimento, 191
Ar-Condicionado, 188, 191
Artrite, 101
Asma, 59-79
  desenvolvimento de, 30
  definição, 59
  fisiopatologia, 59
    nova compreensão na, 59, 61, 63
      via aérea, 59, 61
        hiperatividade da, 59
          alterações no episódio agudo, 61

reações de fase na, 63
  inicial, 63
  tardia, 63
  estabelecimento precoce da, 63
fases da, *62*
  inicial, *62*
    comparação das, *62*
    representação das, *62*
  tardia, *62*
    comparação das, *62*
    representação das, *62*
avaliação clínica, 63
  história, 63
    da doença, 63
  início da doença, 63
  episódio típico, 63
  patologias associadas, 63
    sinusopatia crônica, 63
    refluxo gastroesofágico, 64
  padrão, 64
  perguntas úteis, 64
  percepção da gravidade, 64
  fatores precipitantes, 64
    infecções, 64
    alérgenos, 64
    frio, 64
    exercícios, 64
    ambiente, 64
  impacto da doença, 65
    no paciente, 65
    na família, 65
manifestações clínicas, 65
  agudas, 65
    achados clínicos, 65
  significado das, *65*
  apresentação não-urgente, 66
    cansaço, 66
    tosse, 66
    intolerância ao exercício, 66
    achados físicos, 66
classificação da, 66
diagnóstico da, 66, *67*, 70
  função pulmonar, 67
  critérios essenciais, *67*
  fluxo máximo, 68
    resposta às medições de, *68*
    monitorização do, 68
  teste de provocação, 69
    da via aérea, 69
  radiologia, 69
    de tórax, 69
    imagem por TC, 70
  outros exames, 70
diferencial, 70
  obstrução mecânica, 70
    corpo estranho, 70
    DPOC, 71
    anéis vasculares, 71
    tumores, 71
    redes, 71

membranas, 71
disfunção da laringe, 71
laringotraqueomalacia, 71
broncomalacia, 71
DBP, 72
infecções, 72
doença cardíaca, 72
fibrose cística, 73
aspiração recorrente, 73
mortalidade na, 73
  em crianças, 73
  recorrente aumento na, 73
    motivos potenciais, 73
    causas específicas, 73
tratamento da, 74
  metas, 74
  conduta geral, 74, 75
    para terapia, 75
    ascendente, 75
    descendente, 75
  medicamentos, 74, 77
    aliviadores, 74
    controladores, 74
    sistemas de administração, 77
  agudo, 76
    em casa, 76
  cenários clínicos, 77
    caso 1, 77
      explicação, 77
      tratamento, 77
    caso 2, 78
      explicação, 78
      tratamento, 78
    caso 3, 78
      explicação, 78
      tratamento, 78
    caso 4, 79
      explicação, 79
  no lactente sibilante, 108, 110
    bronquiolite *versus*, 110
    possível, *112*
      indicadores da, *112*
  dispositivos para, 165
    MDI, 165
    espaçadores, 168
    com pó seco, 168
    nebulizador, 170
      terapia com, 170
  IT na, 198
Aspiração
  recorrente, 73
    e asma, 73
  de mecônio, 109
    no lactente sibilante, 109
    tratamento, 158
AT (Ataxia-Telangiectasia)
  defeitos imunológicos na, 126
Ataxia-Telangiectasia, *ver AT*
Autismo
  por reação ao alimento, 102

Auto-Inalador
  maxilar, 167
Autotratamento, 34

B

Baço, 12
  defeitos imunes no, 130
Bactéria(s), 12
  micobactérias, 12
Barata(s), 188
Basófilo(s), 196
β-Agonista(s)
  efeitos colaterais dos, *172*
    comuns, *172*
    controvérsia do, 172
  tipos de, 172
    orais, 172
    nebulizadas, 172
  broncodilatadores, *173*
    tipos de, *173*
      preparações, *173*
      duração de ação, *173*
  MDI, 173
    albuterol, 174
    salmeterol, 174
    formoterol, 174
Betaquimiocina(s), 24
Biópsia
  da pele, 87
    na urticária, 87
    crônica, 87
Bloqueador(es)
  dos mediadores, 182
    anti-histamínicos, 182
    descongestionantes, 183
Broncodilatador(es)
  papel dos, 113
    no lactente sibilante, 113
  β-agonistas, *173*
    tipos de, *173*
      preparações, *173*
      duração de ação, *173*
Broncomalacia
  e asma, 71
Broncoscopia, 157
Bronquiolite
  no lactente sibilante, 110
    versus asma, 110
  papel do vírus na, *111*
    mutável, *111*
    em oposição à asma, *111*
Bruton
  agamaglobulinemia de, 120
    manifestações físicas, 120
Buckley
  síndrome de, 121

C

Calefação, 188, 189
Calor
   urticária por, 85
   angioedema por, 85
Candidíase
   mucocutânea crônica, *ver CMCC*
Cardiopatia
   no lactente sibilante, 109
   tratamento, 158
Carga
   alimentar, 44
     e AD, 44
Célula(s)
   mononucleares, 2, *6*
     produção de citocinas pelas, *6*
   multinucleares, 2
   macrófagos, 5
     apresentação do antígeno, 5
     destruição do antígeno, 5
     iniciação da resposta imune, 6
   apresentadoras de antígenos, 6
     outras, 6
   T, 7, 10, 13, *14*, 29, *30*, 47, *122*, 153, 154
     subgrupos de, *7*
        marcadores de superfície dos, *7*
     supressão da, 10
        função de, 10
     desenvolvimento da, 13, *14*, 29, *30*
        timo, 14
        novos conceitos do, 29
     agentes moduladores da, 47
     defeitos das, *122*, 155
        exames linfoproliferativos, *155*
     estudos das, 153
        marcadores de superfície, 153
        comuns, 154
        respostas *in vitro*, 154
     marcadores das, *153*
        principais, *153*
     respostas das, 154
        in vitro, 154
   B, *8*, 15, *16*, *17*, 118, 122, 153
     desenvolvimento da, 15, *16*
        origem, 15
     maturação das, *16*
        marcadores da, *16*
     aparecimento de clones de, 17
        no feto, 17
     defeitos da, 118
        com células normais, 122
        com células anormais, 123
     estudos das, 153
        marcadores de superfície, 155
        exames funcionais, 155
     marcadores das, *155*
        na citometria de fluxo, *155*
   polimorfonucleares, *ver PMNs*
   produtoras de anticorpo, 17
     formação das, 17
        desenvolvimento clonal, 17
        expansão clonal, 17
   hematopoiéticas, 19
     linhagem de, *19*
        formação da, *19*
   inflamatórias, *60*
     comuns, *60*
     mediadores produzidos por, *60*
     no pulmão, *60*
     efeitos nas, 174
        dos glicocorticóides, 174
Célula(s)-Tronco
   transplante de, 162
Cereal(ais)
   em grãos, 94
     alergia a, 94
Chediak-Higashi
   síndrome de, 126
Ciclosporina
   A, *ver CsA*
Citocina(s)
   produção de, *6*
     pelas células mononucleares, *6*
   anti-receptor de, 50
     terapia com, 50
Citometria
   de fluxo, *155*
     marcadores na, *155*
        das células B, *155*
Cloreto
   no suor, 113, 150
     no lactente sibilante, 112
     na imunodeficiência, 150
     na infecção recorrente, 150
CMCC (Candidíase Mucocutânea Crônica), 124
   alterações na, 124
     imunes, 124
   tratamento da, 125
Cólica
   infantil, 98
Colite
   eosinofílica, 101
Complacência, 34
Complemento, 2, 156
   deficiências de, *127*
     manifestações clínicas de, *127*
   defeitos do, 127
Complexo
   de histocompatibilidade
     principal, *ver MHC*
Complicação(ões)
   oculares, 42
     na AD, 42
Componente(s)
   do sistema imune, 2
     células, 2
        mononucleares, 2
        muntinucleares, 2
     humoral, 2
        imunoglobulina, *2*
        complemento, *2*
Comportamento
   e reação ao alimento, 101
Compressor
   mantendo o, 172
Conjuntivite
   alérgica, 55, 56
     manifestações clínicas, 55
     diagnóstico diferencial 55
        infecciosa, 55
        vernal, 55
     estratégias de tratamento, 56
Contagem
   diferencial, 87
     na urticária, 87
        crônica, 87
Contato
   reações de, 39, 42
     e AD, 39
     como alérgeno, 49
Controle
   imune, 13
     do *M. tuberculosis*, 13
   dos agentes agravadores, 48
     da AD, 48
        irritantes, 48
        detergentes, 48
        amaciantes de roupas, 48
        sabões, 48
        substâncias químicas, 48
        poluentes, 48
        abrasivos, 48
        temperaturas, 49
            altas, 49
            baixas, 49
   ambiental, 187-193
     domiciliar, 187
        alérgenos, 187
        irritantes, 188
     fechado, 189
        medidas em, 189
     externo, 193
        frio, 193
        exercício, 193
        conclusões, 193
Convulsão(ões)
   por reação ao alimento, 102
Corpo
   estranho, 54, 70
     rinite por, 54
     e asma, 70
Corticosteróide(s)
   na AD, 45
   na urticária crônica, 88
   inalados, **178**
     agrupamento amplo da, **178**

Creme(s)
    dermatológicos, 179
        com esteróides, 179
Cromolin
    na alergia alimentar, 104
    sódico, 180
        formulações, 181
            solução nebulizadora, 181
            oral, 181
            oftálmico, 181
            efeitos colaterais, 181
Cromossoma(s)
    ligados, 21
Crustáceo(s)
    alergia a, 94
CsA (Ciclosporina A)
    na AD, 47
CVID (Doenças de Imunodeficiência Variável Comum), 121

D

DBP (Displasia Broncopulmonar)
    e asma, 72
    no lactente sibilante, 109
DCV (Disfunção da Corda Vocal), 71
    paciente com, 72
    alça fluxo-volume de, 72
Defeito(s)
    imunes, 115-130, 151
        suspeita de, 117
        manifestações clínicas, 117
        princípios gerais, 117
        apresentação dos, 118
        da célula, 118, 125
            B, 118
            polimorfonucleares, 125
        do anticorpo, 119
        pan-hipoglobulinemia, 120
        celulares, 121
            manifestações clínicas, 121
            com células B, 122, 123
                normais, 122
                anormais, 123
        condições muito raras, 125
        do complemento, 127
        secundários, 127
            AIDS, 127
            mistos, 130
        genéticos conhecidos, 130
        suspeitados, **151**
            investigação dos, **151**
Deficiência(s)
    de IgA, 119
        padrões de, *119*
    de adenosina, 123
        desaminase, 123
        da cinase 3, 1'24
        de Janus, 124
        do gene ativador, 124
        da recombinase, 124
        da PNP, 124
Deleção
    clonal, *9*, 10
Dermatite
    atópica, *ver AD*
    por fotocontato, 40
    herpetiforme, 43, 101
    seborréica, 43
Dermografismo, 84
Descongestionante(s)
    ação, 183
Desenvolvimento
    do sistema imune, 1-20
        em seres vivos, 1-20
        finalidade do, 1
        da célula, 13, 15
            T, 13
            B, 15
        imunidade passiva, 17
        leite materno, 19
        células hematopoiéticas, 19
        conclusão, 20
    clonal, 17, *18*
        conceito de, *18*
    da alergia, 21-28, 30, 92
        reações alérgicas, 21
        bases da lesão, 21
        genética das respostas, 21
        tipo I, 22
            produção de IgE, 22
            mecanismo do, 22
            reação bifásica, 25
        tipo II, 26
            mecanismo, 26
            exemplos, 26
            A, 26
                apresentação clínica, 26
                mecanismo, 26
                exemplos, 26
        tipo III, 27
            exemplos, 27
            apresentação clínica, 27
        tipo IV, 28
            exemplos, 28
        alimentar, 92
            mecanismo de, 92
        da célula T, 13, *14*, 29
            timo, 14
            novos conceitos do, 29
        de asma, 30
Dessensibilização
    com alérgeno, 50
    na AD, 50
Detergente(s)
    AD por, 48
Diário
    alimentar, 44
    e AD, 44
Di George
    síndrome de, 122
Diluição
    de hélio, 135
        teste de, 135
Dinitroclorobenzeno, *ver DNCB*
Disfunção
    da laringe, 71
        e asma, 71
    da corda vocal, *ver DCV*
Displasia
    broncopulmonar, *ver DBP*
Dispositivo(s)
    para asma, 165
        MDI, 165
        espaçadores, 168
        com pó seco, 168
            estrutura, 168
            método, 169
            exemplos, 169
        nebulizador, 170
        terapia com, 170
Distúrbio(s)
    metabólicos, 43
DNCB (Dinitroclorobenzeno), 153
Doença(s)
    grave, 34
        consideração da predição da, 34
        quantidade de medicamentos, 34
        complacência, 34
        autotratamento, 34
        fatores de alto risco, 34
    recalcitrante, 49
        hospitalização, 49
        terapia com UV, 49
        fotoquimioterapia, 50
        terapia potencial, 50
    pulmonar obstrutiva crônica, *ver DPOC*
    cardíaca, 72
        e asma, 72
    reumatóides, 87
        testes para, 87
    celíaca, 100
        fisiopatologia, 100
        diagnóstico, 100
        terapia, 100
    intestinal, 101
        inflamatória, 101
    de imunodeficiência
        variável comum, *ver CVID*
        combinada grave, *ver SCID*
    granulomatosa, 125
        crônica, 125
            tratamento, 126
    do enxerto-*versus*-hospedeiro, *ver GVHD*
DPOC (Doença Pulmonar Obstrutiva Crônica)
    e asma, 71

E

Eczema
   numular, 43
   IT na, 199
      não-documentada, 199
Elidel
   na AD, 47
Eliminação
   dos vírus, *13*
Emoliente(s)
   na AD, 45
Endotoxina
   animais e, 32
   de fazenda, 32
Enterocolite
   síndrome da, 100
Enteropatia, 101
Enxaqueca(s)
   por reação ao alimento, 101
Enxerto
   versus-hospedeiro
      doença do, ver GVHD
Eosinofilia, 143
   rinite não-alérgica com síndromes de, ver NARES
   causas de, **144**
Eosinófilo(s), 23
   quimiotaxia do, 24
   sangüíneos, 197
Epinefrina
   na terapia imediata, 88
      da urticária, 88
      do angioedema, 88
   na alergia alimentar, 104
Epistaxe
   na rinite alérgica, 54, *55*
   freqüência de, *55*
Escabiose, 42
Escola
   controle ambiental na, 193
Esofagografia
   no lactente sibilante, 112
Espaçador(es)
   design do, 168
   inadequados, 168
   dicas para usar, 168
   uso no consultório, 170
      educação relacionada ao, 170
Essência(s), 188
Estação
   do nascimento, 33
Esteróide(s)
   na asma, 75
   na terapia imediata, 88
      da urticária, 88
      do angioedema, 88
   anabólicos, 89
      na urticária crônica, 89
   na alergia alimentar, 104
   papel dos, 113
      no lactente sibilante, 113
   gerais, 174
   efeitos dos glicocorticóides, 174
   formulações de, 175
      gerais, 175
      oral, 175
         predinisona, 175
      duração da terapia, 175
         prednisolona, 175
         metilprednisolona, 175
         medrol, 175
         em dias alternados, 175
   orais, 176, *177*
      efeitos colaterais dos, 176, *177*
   inalados, 176
      menor potência, 177
      alta potência, 177
      efeitos colaterais, 177
   preparações dermatológicas, 178
      cremes, 179
      pomadas, 179
      géis, 180
      soluções, 180
      loções, 180
      aerossóis, 180
      potência, 180
   tópicos, **179**
      grupos de potência dos, **179**
Estresse
   urticária por, 84
   angioedema por, 84
Exercício, 193
   e asma, 64
   anafilaxia por, 100
Expansão
   clonal, 17, *18*
   conceito de, *18*
Exposição
   a animais, 31
   aos antígenos, 34
   crônica, 34
Extrato(s)
   para IT, 199
      salinos, 199
      crus, 199
      purificados, 199

F

Fácie(s)
   adenoidal, 52
      na rinite alérgica, 53
Faringe
   posterior, 52
      na rinite alérgica, 53
Feto
   aparecimento no, *17*
   de clones de células B, *17*
Fezes
   exame parasitológico de, 87
      na urticária, 87
      crônica, 87
Fibrose
   cística, 73, 109
   e asma, 73
   no lactente sibilante, 109
Fisioterapia
   respiratória, 157
Floradil
   aerossolizador, 169
Flovent
   rotadisk, 169
Fluticasona
   salmeterol e, 169
Fluxo
   máximo, 68
      medições de, *68*
      resposta às, *68*
      monitorização do, 68
   detecção do, 133
   medição do, 133
   citometria de, *155*
      marcadores na, *155*
      das células B, *155*
Formoterol, 174
Fosfodiesterase
   inibidores da, 50
Fotocontato
   dermatite por, 40
Fotoplaca
   teste da, 45
Fotoquimioterapia
   na AD, 50
Frio, 193
   e asma, 64
   urticária por, 84
   angioedema por, 84
Fruta(s)
   vermelhas, 83
      urticária por, 83
      angioedema por, 83
Fruto(s)
   do mar, 84
      urticária por, 84
      angioedema por, 84
Fumo, 188, 192
   uso do, 34
Função Imune
   revisão da, 3
      imunoglobulina, 3
      integração da, 4
   defeitos da, 117
      suspeita de, 117
      manifestações clínicas, 117
      princípios gerais, 117
   exames da, 150
      investigação preliminar, 151
      hemograma completo, 151
         com contagem diferencial, 151

plaquetas, 151
imunoglobulinas quantitativas, 151
subclasses de IgG, 152
IgA secretora, 152
anticorpos específicos, 152
resposta cutânea retardada, 152
avaliação laboratorial, 153
estudo das células, 153
T, 153
B, 153
função PMN, 155
complemento, 156
diagnóstico intra-uterino, 156
detecção do portador, 156
investigações para, *156*
resumo geral das, *156*
Função
do sistema imune, 1-20
em seres vivos, 1-20
finalidade do, 1
componentes, 2
humoral, 2
revisão da, 3
integração da, 4
principais componentes, 4
reconhecimento imune, 7
PMNs, 10
proteínas séricas, 10
agentes infecciosos, 12
regulação dos, 12
conclusão, 20
para resposta imune, *3*
via da, 3
pulmonar, 67, 133-140
e asma, 67
provas de, *ver PFPs*
PMN, 155
migração, 155
adesão, 155
fagocitose, 156
morte, 156
Fungo(s), 12

G

Gamaglobulina
reposição de, 159
dose, 160
Gastrointerite, 98
Gel(is)
dermatológicos, 180
com esteróides, 180
Gene
ativador, 124
da recombinase, 124
deficiências do, 124
Glicocorticóide(s)
efeitos dos, 174

célula, 174
nos sítios inflamatórios, 174
Glicopirrolato, 181
GVHD (Doença do
Enxerto-*versus*-Hospedeiro)
fisiopatologia, 160
mecanismo da, *161*
representação do, *161*
manifestações clínicas da, 161
aguda, *161*
estagiamento da, *161*

H

Heiner
síndrome de, 101
Hélio
diluição de, 135
teste de, 135
Hemoderivado(s)
plasma, 158
células, 159
tipo a usar, 159
vacinas, 159
Hemograma
completo, 87, 151
na urticária, 87
crônica, 87
com contagem diferencial, 151
Hemossiderose
pulmonar, 101
Hidratação
na AD, 45
cutânea, 45
durante a noite, 45
Higiene
a hipótese da, 29-35
novo paradigma, 29-35
fundamentos, 29
desenvolvimento da célula T, 29
novos conceitos do, 29
aplicação da, 30
controvérsia da, 31
conceitos fundamentais, 31
predição da doença grave, 34
conclusões, 34
Hiperatividade
da via aérea, 59
base para, 50
predisposição genética, 59
componente celular, 59
mecanismos, 60
auxiliares, 60
neurológicos, 60
fatores mantenedores da
permeabilidade, 61
perda dos, 61
alterações da, 61
no episódio agudo, 61

Hiper-IgE
síndrome da, 121
Hipersensibilidade
pneumonite por, 27
mediada por IgE, 97
alimentar, 97, 100
reações gastrointestinais de, 97
mecanismo, 97
sintomas respiratórios, 98
não mediada por IgE, 100
gastrointestinal, 100
doença celíaca, 100
síndrome da enterocolite, 100
colite eosinofílica, 101
enteropatia, 101
Hipogamaglobulinemia
transitória, 120
da infância, 120
Histamina, 24
fatores liberadores de, *ver HRF*
liberação de, 84
direta, 84
Histocompatibilidade
principal complexo de, *ver MHC*
Hospitalização
na AD, 49
HRF (Fatores Liberadores de Histamina),
24, 196

I

IFN-γ (Interferon-Gama)
na AD, 48
Ig (Imunoglobulina), *2*, 3
níveis de, *18*
no plasma, *18*
fetal, *18*
neonatal, *18*
E, *ver IgE*
A, *ver IgA*
G, *ver IgG*
padrão de, *120*
em neonato, *120*
quantitativas, 151
significado, 151
IgA (Imunoglobulina A)
deficiência de, 119, 152
padrões de, *119*
IgE (Imunoglobulina E)
produção de, 22
reação mediada por, 84
total, 87
específica, 87
hipersensibilidade, 97, 100
mediada por, 97
não mediada por, 100
contribuição da, 111
no sibilo em lactentes, 111
medição da, 144

in vivo, 144
    métodos, 145
    técnica, 145
    intradérmica, 145
    controles, 145
in vitro, 146
    total, 146
    específica, 146
    desvantagens do, 147
    indicações para, 147
receptor de, 196
IgG (Imunoglobulina G)
  subclasses de, 119, 152
Imunidade
  passiva, 17
    transplacentária, 17
Imunodeficiência(s), 43
  tratamento da, 149-162
    investigação, 149
      geral, 149
      exames da função imune, 150
    terapia, 157
      geral, 157
    transplante, 160
      medula óssea, 160
      GVHD, 160
      timo, 162
      de células-tronco, 162
Imunoglobulina, *ver Ig*
Imunoterapia
  na rinoconjuntivite, 57
    alérgica, 57
  para alergia, 195-201
    fundamentos, 195
    respostas clínicas, 195
      iniciais, 195
      tardias, 196
    mecanismo de ação, 196
      efeitos celulares, 196
    instituição, 197
      justificativa para, 197
    indicações, 197
      gerais, 197
      específicas, 198
    não-documentada, 198
      alergia alimentar, 198
      insetos que picam, 199
      patologias cutâneas, 199
    alérgenos para, 199
      preparação, 199
      extratos, 199
        salinos crus, 199
        purificados, 199
        modificados, 200
      administração nasal, 200
    seleção do paciente, 200
      história, 200
      exames específicos, 200
      falha da farmacologia, 200
      alérgenos inevitáveis, 200
      patologias concomitantes, 200
    métodos, 200
    segurança, 201
    técnicas não-comprovadas, 201
Inalador
  com dose metrificada, *ver MDI*
Infecção(ões)
  precoce, 32
  na AD, 41
  e asma, 64, 72
  recorrentes, 115-130, 149-162
    sítio, 115
    conduta geral, 115
      organismo, 115
      hospedeiro, 116
    causas de, *116*
    elaboração diagnóstica, 116
      história, 116
      laboratório, 117
    tratamento de, 149-162
      investigação, 149
        geral, 149
        exames da função imune, 150
      terapia, 157
        geral, 157
        antibióticos, 157
        medidas auxiliares, 157
        as condições subjacentes, 158
        evitar risco, 158
        de reposição, 159
      transplante, 160
        medula óssea, 160
        GVHD, 160
        timo, 162
        de células-tronco, 162
    antibióticos, 157
      imediatos, 157
      longo prazo, 157
      antimicrobianos profiláticos, 157
    medidas auxiliares, 157
      fisioterapia respiratória, 157
      broncoscopia, 157
    padrão de, **118**
      para defeitos celulares, **118**
      diferentes, **118**
    fontes de, 158
Inibidor(es)
  da fosfodiesterase, 50
  da lipoxigenase, 185
Inseto(s), 187, 192
  picada de, 198
    alergia à, 198
    IT na, 198
  que picam, 199
    IT na, 199
    não-documentada, 199
Intal
  formulações, 181
  solução nebulizadora, 181
  oral, 181
  oftálmico, 181
  efeitos colaterais, 181
Interação(ões)
  imunes, 5
  mecanismos de, 5
Interferon-Gama, *ver INF-γ*
Investigação
  geral, 149
  na imunodeficiência, 149
    radiografia, 149
    cloreto no suor, 150
    sonda de pH, 150
    na infecção recorrente, 149
  função imune, 150
    exames da, 150
    preliminar, 151
    avaliação laboratorial, 153
Ipratrópio
  nebulizado, 181
  nasal, 181
Irritante(s)
  agentes, 48
  AD por, 48
Isoemaglutina(s), 152

J

Janus
  cinase 3 de, 124
  deficiência de, 124

L

Lactente
  sibilante, 107-113
    conduta para o, 107-113
      problema do, 107
      considerações diferenciais, 108
        asma, 108, 110
        laringotraqueomalacia, 109
        DBP, 109
        aspiração de mecônio, 109
        fibrose cística, 109
        cardiopatia, 109
        bronquiolite, 110
        papel dos vírus, 111
        contribuição da IgE, 111
      diagnóstica, 112
      tratamento, 113
  PFP no, 139
    método de deflação, 140
    alça de aperto, 140
    passiva, 140
    pletismografia, 140
Lareira(s)
  que queimam madeira, 188

Laringe
   disfunção da, 71
   e asma, 71
Laringotraqueomalacia
   e asma, 71
   no lactente sibilante, 109
Lavagem
   de nitrogênio, 135
   teste da, 135
Legume(s)
   alergia a, 93
Leite
   materno, 19, 33
      proteção pelo, 33
   de vaca, 93
      alergia a, 93
Lesão(ões)
   alérgica, 21, *22*
      base da, 21
      mecanismos da, *22*
         classificação dos, *22*
Leucotrieno(s)
   produção de, *24*
      esquema de, *24*
   modificadores do, 75
      na asma, 75
Limpador(es)
   domiciliares, 188
   de ambientes, 189
Linfoblasto(s)
   passagem dos, *15*
   pelo timo, *15*
Linfócito(s), 196
   T, 6
   B, 6
   plasmócitos, 7
Linfonodo(s), 12
Lipoxigenase
   inibidores da, 185
Líquen
   simples, 43
      crônico, 43
Loção(ões)
   dermatológicas, 180
      com esteróides, 180

M

M. tuberculosis
   controle imune do, *13*
Macrófago(s)
   apresentação do antígeno, 5
   destruição do antígeno, 5
   iniciação da resposta imune, 6
Madeira
   lareiras que queimam, 188
Malignidade(s)
   cutâneas, 42

Marcador(es)
   de superfície, *7*, 153, 155
      dos subgrupos, *7*
      de células T, *7*
      de células B, 155
   da maturação, *16*
      das células B, *16*
      das células T, *153*
      principais, *153*
Mastócito(s), 22
   reativos, 23
   constitutivos, 23
   emergência das populações de, *23*
      a partir de precursores, 23
         sanguíneos, *23*
         teciduais, *23*
   estabilizadores do, 75
      medicamentos, 75
      na asma, 75
Mastocitose, 85
Maturação
   das células B, *16*
   marcadores da, *16*
MDI (Inalador com Dose Metrificada)
   estrutura, 165
   componentes do, *166*
   técnicas de, 166
      princípios gerais, 166
      da boca fechada, 167
      da boca aberta, 167
      variante, 167
      auto-inalador maxilar, 167
      erros comuns, 167
   albuterol, 174
   salmeterol, 174
   formoterol, 174
Mecanismo(s)
   de interações imunes, 5
   globais, *8*
      para diferenciar antígenos, *8*
         como próprios, *8*
         como não-próprios, *8*
   da resposta alérgica, *23*
      normal, *23*
   da lesão alérgica, 26
      tipo II, 26
         A, 26
   de reação, *27*
      tipo III, *27*
   da asma, 60
      auxiliares, 60
      neurológicos, 60
   de desenvolvimento, 92
      da alergia alimentar, 92
   de ação, 196
      IT para alergia, 196
      efeitos celulares, 196
Mecônio
   aspiração de, 109
   no lactente sibilante, 109

Mediador(es)
   efeitos dos, 24
      histamina, 24
         betaquimiocinas, 24
         outras quimiocinas, 25
Medicamento(s), 165-185
   quantidade de, 34
   na asma, 74
      aliviadores, 74
      controladores, 74
         esteróides, 75
         modificadores do leucotrieno, 75
         estabilizadores do mastócito, 75
         metilxantinas, 75
   urticária por, 84
   angioedema por, 84
   administração de, *171*
      com nebulizador, *171*
      listas dos, *171*
   específicos, 172
      simpaticomiméticos, 172
      β-agonista, 172
         controvérsia do, 172
         tipos de, 172
      esteróides, 174
         gerais, 174
         efeitos dos glicocorticóides, 174
         formulações de, 175
      teofilina, 180
         dose, 180
      cromolin sódico, 180
         formulações, 181
         efeitos colaterais, 181
      intal, 180
         formulações, 181
         efeitos colaterais, 181
      neocromil sódico, 181
         formulações, 181
      tilade, 181
         formulações, 181
      agentes anticolinérgicos, 181
         ipratrópio, 181
         glicopirrolato, 181
      anti-IgE, 181
         mecanismo de ação, 181
         indicação, 182
      metotrexato, 182
      mediadores, 182
         bloqueadores dos, 182
         anti-histamínicos, 182
         descongestionantes, 183
         antileucotrienos, 184
Medrol, 175
Medula
   óssea, 160
   transplante de, 160
Membrana(s)
   e asma, 71

Metilprednisolona, 175
Metilxantina(s)
  na asma, 75
Método(s)
  na rinite alérgica, 57
  de deflação, 140
  de medição, 145
    da IgE, 145
    in vivo, 145
  terapêuticos, 165-185
    asma, 165
    dispositivos para, 165
Metotrexato, 182
MHC (Principal Complexo de Histocompatibilidade), 4
  células, 5
    macrófagos, 5
      apresentação do antígeno, 5
      destruição do antígeno, 5
      iniciação da resposta imune, 6
    apresentadoras de antígenos, 6
      outras, 6
    linfócitos, 6
      T, 6
      B, 6
      plasmócitos, 7
  complexo, 7
    tolerância, 8
      reconhecendo a si mesmo, 9
      vigilância imune, 9
    reconhecimento do, 10
Micobactéria(s), 12
Micose
  fungóide, 42
Modulador(es)
  da célula T, 47
    agentes, 47
    na AD, 47
Mofo, 187
Molusco(s)
  alergia a, 94
Montelukast, 184
Mortalidade
  na asma, 73
    em crianças, 73
    recorrente aumento na, 73
      motivos potenciais, 73
      causas específicas, 73

N

NARES (Rinite Não-Alérgica com Síndromes de Eosinofilia), 53
Nebulizador
  terapia com, 170
  método, 170
    formulações, 170
  tipos de, 171
    jato, 171
    ultra-sônico, 171
    vantagens, 171
    desvantagens, 171
    mantendo o, 172
Neocromil
  sódico, 181
    formulações, 181
    MDI, 181
    preparação oftálmica, 181
Neonato
  padrão em, *120*
  de Ig, *120*
Nitrogênio
  lavagem de, 135
  teste da, 135
Novo Paradigma
  a hipótese da higiene, 29-35
    fundamentos, 29
    desenvolvimento da célula T, 29
    novos conceitos do, 29
  aplicação da, 30
    asma, 30
    alergia, 30
    via tradicional, 30
    desenvolvimento simultâneo à, 31
  controvérsia da, 31
    aumento da alergia, 31
  conceitos fundamentais, 31
    exposição a animais, 31
    animais de fazenda, 32
    endotoxina, 32
    infecção precoce, 32
    proteção pelo leite materno, 33
    estação do nascimento, 33
    achados no sangue de cordão, 33
    resultado da sibilância, 33
  predição da doença grave, 34
    quantidade de medicamentos, 34
    complacência, 34
    autotratamento, 34
    fatores de alto risco, 34
  conclusões, 34
    teoria do antígeno, 34, 35
    alto, 34
    baixo, 35
Noz(es)
  urticária por, 83
  angioedema por, 83
  alergia a, 94

O

Obstrução
  mecânica, 70
  e asma, 70
  corpo estranho, 70
  DPOC, 71
  anéis vasculares, 71
  tumores, 71
  redes, 71
  membranas, 71
  disfunção da laringe, 71
  laringotraqueomalacia, 71
  broncomalacia, 71
  DBP, 72
  infecções, 72
  doença cardíaca, 72
  fibrose cística, 73
  aspiração recorrente, 73
  aliviar a, 158
Oclusivo(s)
  na AD, 45
Olheira(s)
  alérgicas, 51
  na rinite alérgica, 51
Organismo
  na infecção recorrente, 115
  resistente, 115
  seqüestrado, 115
  incomum, 115
  inesperado, 115
  erros de antibióticos, 115
Órgão(s)
  imunes, 12
    secundários, 12
      baço, 12
      linfonodos, 12
Otite
  média, 54
  recorrente, 54
  por rinite alérgica, 54
Ovo(s)
  alergia a, 93

P

Pan-Hipoglobulinemia
  agamaglobulinemia, 120
  de Bruton, 120
  CVID, 121
  síndrome, 1221
    da hiper-IgE, 121
    de Buckley, 121
Parasita(s), 13
Peixe
  urticária por, 84
  angioedema por, 84
  alergia a, 94
Pele
  biópsia da, 87
    na urticária, 87
    crônica, 87
Perfume(s), 188
PFPs (Provas de Função Pulmonar)
  práticas, 133-140
    funções dos pulmões, 133
    metodologia básica, 133
    detecção do fluxo, 133

medição do fluxo, 133
volume, 134
pletismografia corporal, 135
lavagem de nitrogênio, 135
diluição de hélio, 135
provocação brônquica, 136
estudos da difusão, 136
avaliação clínica da, 137
medições dinâmicas, 140
significados clínicos das, 137
obstrutivos, 137
patologias restritivas, 138
padrão misto, 139
difusional, 139
no lactente, 139
método de deflação, 140
alça de aperto, 140
passiva, 140
pletismografia, 140
Picada
de inseto, 198
alergia à, 198
IT na, 198
Pimecrolimus
na AD, 47
Plaqueta(s), 151
Plasma
níveis de Ig no, *18*
fetal, *18*
neonatal, *18*
Plasmócito(s), 7
Pletismografia
corporal, 135
em lactentes, 140
PMNs (Células Polimorfonucleares), 10
defeitos nas, 125
numéricos, 125
neutropenia, 125
cíclica, 125
congênita, 125
funcionais, 125
doença granulomatosa crônica, 125
função, 155
migração, 155
adesão, 155
fagocitose, 156
morte, 156
Pneumonite
por hipersensibilidade, 27
PNP (Purina Nucleosídio Fosforilase)
deficiência da, 124
Pó Seco
dispositivos com, 168
estrutura, 168
método, 169
exemplos, 169
serevent, 168
salmeterol, 168
e fluticasona, 169

advair, 168
pulmicort turbuhaler, 169
flovent rotadisk, 169
floradil aerossolizador, 169
Poeira
domiciliar, 187
ácaros da, 187
Pólipo(s)
nasais, 55
e alergias, 55
incidência média de, *55*
em diferentes, *55*
grupos demográficos, *55*
doenças, *55*
Poluente(s)
AD por, 48
Pomada(s)
dermatológicas, 179
com esteróides, 179
Praga(s), 188, 192
Prednisolona, 175
Prednisona
dose, 175
duração da terapia, 175
diminuição progressiva para, *176*
esquemas de, *176*
Prega
nasal, 51
transversa, 51
na rinite alérgica, 51
Preparação(ões)
de alcatrão, 48
na AD, 48
dos broncodilatadores, *173*
β-agonistas, *173*
dermatológicas, 178
cremes, 179
pomadas, 179
géis, 180
soluções, 180
loções, 180
aerossóis, 180
potência, 180
Produção
de citocinas, 6
pelas células mononucleares, 6
de IgE, 22
esquema de, *24*
de leucotrienos, *24*
de prostaglandinas, *24*
Prostaglandina(s)
produção de, *24*
esquema de, *24*
Proteína(s)
séricas, 10
complemento, 10
ativação do, *11*
órgãos imunes, 12
secundários, 12
não-alimentares, 94
contaminantes, 94
alergia a, 94

Protopic
na AD, 47
Protozoário(s), 13
Provocação
brônquica, 136
Pulmão(ões)
células inflamatórias no, *60*
mediadores produzidos por, *60*
na asma, *60*
fluxo de ar no, *108*
funções dos, 133
Pulmicort
turbuhaler, 169
Purina
nucleosídio fosforilase, *ver* PNP

Q

Quarto
de dormir, 190
controle ambiental no, 190
Quimiocina(s)
outras, 24
Quimiotaxia
dos eosinófilos, 24

R

Radiografia
de tórax, 112, 149
no lactente sibilante, 112
simples, 149
aguda, 149
crônica, 149
seios paranasais, 150
Radiologia
na asma, 69
de tórax, 69
imagem por TC, 70
RAST (Testes Radioalergoabsorventes), 103
método, *146*
Reação(ões)
alérgicas, 21, *25*, *93*, 96, 143
base da lesão, 21
genética das respostas, 21
cromossomos ligados, 21
esquema das, *25*
inicial, *25*
tardia, *25*
a alimentos, *93*
causas de, *93*
verdadeiras, 96
apresentação clínica, 96
conseqüências mensuráveis da, 143
eosinofilia, 143
medição da IgE, 144
antígenos, 145

ÍNDICE REMISSIVO

bifásica, 25
  inicial, 25
  tardia, 25
do tipo IIA, *26*
do tipo III, *27*
  mecanismo de, *27*
de contato, 39, 42
e AD, 39, 42
de fases, 63
  na asma, 63
    inicial, 63
    tardia, 63
tóxicas, *97*
  mecanismos de, *97*
gastrointestinais, 97
  de hipersensibilidade alimentar, 97
    mecanismo, 97
    sintomas respiratórios, 98
cutâneas, 99
  urticária, 99
  angioedema, 99
  AD, 99
Receptor
  de LTD4, 184
    antagonistas do, 184
    Montelukast, 184
    Zafirlukast, 185
  de IgE, 196
Reconhecimento
  imune, 7
    complexo MHC, 7
      tolerância, 8
      reconhecendo a si mesmo, 9
      vigilância imune, 9
  alterado, *9*
Rede(s)
  antiidiotípica, 10
  e asma, 71
Refluxo
  gastroesofágico, 64
  e asma, 64
Regulação
  dos agentes infecciosos, 12
    bactérias, 12
      micobactérias, 12
    vírus, 12
    fungos, 12
    protozoários, 13
    parasitas, 13
Reposição
  terapias de, 159
    de gamaglobulina, 159
      dose, 160
    de enzima, 160
    de gene, 160
Resposta(s)
  imune, *3*, 6
    função para, *3*
    via da, *3*
    iniciação da, 6

alérgicas, 21, *23*
  genética das, 21
    cromossomas ligados, 21
    mecanismo normal da, *23*
às medições, *68*
  de fluxo máximo, *68*
cutânea, 152
  retardada, 152
    DNCB, 153
  das células T, 154
    in vitro, 154
  clínicas, 195
    na IT, 195
    para alergia, 195
Rinite, 98
  alérgica, 51-57, 198
    manifestações clínicas usuais, 51
      gerais, 51
      sintomas, 51
      físicas, 51
        olheiras alérgicas, 51
        prega nasal transversa, 51
        fácies adenoidal, 52
        faringe posterior, 52
    história importante, 52
      início dos sintomas, 52
      padrão sazonal, 52
      sintomas, 52
        interiores, 52
        exteriores, 52
        duplos, 52
      ambiental, 52
      familiar, 52
    diagnóstico diferencial, 52
      explicação do, 53
        infecciosa, 53
        NARES, 53
        vasomotora, 53
        medicamentosa, 53
        estrutural, 53
        corpo estranho, 54
    avaliação da, 54
    complicações da, 54
      otite média recorrente, 54
      epistaxe, 54
      pólipos nasais, 55
      alergias, 55
      sinusite, 55
    conjuntivite alérgica, 55
      manifestações clínicas, 55
      diagnóstico diferencial, 55
    terapia da, 55
      estratégias de tratamento, 56
      rinite alérgica, 56
      conjuntivite alérgica, 56
      rinoconjuntivite alérgica, 57
        IT na, 57
      seleção do paciente, 57
      método, 57
      IT na, 198

  não-alérgica com síndromes de
    eosinofilia, *ver NARES*
  gustativa, 101
Rinoconjuntivite
  alérgica, 57
  IT na, 57

S

Sabão(ões)
  AD por, 48
Salmeterol, 168, 174
  e fluticasona, 169
Sangue
  de cordão, 33
    achados no, 33
SCID (Doenças de Imunodeficiência
  Combinada Grave), 123
Seio(s)
  paranasais, 150
  radiografia dos, 150
Sensibilidade
  reações de, 96
Serevent, 168
Sézary
  síndrome de, 42
Sibilância
  resultado da, 33
Sibilo(s)
  na fase de lactente, 107
    problema do, 107
      apresentação de caso, 107
  causas de, *108*
Simpaticomimético(s)
  efeitos colaterais, 172
    comuns, 172
Síndrome(s)
  de Sézary, 42
  de eosinofilia
    rinite não-alérgica com, *ver NARES*
  eosinofílicas, 98
    alérgicas, 98
      gastroenterite, 98
      cólica infantil, 98
  da enterocolite, 100
  de Heiner, 101
  da morte súbita infantil, 102
    por reação ao alimento, 102
  da hiper-IgE, 121
  de Buckley, 121
  de Di George, 122
  de Wiskott-Aldrich, 123
  de Chediak-Higashi, 126
Sinusite
  e rinite alérgicas, 55
Sinusopatia
  crônica, 63
  e asma, 63

Sistema(s)
   de administração, 77
      de medicamentos, 77
      na asma, 77
   nervoso central, 101
      e reações ao alimento, 101
         enxaquecas, 101
         convulsões, 102
         autismo, 102
         síndrome da morte súbita infantil, 102
Sistema Imune
   em seres humanos, 1-20
      função do, 1-20
         finalidade do, 1
         componentes, 2
         humoral, 2
         revisão da, 3
         integração da, 4
         principais componentes, 4
         reconhecimento imune, 7
         PMNs, 10
         proteínas séricas, 10
         agentes infecciosos, 12
            regulação dos, 12
         conclusão, 20
      desenvolvimento do, 1-20
         finalidade do, 1
         da célula, 13, 15
            T, 13
            B, 15
         imunidade passiva, 17
         leite materno, 19
         células hematopoiéticas, 19
         conclusão, 20
Sítio(s)
   inflamatórios, 174
      efeitos nos, 174
         dos glicocorticóides, 174
Soja
   alergia a, 94
Solar
   urticária, 85
   angioedema, 85
Solução(ões)
   dermatológicas, 180
      com esteróides, 180
Sonda
   de pH, 150
      na imunodeficiência, 150
      na infecção recorrente, 150
Substância(s)
   químicas, 48
      AD por, 48

T

Tacrolimus, 47
   na AD, 47

TC (Tomografia Computadorizada)
   imagem por, 70
   na asma, 70
Temperatura(s)
   altas, 49
      AD por, 49
   baixas, 49
      AD por, 49
Teofilina
   dose, 180
Terapia
   na AD, 49
      com luz UV, 49
      potencial, 50
         dessensibilização com alérgeno, 50
   com anticitocina, 50
   com anti-receptor, 50
      de citocina, 50
   da rinite alérgica, 55
   na asma, 77
      medicamentos, 77
         sistemas de administração, 77
   de reposição, 159
      de gamaglobulina, 159
         dose, 160
      de enzima, 160
      de gene, 160
   com nebulizador, 170
      método, 170
      formulações, 170
      tipos de, 171
         jato, 171
         ultra-sônico, 171
      vantagens, 171
      desvantagens, 171
      mantendo o, 172
Teste(s)
   alérgicos, 44, 87, **144**, 148
      IgE, 87
         total, 87
         específica, 87
      cutâneo, **144**
         antígenos utilizados no, **144**
      significado do, 148
   da fotoplaca, 45
   de provocação, 69, 148
      da via aérea, 69
      nasal, 148
      inalado, 148
      oral, 148
      para doenças, 87
         reumatóides, 87
   de punção cutânea, 103
   intradérmico, 103
   radioalergoabsorventes, *ver RAST*
   diagnósticos, 103
      não-comprovados, 103
   da lavagem de nitrogênio, 135
   de diluição, 135
   de hélio, 135

Tilade
   formulações, 181
      MDI, 181
      preparação oftálmica, 181
Timo
   origem, 14
   passagem pelo, *15*
      dos lifoblastos, *15*
   transplante e, 162
Tolerância
   do complexo MHC, 8
   reconhecendo a si mesmo, 9
   vigilância imune, 9
   indução da, *9*
      mecanismos na, *9*
         reconhecimento alterado, *9*
         anticorpos antiidiotípicos, *9*
         deleção clonal, *9*
Tomografia
   computadorizada, *ver TC*
Tórax
   radiologia de, 69
      na asma, 69
   radiografia de, 112, 149
      no lactente sibilante, 112
      simples, 149
      aguda, 149
      crônica, 149
      seios paranasais, 150
Toxina(s)
   reações de, 96
Trabalho
   controle ambiental na, 193
Transdução
   do sinal, 7
Transplante
   medula óssea, 160
   GVHD, 160
   timo, 162
   de células-tronco, 162
Tratamento
   da imunodeficiência, 149-162
      investigação, 149
         geral, 149
         exames da função imune, 150
      terapia, 157
         geral, 157
      transplante, 160
         medula óssea, 160
         GVHD, 160
         timo, 162
         de células-tronco, 162
   de infecções recorrentes, 149-162
      investigação, 149
         geral, 149
         exames da função imune, 150
      terapia, 157
         geral, 157
         antibióticos, 157
         medidas auxiliares, 157

as condições subjacentes, 158
evitar risco, 158
de reposição, 159
transplante, 160
medula óssea, 160
GVHD, 160
timo, 162
de células-tronco, 162
Tumor(es)
e asma, 71

U

Umidade, 189
Umidificante
na AD, 45
Urticária, 81-89
introdução, 81
fisiopatologia, 81
manifestações clínicas, 82
história, 82
aspectos essenciais, 82
início da reação, 82
eventos que circundam o início, 82
causas, 83
alimentos, 83
medicamentos, 84
físicos, 84
hereditários, 85
causas comuns de, *83*
pigmentosa, 85
crônica, 86, 88, 199
patologia, 86
causas, 86
condições associadas, *86*
lista de, *86*
terapia, 88
anti-histamínicos, 88
corticosteróides, 88
esteróides anabólicos, 89
específica, 89
IT na, 199
não-documentada, 199
elaboração diagnóstica, 86
aguda, 86
história, 86
exames laboratoriais, 87
crônica, 87
pesquisas adicionais, 87
terapia, 87
imediata, 87
anti-histamínicos, 87
epinefrina, 88
esteróides, 88
reação cutânea, 99
ao alimento, 99

V

Via
da função, *3*
para resposta imune, *3*
aérea, 59, 61, 69
hiperatividade da, 59
base para, 59
permeabilidade da, 61
fatores mantenedores da, 61
perda dos, 61
alterações da, 61
no episódio asmático agudo, 61
provocação da, 69
teste de, 69
Vibração
urticária por, 85
angioedema por, 85
Vigilância
imune, 9
reconhecimento do MHC, 10
deleção clonal, 10
rede antiidiotípica, 10
função de supressão, 10
da célula T, 10
Vírus, 12
eliminação dos, *13*

W

Wiskott-Aldrich
síndrome de, 123

X

Xolair
na alergia alimentar, 104

Z

Zafirlukast, 185